大展好書 好書大展

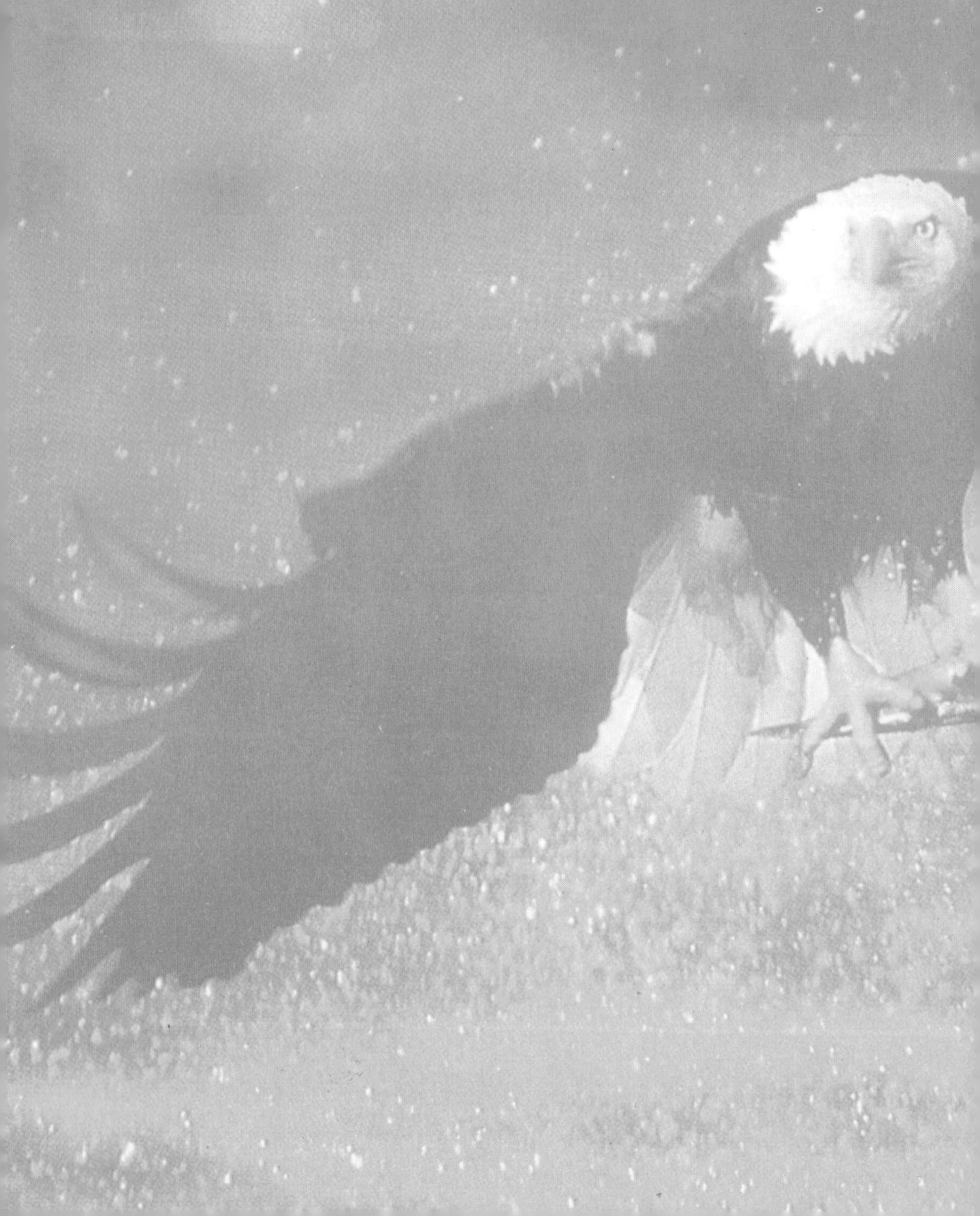

大展好書 好書大展

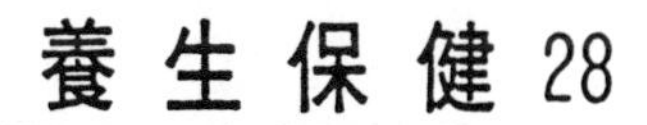

張式
太極混元功

著　者／張春銘

大展出版社有限公司

序 言

我出生在五嶽之首泰山的腳下，從小就受到家鄉一些帶有神奇色彩的氣功、武術、宗教和民風的薰陶，特別是祖輩們習武練功對我所產生的潛移默化影響，使我對中國優秀的傳統文化，產生了特殊的感情和濃厚的興趣。

幼時，家父將祖傳氣功秘法——太極混元圖及手印，通過口傳心授的方式傳授給我。那時，家父雖獲秘法玄機，功夫已達祖傳氣功之上乘境界，但仍告誡我：「秘法包羅萬象，奧妙無窮，只能悟練，不易言明，要自悟而進……」。家父這段寓意深遠的話，激起了我立志探索祖傳氣功奧秘的決心。

在家父的督導下，多年來我孜孜鑽研、潛心修煉，博覽群書、細細體悟，終於獲得了祖傳氣功之真諦，對祖傳氣功秘法的領悟也達到了新的高度，進入了較高的修煉境界，曾於1978年在山東省第11屆運動會上榮獲武術比賽男子五項全能冠軍。與此同時，又在國家的培養下，系統學習了中西醫學，考取了專業醫師資格。

十幾年的臨床實踐，既為我積累了豐富的治療經驗，又使我對病人的痛苦有了超乎常人的深刻理解。強烈的治病救人及人道主義精神，使我萌發了以氣功廣泛造福人類的心願。於是，我本著繼承中華古代氣功遺產的精神，結合自己多年習武健身、練功醫療等實踐，並吸取了中國傳統醫學、哲學的理論和方法，在祖傳氣功秘法的基礎上，終於創編出了以強身健體、祛病延年為主要宗旨的張式太極混元功。

張式太極混元功包括動功、靜功等功法內容，不同的功法可以治療不同的疾病。不僅如此，由於張式太極混元功具有性命雙修的特點，所以堅持鍛鍊，便可達到真氣從元、精神內守、陰陽平衡、恬淡虛無的境界，獲得後天返先天的健身效果。

《張式太極混元功》在成書過程中，曾三易其稿。尤注重理論與實踐的有機結合，語言通俗易懂，力求簡明扼要，內容豐富實用，力求深入淺出。以期使讀者便於掌握，自學自練而健康長壽，成為讀者學練張式太極混元功的好幫手。同時以供張式太極混元功愛好者，修心養性之用，為修練者提供必要的理法參考。

《張式太極混元功》的寫成，得到了各界的支持和幫助。老教育家王桂渾先生為本書提出了許多寶貴的指導性意見；陳麗華氣功醫師為本書的編寫傾注了心血；李郁文、王運籌、車國慶、王曉光、王連海、張士驤、張偉銘、劉志寬等先生均為本書提出過良好的建議，並提供了必要的服務；國家衛生部原部長崔月犁先生，中國紅十字會原會長譚雲鶴先生，以及作者的老領導國家物資儲備局原副局長張道鋒先生，國家物資局原副局長田平先生都曾給予本書寶貴的指導，在此一併表示衷心的謝意。

中華文化博大精深，祖傳氣功奧妙無窮。由於本人學識有限，謹將本書作拋磚之舉，但願收到引玉之果。書中欠妥之處，敬希讀者及同道指正。

願張式太極混元功流傳世界，求普天下民衆健康長壽。

張春銘
1983年3月初稿
1991年6月修訂
1994年11月再次修訂
1997年1月第3次修改定稿

目　錄

第一章

氣功發展簡史

第一節　氣功的涵義

氣功是我國人民幾千年來在與大自然和自身疾病的搏鬥中，通過運用意識、呼吸、姿勢對生命過程實行自我控制、自我調節的實踐結晶。

是一種增進和強化人的固有機能、激發和利用人的潛在功能，對心與身、性與命，進行特殊修煉的方法和學問；是探索宇宙和人體奧秘的重要途徑和手段；是一門有待於進一步開發和利用的生命科學。

儘管多年來，國內外科技工作者，對氣功的本質做了許多可貴的探索，取得了引人注目的重要成果，但距離揭開氣功的整個內涵還相去甚遠，衆多特異現象以及氣功的奥秘，還不能完全地被認識和證實。

但可以相信，隨著對氣功科學的不斷探索和深入研究，必將推動氣功科學和生命科學向著未知的領域發展。

其前景，正如著名科學家錢學森所預言的那樣：「人體特異功能和氣功中醫三個東西是一致的，盡管還不被人所認識、被現代科學所納入，但經過認識和研究，真正變成科學理論，其本身就打破現代科學體系，再前進一步，最後將引起一場科學革命。」

第二節　氣功發展簡史

中華民族是一個優秀偉大的民族，它創造了燦爛的古代文明。翻開中華民族的文明史，自有文字記載以來，就有關於人的生命運動規律的論述，即可找到氣功的蹤跡。氣功和中國的哲學、醫學相互影響，相互支撑，對我國傳統文化的形成和發展具有重要的意義，它是我國傳統文化的組成部分，也是傳統文化的寶貴遺產。

氣功在我國歷史悠久，源遠流長。智慧的我國人民通過運用獨特的意念、導引、吐納、行氣等方法，平衡人體陰陽、內外，導致人體能量信息的合理轉化，達到防病治病、強身健體、開智增慧的目的。因而，時至今日，氣功仍久盛不衰，不斷傳播。同時，氣功在實踐中逐漸形成的系統、完整的理論體系，又推動著氣功由低級向高級發展。

所以，了解氣功的發展簡史，不僅對學好、練好張式太極混元功十分必要，而且還有助於揭示東方古文明之深刻內蘊，從而更好地繼承、發揚祖國寶貴的文化遺產為今所用。

一、遠古時期

為了適應自然的變化，抵禦來自體內外不良因素的侵襲，古人在與大自然和疾病作鬥爭的過程中，本能地通過一些方法，增強自身機能，提高生存能力。例如，在疾患痛楚時，通過呻吟緩解病痛；在神倦體乏時，通過凝神定坐、瞑目調息，恢復精神緩解疲勞；在寒冷的季節，通過將四肢緊靠軀幹，雙手放在小腹上，驅寒取暖；在空氣稀薄時，通過腹式呼吸，增加氧氣的吸入量等等。這些樸素原始的方法，在當時雖然還沒有規範化，也還沒有上升到一定的理性認識，但已與人類的生存和健康息息相關了。這些有益於身心的方法，在實踐中不斷地得到完善和提高，便演變爲今天的氣功。

到了三皇五帝之時，氣功已由自在而自爲完成了質的轉換。相傳三皇之首的伏羲氏始做八卦，即先天八卦。炎帝、黃帝時期，《陰符經》問世，這本重要的氣功著作，除詳細闡述了練功的指導思想——虛無之道外，還介紹了練功的具體方法。到了堯舜時期，古人已能夠有組織地應用氣功導引治療濕痺諸疾了。

正如《呂氏春秋·古樂篇》所言：「昔陶唐之始，陰多滯伏而湛積，水道壅塞，不行其源，民氣鬱閼而滯著，筋骨瑟縮不達，故作爲舞以宣導之」。

後來，舞姿中的一些模仿飛禽走獸的攀登、顧盼、跳躍、展翅等動作，就發展成爲一種原始的導引術，《莊子》中就有彭祖「熊經鳥伸法」的記載。實踐證明，這種方法是行之有效的。張式太極混元功中的自然功就是這樣的一種功法，它取其精華，以「舞」疏通經絡、氣道，發揮防病治病的作用，就是佐證。

在被列爲儒家經典的《尙書》中，我們還看到了帝舜告誡大禹的話：「人心惟危，道心惟微，惟精惟一，允執厥中」，這就是被儒家所推崇的著名的十六字心傳。它指出了人心、道心的區別。心危源於私，所以危險；道微源於明，所以微妙。只有採取「精一」「執中」的修煉，才能抑制人心的私慾，體會到道的微妙而得道，這段話對修煉者來講，至今仍不失爲至理名言。

以上表明，雖然那時生產力非常低，古人的思想也非常簡單，但是遠古時期的氣功已逐漸達到一定水平。正如《黃帝內經》中所言：「上古之人，其知道者，法於陰陽，和于術數，飲食有節，起居有常，不忘作勞，故能形與神具而盡其天年，度百歲乃去。」這就是最好的寫照。

二、周秦時期

歷史前進到西周，我國傳統文化的開山著作，中國古代關於研究宇宙萬物運動變化發展規律的中國自然哲學典籍《周易》問世。

它以太極爲其「氣一元論」宇宙觀，以象數理爲其思維工具和方法，以陰陽五行學說爲其關於萬物統一性的理論形式，表達了對大千世界的獨到認識。幾千年來，《周易》的基本思想融化到中華民族的心理素質之中，滲透到古代社會科技的各個領域，構成了中國傳統文化的基本格調，奠定了中醫學和氣功理論的堅實之基。

不但如此，《周易》中的許多卦爻之辭，從微觀的角度對氣功修煉方法所作的具體闡釋，至今，也仍不失其綱領的意義。

如二十七卦《頤卦》，卦象爲䷚，下震上艮；卦辭曰；「頤：貞吉。觀頤，自求口實。」程傳說：「頤之道，以正則吉也。人之養身養德，養人養於人，皆以正道則吉也，天地造化，養育萬物，各得其宜者，亦正道而已矣。」可以看出，這一卦是講養生的，並且提出了一個「正」的問題，養身養德，正即得吉。這與我們氣功界「練功先修德」的要求是完全一致的。

宋人李中正對「頤卦」的解釋是：「全卦之體，有龜之象。龜以氣爲養，不求養於人，此養正之義。」這段話十分精闢，闡明了卦辭中「自求口實」之意。中華民族很早就懂得了效龜食氣的養生方法，出土的商代金文中便有「效龜息」的記載。該卦「初九」云：「舍爾靈龜，觀我朵頤，凶。」意思是說，你本來已經走上了效龜食氣的正途，可是見到別人吃好東西仍要流口水，這對養生是不利的。這段話對練功者，尤其對食氣闢穀者無疑是一種發自肺腑的督促與告誡。

再看第五十二卦《艮卦》，卦象的䷳，下艮上艮；卦辭曰：「艮其背，不獲其身。行其庭，不見其人。無咎。」孔子爲該卦作彖曰：「艮，止也。時止則止，時行則行，動靜不失其時，其道光明。」指明了這一卦是講修煉方法的，練功時要當動則動，當靜則靜，以求得人與自然的高度融合。

宋代理學家周敦頤說：「看一部《華嚴經》，不如看一《艮卦》。」爲什麼呢？本書後面還要講到。宋代的文人大都擅長氣功修煉，而《艮卦》之辭恰恰能爲他們的修煉提供切實可行的理論指導。可見《艮卦》在我國傳統氣功中所占地位之重要。

春秋戰國，出現了諸子蜂起、百家爭鳴、學術空氣空前高漲的局面，是中國傳統文化的繁榮時期。氣功理論也在這個背景上更爲系統化。這一時期最使人振奮的是有三部對中華民族傳統文化具有極深遠影響的著作問世。其一是老子的《道德經》；其二是孔子爲《周易》撰寫的《易傳》；其三是戰國時期成書的《黃帝內經》。

我們首先來看看孔子爲《周易》所寫的《易傳》。《易傳·系辭》曰：「天尊地卑，乾坤定矣。」《易傳·彖傳》曰：「大哉乾元，萬物資始乃統天。」「至哉坤元，萬物資生乃順承天。」儒家就是用這種尊天貴陽、陰陽交感的思想來範圍宇宙萬物，建立起它的自然社會模式的。如《易傳·序卦》所言：「有天地，然後有萬物，有萬物，然後有男女……」。這便是天地——萬物——男女，從自然到社會的一體化模式。由此開啓了儒家天人合一的思想，而影響著中國文化和思維方法。

氣功學中扶陽抑陰、陰陽和合的思想，以及天人相應整體觀與此直接相關。

作爲一代聖人的孔子，不僅以「天人合一」的思想爲氣功提供理論根據，而且還身體力行，通過「曲肱而枕之」（《論語》），體驗氣功的適樂之情。《大學》中的有關孔子的「知止而後有定，定而後能靜，靜而後能安，安而後能慮，慮而後能得」的練功心得，以及孔子弟子顏回的「墮肢體，黜聰明，離形去知，同於大通，此爲坐忘」的生動描述，都對後世修煉頗有影響。

《道德經》是一部不朽的哲學著作。老子的五千言，給後人留下了有關宇宙、自然、社會、人生、政治、軍事、處世、養生、修煉等多方面精闢的論述，給予我們無窮的智慧和力量。

幾千年來，《道德經》以其深奧的哲理，指導著人們去探索宇宙和人體的奧秘，在研究和實踐人體生命科學領域，發揮著積極的作用。

「道」和「德」是《道德經》中最重要的範疇。老子是這樣描述道的：「道可道，非常道；名可名，非常名。無，名天地之始；有，名萬物之母。故常無，欲以觀其妙；常有，欲以觀其徼。此兩者，同出而異名，同謂之玄。玄之又玄，衆妙之門。」

道是一個人們無法直接感知到的無限大的宏觀世界和無限小的微觀世界，它衍生出了「無」和「有」的概念。道既是物質的，又是精神的；但卻又非物質，亦非精神，而是物質與精神的共同本原。「德」則是「道」所發揮出的效用，道與德的關係就是體與用的關係。所以老子說：「孔德之容，惟道是從。」

《太平經》有云：「道之與德，若依之表裡。」故而道德觀就是老子的宇宙觀。宇宙本體的道是無爲的，但卻能產生無不爲的統御德效應。正是基於此種宇宙本原觀，也就導致了人生觀和方法論，從而也就產生了具體到人的道德觀念。因此，修人的道德，就能符合天之道德，就能進入無欲之境界，到達修眞的深層領域，而眞正得道。這是老子「無爲而無不爲」思想的最好體現，是孕育著蓓蕾待發、積極向上、生機勃勃的精神，是一種永恆的「眞」「善」「美」，也是氣功修煉的理論基石。

老子在虛靜入定的境界中，運用直覺思維的智慧，不僅明曉了「道」的本來，領略了宇宙的奧秘，而且又使心靈的智慧之光與「道」和合，領略了人體的奧秘。在這種狀態中，人的氣機柔和、綿綿若存，如無欲的嬰兒，保持著心地的潔淨無塵，從而返璞歸眞、超凡脫俗，在得「道」中達到永恆。

這就是老子的歸根復命之說「夫物芸芸，各復歸其根，歸根曰靜，是曰復命」。「根」，就是虛無、渺茫、混沌、寂靜的世界，也就是「靜」。然而這個世界蘊藏著生和動的無限生機，是一切生命的源泉和發端，在這個意義上，又可以把靜稱之爲「復命」。

因此，在「歸根」「靜」「復命」三個環節中，「靜」是「歸根」和「復命」的連接點，是它們的統一體。它既是物質的發散、無序化，又是物質的聚斂、有序化；它既是生命的歸宿，又是生命的發端。

這是道，即物質的最基本、最深刻的至理。這也就是爲什麼自古以來，氣功界總是把「致虛守靜」作爲修身養性根本大法的依據。知道了這一點，才能算是明白了道的根本；才能胸襟寬闊，容人納物，公而忘私，遵循道的自然規律去行事爲人；才能進而與道合體，使自己融於自然之中。

中國醫學巨著《黃帝內經》以陰陽五行學說、辯證施治之理，揭示了生命的奧秘和順應自然、調和平衡的法則，在生命整體觀上做出了較爲完整的論述。此書還記載了大量有關練功的理論與方法。

例如，《素問·上古天眞論》云：「虛邪賊風，避之有時，恬澹虛無，眞氣從之，精神內守，病安從來。是以志閑而少欲，心安而不懼，形勞而不倦。」「呼吸精氣，獨立守神，肌肉若一」。

《素問·異法方宜論》云：「其民食雜而不勞，故其病多痿厥寒熱，其治宜導引按蹻」。《素問·刺法論》則指出：「腎有久病者，可以寅時面向南，淨神不亂，思閉氣不息七遍，以引頸咽氣順之，如咽甚硬物，如此七遍後，餌舌下津令無數」，等等。

《黃帝內經》中有關氣功養生的精闢論述，不僅在古氣功的發展中占有重要位置，而且還對現代氣功具有重要的指導意義。

出土文物也證明我國氣功在戰國時期已達到相當的水平。現存最早且完整地描述內氣運練的，要數戰國初年製作的《行氣玉佩銘》。這是一個十二面體的小玉柱，全銘共計45個字，銘刻著：「行氣，深則蓄，蓄則伸，伸則下，下則定，定則固，固則萌，萌則長，長則退，退則天。天几舂在上，地几舂在下。順則生，逆則死。」

著名歷史學家郭沫若在《奴隸制時代》一書中，對這一出土文物做了考證，他認爲，這是深呼吸的一個回合。吸氣深入則多其量，使它往下伸，往下伸則定而固。然後呼出，如草木之萌芽，往上長，與深入時的徑路相反而退進，退到絕頂。這樣天機便朝上動，地機便朝下動。順此行之則生，逆此行之則死。

這一銘文，具體而生動地敍述了古人練功時的調息過程，也含有內氣循行周天之意。

時至秦朝，秦丞相呂不韋組織門客編撰的《呂氏春秋》中，也記載了許多氣功的內容，說明氣功在當時，受到了應有的重視。

總而言之，周秦時期的氣功已經逐漸形成了較爲完整的理論體系，有了一系列行之有效的練功方法，爲氣功的進一步發展，奠定了良好的基礎。

三、兩漢時期

漢代氣功的特點是向深度和廣度發展。1973年在長沙馬王堆三號漢墓的出土文物中，發現兩件重要的氣功文獻。一是迄今爲止所能見到的最早的西漢初期繪製的彩色《導引圖》，其中有一幅彩色帛畫，繪有人像四十多個，他們的姿勢多種多樣，有閉目靜坐的，有雙手抱頭的，有收腹下蹲的，有彎腰打躬的，有站立仰天的，有屈膝下按的，形象栩栩如生。這對於研究氣功的源流和發展，具有十分重要的價值。

二是《闢穀食氣法》，其功法詳細論述了闢穀食氣的養生之道及修煉氣功的時辰、地點和方向等特點。這對於後人的修煉，很有啓發意義。

東漢張仲景在《金匱要略》中，進一步闡述了氣功導引在防病、治病方面的重要作用，他說：「若人能養慎，不令風邪干忤經絡，適中經絡，未流傳臟腑，即醫治之，四肢才覺重滯，即導引吐納……」。

漢末名醫華佗，擅長於外科，又精於術數，在前人經驗的基礎上，把「熊經鳥伸法」，發展爲形象的「五禽戲」：「一曰虎，二曰鹿，三曰熊，四曰猿，五曰鳥」，在「流水不腐，戶樞不蠹」的理論指導下，模仿五種動物的活動形象，鍛鍊身心，以收到「通經活絡，調和氣血，耳聰目明，齒堅顏悅」的健身作用。

後來五禽戲廣泛流傳於民間，頗受人們喜愛。相傳華佗的學生吳普，按照這套方法，持恆鍛鍊，活到了九十多歲，仍然耳目聰明，齒牙堅固。另一學生樊阿同樣用這種方法鍛鍊身體，活了一百多歲，頭髮還是烏黑的。

道教經典著作《太平經》，對氣功的傳統理論進行了精闢的發揮：「夫人本生混沌之氣，氣生精，精生神，神生明。本於陰陽之氣，氣轉爲精，精轉爲神，神轉爲明。欲壽者，守氣而合神，精不去其形，念此三合爲一。」其中「守氣而合神」的理論，爲歷代氣功養生家所重視。尤其《太平經》中提出的「守一」，更爲氣功界所推崇。

東漢魏伯陽所著的氣功大作《周易參同契》，假借《周易》的爻象，以論練「丹」之意，即通過一定程序的特殊鍛鍊，體察和掌握人體內部「能量流」的產生和變化的運行軌跡，以達到健康長壽的目的。《周易參同契》還依據《道德經》「有生於無」的觀點，提出了虛無——混沌——乾坤闢、坎離行的宇宙生成模式，以此作爲歸根復命、煉丹修道的哲學依據。

《周易參同契》特別突出的功績，而且前無古人的地方，就在於將象數運用到這一「可知而不可見」「可受而不可傳」的氣功領域，使之成爲可以量度和可以控制的東西，給人體內部能量流的運行，提供了一個準確的計算機模式，因而《周易參同契》享有萬古丹經王的稱號，是當之無愧的。

之後，佛學東漸，佛學典籍與佛學思想傳入中國，並很快傳播開來。如對中國影響較大的《金剛經》等，就是宣講使用超凡入聖的大智慧，使人脫離苦海而到達彼岸淨土。佛學對全體人生和整個宇宙「眞實」的探求，歸結爲「緣起」說。從緣起說加以推衍，進而就得出一切現象都是刹那變化、永遠變化的「無常」的觀點——沒有自我主宰，沒有永恆不變的實體，達到「人無我」「法無我」的境界。它與中國古已有之的純樸民風得到融合，與我國傳統文化中的性命之學得到融合，從而豐富了我國的傳統文化，並從理論和實踐兩方面推動了氣功的發展。

四、三國兩晉南北朝時期

兩晉南北朝時期，有關氣功養生論著相繼問世。稽康所著的《養生論》言簡意賅，闡述了氣功靜練的理論：「精神之於形骸，猶國之有君也。神躁於中，而形喪於外，猶君昏於上，國亂於下也。……修性以保神，曠然無憂患，寂然無思慮。又守之以一，養之以和。」大意是說，練功之要，在於調攝精神。神主宰全身，猶如一國之君。神躁不守，乃喪生之途；神靜內守，乃養生之道。通過練功入靜守虛，則元氣得以養和，元神得練以虛。

醫學家葛洪在他的著作中，有更多的闡述有關養生的文章。例如：《抱朴子·至理篇》云：「……夫人在氣中，氣在人中，自天地至於萬物，無不賴氣以生者也，善行氣者，內以養生，外以卻病惡。」《抱朴子·雜應篇》云：「養生之盡理者，行氣不懈，朝夕導引以宣動榮衛……可以不病。」《抱朴子·養生論》云：「……無久坐，無久行，無久視，無久聽，不飢勿強食，不渴勿強飲……體欲常勞，食欲常少，勞勿過極，少勿至飢……內心澄則眞神守其位，氣內定則邪物去其身……恬澹自守，則自形安靜，災害不干……養生之理盡於此矣。」

晉朝的女氣功家魏華存所著的《黃庭經》則是一部以講述守丹田爲主的內丹修煉功法，它在《周易參同契》的基礎上又有所發揮，爲後世內丹修煉者奉爲圭臬，備受推崇。

醫學家陶弘景集六朝以前的養生經驗，編纂成《養性延命錄》。書中載有許多養生理論與方法。例如：「靜者壽，躁者夭，靜而不能養，減壽，躁而能養，延年，然靜易御，躁難持，盡順養之宜者，則靜也可養。」說明了對內養修煉的重視。又「納氣有一，吐氣有六。納氣一者，謂吸也；吐氣有六者，謂吹、呼、唏、呵、噓、呬，皆出氣也。……吹以去風，呼以去熱，唏以去煩，呵以下氣，噓以前滯，呬以解極……。」說明當時已經開始應用六字訣的默念呼氣的練功方法來治病了。又「凡行氣欲除百病，隨所在作念之，頭痛念頭，足痛念足，和氣往攻之」，說明通過行氣作念可達到治病的目的。

五、隋唐時期

隋唐時期，氣功得到了進一步的推廣和發展。巢元方在《諸病源候論》一書中，載有的氣功療法就有289條，分別用於110種病候，範圍遍及內、外、婦、五官、口腔、皮膚等科，不同的病候，用不同的氣功療法治療，其系統與完整令人驚嘆，可以說是隋代以前氣功療法的一次總結。例如，在「風身體手足不隨候」中記有：「治四肢疼悶及不隨，腹內積氣，席床必須平穩，正身仰臥，緩解衣帶，枕高三寸，握固……安心定意，調和氣息，莫思餘事，專意念氣，……漸漸增益，得至百息、二百息，病即除癒。」在「痰飲候」中記有：「左右側臥，不息十二通，治痰飲不消。右有飲病，右側臥。左有飲病，左側臥」等等。

隋唐大醫學家孫思邈在《備急千金要方》中，詳細記述了練功方法：「和神導氣之道，當得密室，閉戶安床暖席，枕高二寸半，正身偃臥，瞑目，閉氣於胸膈中，以鴻毛著鼻上而不動，經三百息，耳無所聞，目無所見，心無所思……」。他對「六字訣」也進行了補充，使其得以發展。

這時期鍾離權和呂洞賓的內丹學說頗有影響，陳樸的內丹訣也獨具特色，尤其是陳摶的著述，其內容更為豐富，形成了融貫道、釋、儒三家的內丹體系，對後世影響較大。

此外，在《外台秘要》《養生要集》《養生要素》等著作中也都有氣功的論述，這對於氣功的發展，也起到了積極的推動作用。

六、兩宋金元時期

兩宋金元時期，理學家在釋、道思想的影響下，把靜坐作爲理學的必修課。例如，朱熹就倡導「半日靜坐，半日讀書」。由於當時廣大知識分子親自參與靜坐實踐，於是總結出不少有關練功的寶貴經驗。例如，北宋著名文學家蘇軾和大科學家沈括合編的《蘇沈良方》中，就詳細敘述了盤膝、握固、閉息、靜守等練功方法。

北宋時期編纂的《聖濟總錄》一書，輯錄了大量氣功資料。例如，氣功「行氣一名練氣。其法：正卧，徐漱醴泉咽之」。練氣功「必須心意坦然，勿疑勿畏，若有畏懼，氣即難行，若四體調和，意自欣樂，不羨一切事，即日勝一日」。服氣：「……服氣之法……或食從子至巳，或飲玉池之津，或吐故納新導引按蹻，或食日月，或閉所通，大抵氣以形載，形以氣充，氣形充符，自然長久。」

此外，當時編著的《四時頤養錄》《壽親養老新書》《養生訣》《八段錦》等書中，均有氣功修煉的理論和方法的記載。

同時，儒、釋、道三家也進一步交糅融合，內丹之學越演越盛，周敦頤的《太極圖說》、朱熹的《參同契考異》、張伯瑞的《悟眞篇》等等氣功專著，至今仍具有較高的實用價值，值得我們認眞地學習和研究。

宋代氣功還有一個特點，即對宋以前的多種氣功書籍，進行了大量的註釋和編輯整理，這對於推動氣功的發展是極爲有益的。

金元時期，劉完素在《素問病機氣宜保命集》中提出「修眞之士，法於陰陽，和於術數。持滿御神，專氣抱一，以神爲車，以氣爲馬，神氣相合，可以長生」的養生觀點，他以精、氣、神爲基礎，精闢闡述了氣功機理，並把練功付諸實施，積累了寶貴的養生經驗。張子和在《儒門事親》書中，談到用練功吹氣的方法治療外傷，有「默想東方，日出，始氣一口，吹在傷處」的記載。

另外，李杲、朱丹溪等元代醫學家，在各自的醫學著作中，也都有關於氣功的論述。

七、明清民國時期

明代的張景岳在《景岳全書》中，記載了許多氣功知識。他集各家之長，從醫學出發，認爲功法雖多，其宗旨則基本相同。如他在論述丹田時說：「所謂子戶者，即子宮也，即玉房之中也，俗名子腸，居直腸之前，膀胱之後，當關元、氣海之間，男精女血皆存於此，而子由是生。故子宮者，實又男女之通稱也。

道家以先天眞一之氣藏於此，爲九還七返之基，故名之曰丹田。」李時珍在《奇經八脈考》中，提出了「內景隧道，唯返觀者能照察之」的觀點，證明經絡只有在氣功態下，才能被覺察到的事實。他的這種觀點，不僅得到了衆多修煉者的驗證，而且對開展中國醫學理論研究也具有指導意義。

陳繼儒的《養生膚語》認為，精、氣、神為上品上藥，「保精」「裕氣」「養神」為長壽之要方。提出練功中要辨別虛實寒熱、隨證施治的經驗，他說：「卻病之本，有行功一法，虛病宜存想收斂，固密心志，內守之功者以補之；實病宜按摩導引，吸努掐攝，外發之功以散之；凡熱病，宜吐故納新，口出鼻入以涼之；冷病以存氣閉息，用意生火以溫之，此四法可為治病捷徑，勝服草木金石之藥遠矣。」其他學者如曹元白的《保生秘要》、傅仁宇的《審視瑤涵》、王肯堂的《六科證治準繩》等著作中，也都收錄了氣功的理論和方法。

清代的汪訒庵著《醫方集解》附勿藥元銓一卷，有「調息之法，不拘時候，隨便而坐，平直其身，不倚不曲，解衣緩帶，務盡調適，口中舌攪數遍，微微吐出濁氣，鼻中微微納之，或三五遍，或一二遍，有津咽之，叩齒數遍，舌抵上腭，唇齒相著，兩目垂簾，令朧朧然，漸次調息，不喘不粗，或數息出，或數息入，以一至十，以十至百，攝心在數，勿令數亂」等記載。

沈金鰲著《沈氏尊生書》卷首的運動總法，專論練功方法，提出了運動十二則。如「若身稍有絲毫不快，宜迅速運動，免致久滯積成大病」等方法。清代後期的《內功圖說》則記載了十二段錦總訣、十二段錦圖解、易筋經圖解及各部按摩導引等內容，主張動靜兼修。

民國初年，有些學者也編著了有關氣功的書籍，如蔣維喬編《因是子靜坐法》和丁福保編的靜坐法書籍，都對練功者修煉氣功有一定的參考價值。

八、新中國建立後

新中國建立後，氣功事業得到了空前的發展。早在50年代，劉貴珍在唐山創辦了氣功療養院，爲後來的氣功發展奠定了良好的基礎。70年代初，北京畫院的郭林，在東單公園傳授氣功，從此拉開了「公園晨練」的序幕，爲氣功進一步的發展作出了貢獻。

1978年以來，氣功事業逐漸得到了恢復，並開展了氣功的臨床研究和氣功外氣的臨床觀察。上海中醫學院、上海中醫研究所同中國科學院原子核研究所協作，採用現代科學儀器對氣功外氣進行測試，首次證明外氣的客觀存在，從而把氣功科研推進到一個新的階段。

1979年7月，由國家科委、國家體委、衛生部、中國科學院、中國科協等單位在北京召開的「氣功匯報會」，引起了醫藥界、科技界、新聞界的廣泛重視和關注，對氣功的普及和科研的開展起到了很大的推動作用。

近幾年來，氣功事業又有了更大的發展，在黨百花齊放、百家爭鳴方針的指引下，衆多氣功功法像雨後春筍般地湧現，深受群衆的歡迎和喜愛，群衆練功活動以空前的規模和速度在廣大城鄉普及開來，顯示出它旺盛的生命力。中國氣功持續發展，經久不衰，必將迸發出巨大的潛能，爲人類作出更大的貢獻。

第二章

張式太極混元功概述

第一節　功法源流

張式祖傳氣功秘法是中華古代氣功遺產中的一種自我身心鍛鍊和布散外氣的養生健身術。它代代延傳，秘而不宣，歷史悠久，鮮爲人知。取其精華光大而成的張式太極混元功，吮吸著中華傳統文化的乳汁，以造福民衆爲己任，廣爲流傳，奉獻社會，爲全民健身服務。

張式太極混元功的核心是太極混元圖，它是祖先智慧的結晶。太極混元圖的核心是太極混元手印，它妙合太極混元圖之精華，是「道」之奧妙的體現，「玄之又玄，衆妙之門」（見《道德經·一章》）。

太極混元圖（如圖2－1）是張式太極混元功的標誌，它從不同角度，形象地表現了宇宙結構模式和人體結構模式，闡述了宇宙的生化過程及復歸過程，其含義深刻，富有哲理。

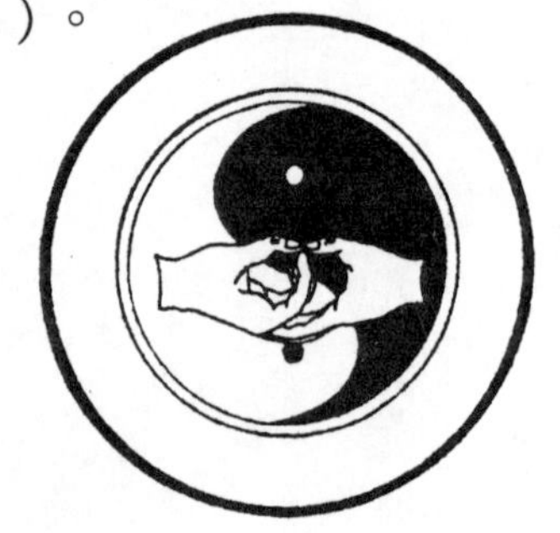

圖2－1 太極混元圖

一、宇宙結構模式

太極混元圖的外圈是以混元爲代表的宇宙。混爲混沌，是天地未分之時的狀態；元爲元始，是天地萬物之始。混元就是鴻蒙之時，充滿宇宙先於天地而生的精微物質——混元之氣。宇宙內的混元之氣雖無形無象、虛無縹渺，卻含有無窮無盡的能量和無限的創造力。早在幾千年前，我們的祖先就有關於混元的論述，春秋時期的思想家老子在《道德經·二十一章》中的「道之爲物，惟恍惟惚。惚兮恍兮，其中有象；恍兮惚兮，其中有物；窈兮冥兮，其中有精，其精甚眞，其中有信」，即高度描述了混元所具有的那種似有似無、撲朔迷離的狀態，這就是宇宙的本質。

太極混元圖的內圈是以太極爲代表的天地。北宋著名哲學家周敦頤在他的一部最有影響的著作《太極圖說》中講道：「太極動而生陽；動極而靜，靜而生陰。」可見，太極就是運動，就是變化。

正因爲太極變化無窮、微妙玄通、深不可識、無所不包，所以《道德經》名之曰「一」，《呂氏春秋·大樂篇》名之曰「太一」，《周易·系辭》名之曰「太極」。用太極圖來表示，就可以看出，圖中黑白二色代表著太極的不同狀態和分化。白色爲陽，代表天；黑色爲陰，代表地。狀如雙魚，陰陽各半，頭尾交接，陰陽相抱，整個太極一氣運行，一邊，陽萌生以至極盛，陰已漸生；另一邊，陰漸長以至極盛，陰已起而薄之，你進我退，此消彼長。其中白色中的黑點，表示陽極盛時，陰並未消失，只是潛藏了起來，故陰藏於陽而根於陰；黑色中的白點，表示陰極盛時，陽也沒有消失，而陽藏於陰根於陽，象徵著陰中含陽，陽中蘊陰。

老子在《道德經·四十二章》中的「萬物負陰而抱陽」，正是這兩個圓點的內在深義。世上一切事物發展的主宰力量都在於內因，這兩個圓點代表著一種潛在的能量，是促進事物變化的內在因素，有著樸素的唯物辯證法思想。太極圖中的曲線，作爲陰陽相交和劃分陰陽的標準，呈螺旋體狀，具有圓轉不息的運行軌跡，象徵著太極永恆的運動狀態，而發揮著化生萬物的作用。

太極混元圖的中央是以手印爲代表的人。人是萬物之靈，手印也就是萬物的縮影。太極混元手印的形態與構成，不是點、線、面的概念，而是一個立體的圓，一個充滿生命力的圓；其右手的拇指和食指相合成扁環形，其餘三指自然屈曲；左手的拇指與右手的拇指相合，其餘四指合於右手手背的掌指關節處，即構成了太極混元手印（如圖2－2）。手印妙合太極混元圖的精華，突出人和萬物所具有的陰中有陽、陽中有陰、陰陽相抱的特點，並以手印這種獨特的活體模型，來驗證人和萬物的運動變化規律，闡述陰陽對立統一的觀點，體現人和萬物生機勃勃的狀態。

太極混元圖把宇宙——天地——人和萬物，組成一個環環相扣、生化不息的有機整體。無涯的宇宙，充滿了生化萬物的混元之氣，混元而太極，太極孕育陰陽，產生天地，人和萬物得以滋生，從而構成了一個有生命力的宇宙。

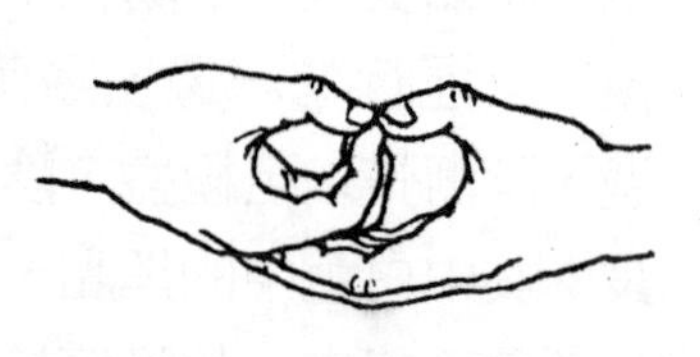

圖2－2 太極混元手印

二、人體結構模式

太極混元圖的外圈混元代表人的先天狀態。先天狀態是人的生命生機勃勃的孕育過程，在這個過程中，人稟受了先於天地而生的混元之氣，獲取了父母的精微物質，產生了無思無爲的元神功能。混元是人體平衡、中和的狀態，它概括了生命的本質。

本極混元圖的內圈太極代表人的後天狀態。後天狀態是人的生命從形成到衰亡的全過程，在這個過程中，太極孕育陰陽，陰陽主宰著人的生命運動。太極揭示了自身的生命現象，概括了陰陽的運動變化規律，是陰陽的對立統一，在人的後天狀態中發揮著重要的作用。

太極混元圖的中央手印代表人的生命。人是小宇宙，這小宇宙的誕生，同樣經歷了從混元到太極的過程。手印不僅透露了道家陰陽相守的觀點，而且也是對父精母卵交媾而成的受精卵的形象模擬，象徵著生命的永恆。

三、返本歸元

太極混元圖不僅描述了宇宙的生化過程——混元→太極→人和萬物，而且還闡述了人和萬物的復歸過程——人和萬物→太極→混元。前者是「原始」，後者是「返本」，這兩種正反順道的變易過程，反映了宇宙間生生不息的運動變化規律。太極混元圖的玄妙之處，也是它的最高境界，就是返本歸元，即一切歸於虛空，一切融爲圓明，一切復歸最終的本源。

復歸不是讓人再復歸到人出生乃至出生之前的狀況，而是要讓自體在存在過程中的延長，它的作用就像在前進中有倒退一樣，通過返本歸元的修煉，大大減緩生命的過程，這就是逆用生命程序而利用自然規律，這就是太極混元圖所包含的後天返先天的道理所在。

第二節　張式太極混元功簡介

古今中外，沒有任何一個人能夠逃脫生、老、病、死這個人類生命代謝的自然規律，所以人最珍惜的是生命，最難得的是健康長壽。

現代醫學認為，人的壽命具有種屬的特殊性，每個種屬均具有一定的壽命期限。從細胞生物進化角度來看，細胞是有一定壽命的，而由各種功能細胞組成的人體，它的衰老和死亡也是一種必然過程。

中國醫學把人的壽命稱為「天年」，並認為人的壽命可以達到百歲，《黃帝內經》中就有關於這方面的論述。《左傳》所說的「上壽百二十年，中壽百歲，下壽八十」，與近代通過對哺乳動物壽命的觀察，提出的人的自然壽數是其成熟期的5倍～6倍，即125歲～150歲的推論大體是一致的。

然而，有許多人享受不到這個天年。究其原因，除去某些偶然突發性因素外，主要由於外感不正常的氣候變化（六淫）、內傷激烈的情緒波動（七情）以及飲食起居失常、陰陽平衡失調、氣血運行紊亂、經絡阻塞不通、病邪與正氣紛爭以至諸病乃生造成的。

為了戰勝體內外不良因素對生命的威脅，探索延緩衰老、健康長壽的規律，幾千年來人類一直都在不懈地努力實踐著，今天我們所看到的形形色色的養生健身的功法，便是人類長期奮鬥、積累經驗的成果，張式太極混元功就是其中之一。

張式太極混元功認爲，人要享受天年，就要順應自然的規律，注重道德的修養，保養自己的正氣，及早修煉自己的精、氣、神，發揮本功法保健養生、防病治病、強身益壽、開智增慧、激發潛能的作用。

太極混元圖告訴我們，混元是先天的，太極是後天的。那麼爲什麼根據太極混元圖而設計的我的一系列功法，叫做太極混元功，而不叫做混元太極功呢？

這是因爲，我們作爲一個人，自身的生命不僅已經生成，而且已經成熟。太極在前，就是從我們目前的身體狀況出發，可以說，隨著年齡的增長，我們的身體都經歷了不同程度的損耗，體內的陰陽已不如從前那麼平衡了，先天之氣也不如從前那麼充足了，所以我的功法從太極入手，運用太極變化的規律，對體內的陰陽進行調節，使陰陽得到平衡，在這個基礎上，進而培養先天之氣，修煉太極之氣，遇有疾病不適之處，均由太極之氣疏通修補，最後氣運周身，使一身上下、筋骨關竅、經絡臟腑氣機流暢，無微不至、無孔不入、循環不息，促進了人體小宇宙和大宇宙的溝通和合，從而進入了「天人合一」的修煉境界，使人由後天狀態返回到先天狀態，這就是我的功法太極在前、混元在後的道理所在。

張式太極混元功一旦爲人們所了解、所掌握，必將造福人類。

第三節 張式太極混元功的特點

一、簡便易學有效

張式太極混元功具有簡便易學有效的特點。它的一系列功法編排合理，由淺入深，易記好學，老少皆宜。功法簡便，不受時間、場地的限制，而且運動量不大，無難度動作。堅持數日，即有成效，能使人精神飽滿、身康體健。若練功得法，長期修煉，其效更佳。

二、性命雙修

張式太極混元功性命雙修的思想，建立在形神統一的基礎上。性與神相通，命與形一致。性指人的心性、精神、意識；命指人的生命、形體。性藏於人之頂，頂爲性根；命藏於人之臍，臍爲命蒂，一根一蒂相互爲用。在古代養生家看來，健康長壽的方法，只是養生學的一部分，叫做「命功」。

此外，還有一部分，就是心性修養、道德修養、人格修養，叫做「性功」。實踐證明，只修命而不修性或只修性而不修命，都達不到養生目的。故凡言修命，必曰修性。古代養生家們拿性功貫串命功，即所謂「修得一分性，保得一分命」。

張式太極混元功的一系列功法，或從修性起步，或從練命入手，提倡性命雙修、身心並練，從而進入人生的最高修養境界，達到眞正的身心健康。

三、整體療法

張式太極混元功認爲，宇宙是一個包括天地萬物的整體；人是一個包括經絡臟腑、四肢百骸在內的整體。根據這一認識，張式太極混元功的一系列功法，通過精神內守、調整呼吸、肢體導引對機體進行全面的鍛鍊和調整，這就是整體療法。

增強機體的正氣，提高機體的免疫功能，是整體療法的內在基礎和主要內容。

臨床實踐證明，氣功治療某種疾病的同時，其它疾病也往往會隨之好轉或痊癒；氣功治療病種的廣泛和氣功治療範圍的逐年擴大，也體現了本功法的整體作用。

四、以動促靜，動靜兼修

入靜是練氣功的第一關。不能入靜，氣功就無法收到預期的效果，許多學練氣功的人半途而廢都與此有關。因此，張式太極混元功獨特的入靜方式，就是以動促靜，動靜兼修，即在練功初期，要以動功爲主，以導引入靜，以外動促內靜而收入靜之效。

靜功雖不如動功那樣易於入靜，但只要對「入靜」建立信心，培養耐心，樹立恆心，就可以以外靜促內靜，從而進入入靜狀態，獲得較動功更好的入靜之效。

因此，在修煉中以動促靜，動靜兼修，「入靜」就會事半功倍。

五、得氣快，氣感強

張式太極混元功的一系列功法能行氣活血，疏通經絡氣道，開闔重要穴位，促進外氣內收，採天地之靈氣，攝萬物之精華，充人體精、氣、神，使內氣充沛，循環不息。內氣充沛則可內氣外放，舉手投足得氣快，氣感強，不僅能祛病強身，而且治病多奏良效。

第四節　練功要領

一、鬆靜自然

張式太極混元功的練功過程，自始至終都要掌握「鬆靜自然」的要領。所謂「鬆」，是指練功時，肢體肌肉和精神意識的放鬆，並透過意念的調整，使肢體維持一定的練功狀態，以便於入靜與氣機運行。

所謂「靜」，是指練功時，情緒穩定，雜念減少，大腦的思維活動相對單一地「入靜」。這是覺醒狀態下的一種特殊的入靜態，這種入靜態最易激發人的潛能，所以也叫做「功能態」。練功時，入靜程度的深淺，反映著氣功修煉的層次，關係到功效的著微。

「鬆」和「靜」是相互促進、相互影響的，如果「鬆」掌握得好，就容易靜下來，而「靜」下來以後，也就更容易放鬆。

所謂「自然」，是指練功時，坐臥站行都應自然舒適，意念活動要似有似無，綿綿若存；姿勢活動要舒適柔和，鬆緩不懈；呼吸活動細長勻緩，不急不躁。

「鬆靜自然」看起來簡單，但眞正做到是要下一番功夫的。

二、意氣合一

「意」，指練功者的意念活動；「氣」，指人體的眞元之氣，包括人的「內氣」和呼吸之氣。「意氣合一」，是指練功者能用自己的意念去影響、鍛鍊自己的呼吸和內氣運動，使意念活動和氣息運動結合起來，故又稱爲「意氣相隨」或「心息相依」。

意氣合一的鍛鍊，須從呼吸鍛鍊入手。開始練習時，可「以意領氣」，讓呼吸隨著意念活動緩緩進行，由淺入深，由快到慢，在自然狀態下逐步把呼吸鍛鍊得細長勻緩，形成完備的腹式呼吸或臍呼吸。當練功者內氣能量達到一定程度，並能在體內運行時，則「以氣領意」，讓意念隨著內氣運行自如。

以意領氣或以氣領意，練得純熟時可達到意氣合一的狀態。

三、上虛下實

「上虛」，是指練功過程中，上身特別是胸、頭部的氣機要虛靈、通暢，息息歸根，氣沉下丹田。「下實」，是指練功過程中，下丹田的氣機要充實，氣儲於下部，才能使整個身體穩如泰山，舒適自然。

上虛和下實是相互聯繫的，只有氣息歸元，上身虛空，下丹田之氣才能充實。上虛和下實是隨意念轉移來實現的，意到則氣到。所以練功時，不要把意念停留在人體上部，而應借助意守加強下元。即使周天運行時，也不能使其離根（下丹田），運畢也必須歸於其根。這樣，人才能內氣充盈，精力充沛。

經過氣功意、氣、形的調整而充實下元之後，還可有效地糾正由於腎陰不足或肝陽上亢所引起的頭痛腦脹、耳鳴眩暈、頭重腳輕、行路不穩等多種疾病造成的「上實下虛」的症狀，使健康得以恢復。總之，上虛下實是練功的需要，應力求掌握。

四、火候適度

「火候」，是指練功中用力和用意的強度。練功中火候不足或太過，都難以收到練功效果。火候適度可使全身舒適，頭腦清晰，精神愉快。

練功中姿勢火候要做到鬆緩自然，適宜輕舒，不要過於死板拿勁或鬆懈無力；呼吸火候要逐漸達到細長勻緩的腹式呼吸，不要以意強行或刻意控制；意念火候要做到若有若無，勿忘勿助。雜念多時或練功初期，意守強度可適當加大，雜念少時或練功時間較長，則可減弱意守強度。練功時間的火候要適可而止，留有餘興。

五、練養結合

「練」，是指以意識為主導的修煉，也指動練。

「養」，是指養生，也指靜養。勞逸結合、生活有規律、起居有常、飲食有節、合理營養、思想豁達、情緒樂觀、適當運動、充足睡眠等，都屬養生範疇。練和養相輔相成、密切結合，才能相得益彰。練功對戰勝疾病、增強體質、促進身心健康的作用是衆所周知的，但如果只練功，不注意養生，勢必影響練功的效果。所以，在練功過程中結合養生是取得滿意功效的重要環節之一，萬萬不可忽視。

練養結合的另一內容，就是古人所講的「武火爲練，文火爲養」，即在練功過程中，動練靜養，交替進行，做到練中有養，養中有練，相輔相成，提高練功質量。

六、循序漸進

氣功是一種自我內省體察、發揮能動作用的鍛鍊方法，不要急於一朝一夕奏效。只有通過一段時間的認眞修煉才能逐步達到理想的目標，所謂功夫也就在這個修煉過程中得到體現。因此，不能急於求成，不要設想在幾天之內就能運用自如，必須按照練功要領由簡至繁，循序漸進，逐步掌握。練功者的療效，在持之以恆修煉的過程中，也是由小到大，由微至著而不斷獲得和日益明顯的。

氣功開始發揮作用時，許多練功者往往覺察不到，一旦覺察到病情好轉，體質增強，其功夫可謂已經達到一定程度了。

總之，不論在方法掌握上或在療效獲得上，都應遵循循序漸進的原則，水到自然渠成，根深才能葉茂。

第五節　練功要旨

一、丹、道之說

「丹」，是指丹田，丹田是修煉精、氣、神的區域；「道」，是指氣道，氣道是精、氣、神運行的通道。丹、道之說是張式太極混元功對傳統氣功相關理論的再認識、再提高，也是張式太極混元功重要的練養基石。它所論述的丹、道之說的理論和方法，對氣功修煉將會產生深遠的意義和極大的影響。

㈠丹田之說

張式太極混元功認爲，丹田的位置各異，所以丹田的作用也各異。下丹田位於氣海穴和關元穴連線的中心向內3寸的圓形區域，其作用是煉精化氣；中丹田位於膻中穴向內3寸的圓形區域，其作用是煉氣化神；上丹田位於天目穴向內3寸的圓形區域，其作用是煉神還虛。

實踐證明，在本功的修煉中，不僅上、中、下三個丹田能夠發揮重要的作用，而且人體的諸多區域也同樣能夠發揮丹田的重要作用，成爲修煉精、氣、神的所在。這種認識是以經絡學說中的「阿是穴」爲依據的，經絡學說認爲，阿是穴是「以痛爲腧」的穴位，又叫「壓痛點」，它沒有固定的位置，而是遍及人身上下，具有靈活、方便、易記的特點，所以在中醫臨床上被廣泛應用，在氣功修煉中也發揮著積極作用。

練功證明，當練功者把某一阿是穴作爲意守對象修煉時，隨著功力的增強，就會感覺到該穴逐漸發生了質的變化，充盈的眞氣由表及裡緩慢地滲透、擴散至該穴相應的區域，使該區域出現了微循環改善、血流量增加、溫度升高等變化。

這些變化，不僅可發揮阿是穴作爲丹田的作用，而且還可提高氣功態的層次；不僅在修煉上獲得了證實，而且在實驗方面也取得了具有佐證意義的資料。

如通過紅外熱象儀觀察，練功中氣到血到之處，熱象圖像的輝度由暗變亮，其亮點可隨意念的移位而移動。通過局部測溫，功中較功前增加2℃～3℃之多。意到氣到部位，其區域性的血流量也增加百分之三十左右。這都是人身處處是丹田的具體表現，爲丹田之說提供了理論依據。

㈡氣道之說

張式太極混元功認爲，人身處處有丹田，處處就有精、氣、神的存在，處處也就有精、氣、神運行的氣道。

氣道的組成，不受組織器官、經絡臟腑的限制和影響，它是在氣功態下逐漸形成的，具有簡便、實用的特點。

氣道由縱向氣道和橫向氣道組成，其中最爲重要的氣道就是「中氣道」。中氣道位於人體中央，上起於頭頂的百會穴區域，下止於兩陰之間的會陰穴區域，將上、中、下三個丹田有機地結合在一起。張式太極混元功中大周天的修煉，就是在中氣道進行的。

中氣道的表現形式及其三田同修的方法，對傳統的

「下丹田氣滿了再修中丹田，中丹田氣滿了再修上丹田」的修煉步驟，無疑是一種進步和革命。氣道之說，能夠加快修煉步伐，使人進入天人合一的境界。

總之，丹、道之說的理論和方法行之有效，對本功的修煉發揮著積極的作用。

二、後天返先天

返本歸元，是太極混元圖的最高境界，也是張式太極混元功後天返先天的練功主旨。本功的後天返先天，就是通過對精、氣、神的全面修煉而得以實現。

㈠何謂精、氣、神

精、氣、神既是本功修煉的物質基礎，又是修煉本功獲效所產生的基礎物質。因此，精、氣、神的盛衰直接影響著人的生命運動。

「精」，是生命之源，是構成人體的基本物質。精可分爲先天之精和後天之精，先天之精，又稱爲元精，稟受於父母，是構成人體的原始物質；後天之精，來源於飲食水穀之精微，由脾胃所化生。後天之精，一方面要不斷地充養先天之精，另一方面也要充養全身，以維持人體的生命活動。先天之精爲後天之精的物質基礎，而後天之精又不斷地補充先天之精的損耗，二者相輔相成。

《難經·八難》云：「氣者，人之根本也。」氣是人體生命活動的原動力，是充養人體的精微物質。氣可分爲先天之氣和後天之氣，先天之氣，即元氣；後天之氣，包括宗氣、營氣、衛氣。

「元氣」，就是混元氣，也叫眞氣。承受於天，隨著生命而來，由「元精」化生，故名之曰元氣。元氣藏於腎，依賴後天之精氣不斷滋養才能發揮作用。元氣通過經絡運行全身，五臟六腑各組織器官得到元氣的推動、激發，從而發揮各自的功能，以維持人體的正常運動。因此元氣充足，則臟腑功能壯健、強盛，身體自然也健康無病。如果先天不足或者久病而元氣損傷，則身體必衰弱無力，更易產生疾病，所以醫家以強壯元氣爲治病之本。

「宗氣」，是由大自然吸入的氧氣和由脾胃消化產生的水穀的精氣結合而成，形成於肺而聚於胸中，具有幫助肺臟呼吸，貫通心脈以行營血的作用。

「營氣」，由水穀精微所化生，是脾胃轉輸於肺中的一種精微物質，它進入脈道之中，成爲血液的組成部分，隨血液運行於周身。所以它的功能，除了化生血液外，還有營養全身的作用，因而稱爲營氣，又由於營氣與血液同行於脈管之中，所以又稱爲「營血」。

「衛氣」，是腎中陽氣所化生，是人體陽氣的一部分。它出自下焦，滋養於中焦，升發於上焦。它依靠中焦脾胃化生水、穀精微之氣，行於脈外，又依靠肺臟敷布全身，內而臟腑，外而皮毛腠理，固陽於內，抵禦外邪，護衛體表。

「神」，是意識、思維的高度概括，是人體最高主宰活動的具體表現。神可分爲先天之神和後天之神，先天之神稱爲元神，後天之神稱爲識神。元神和識神來源於精和氣，又反作用於精和氣。因此，我們的目之所以能視，耳之所以能聽，口之所以能言，肢體之所以能活動，智力之所以能開發，潛能之所以能激發，無不是神在人體發揮作用所表現的各種形式。中醫「得神者昌，失神者亡」的觀點，反映了神的重要性。

㈡精、氣、神之間的關係

在人的生命運動中，精是根本，氣是動力，神是主宰，三者既發揮著各自的作用，又相互依存、相互影響、相互制約、相互轉化。

張式太極混元功認爲：修煉精、氣、神就是運用意識控制機能和物質的轉化過程，在這個轉化過程中，雖然精、氣化生了神，但神又具有主管精、氣的作用。因此，從神的表現可概括得知精、氣的盛衰，而精、氣的盈虧又可直接影響到神的充沛。所以說，精充、氣足、神全才是身心健康的表現。

㈢返本歸元的修煉途徑

《金丹大要·上藥篇》云：「精氣神三物相感，順則成人，逆則成丹。何謂順？一生二，二生三，三生萬物；故虛化神，神化氣，氣化精，精化形，形乃成人。何謂逆？萬物含三，三歸二，二歸一；故知此道者，怡神守形，養形煉精，積精化氣，煉氣化神，煉神還虛，金丹乃成」。「逆則成丹」，是本功返本歸元的修煉途徑，共分四個階段進行，即築基、煉精化氣、煉氣化神、煉神還虛。

築基是返本歸元的下手功夫，應性命雙修；煉精化氣階段，著重精氣的煉養，故偏重命功；煉氣化神階段，則性功多於命功；到了煉神還虛階段，則純為性功。

築基重在補足精、氣、神。要以己之精，補己之精；以己之氣，補己之氣；以己之神，補己之神。築基階段的修煉，並非孤修一物，而是精、氣、神合煉，元精、元氣、元神合而為一。通過本功築基功的修煉，使丹田生熱、氣道暢通。意和呼吸是丹田生熱、氣道暢通的關鍵，但意居主導，所以意比呼吸占有更重要的地位。著意重，呼吸自然也就重；著意輕，呼吸自然也就輕。待修煉至丹田生熱、氣道暢通後，即可轉入煉精化氣階段。

煉精化氣階段，是在築基的基礎上，通過張式太極混元功的一系列功法，將精氣在丹田生熱安爐烹煉，氣通任、督二脈，完成小周天運行的修煉過程。

在煉精化氣階段，張式太極混元功強調「活子時」修煉。眾所周知，「子時」是指23點到1點的時辰，這個時辰自然界正處於陰盡陽升之時，蘊藏著無窮生機。此時練功，天人相互感應，能獲良效。「活子時」是指練功時，不受時辰限制，子時狀態可發生在一天的任何時辰內。練功者若能把握活子時修煉，定能獲益匪淺。

煉精化氣階段，可分為調藥、產藥、採藥、封固、煉藥五個步驟。

調藥：煉精化氣階段的「藥」，是指元精及其化生的物質。調藥，就是用神調養人的精氣，通過意守會陰，靜候藥物的到來，自然精滿生氣，氣滿生精。

產藥：當精氣漸盛，就會出現丹田融和，周身酥綿快樂，身自聳直，心自虛靜，四肢似不能自主，杳杳冥冥，恍恍惚惚。接著會陰出現明顯的熱感、快意或跳動，生殖器高度興奮，丹田發暖，藥物產生。

採藥：藥物既產，要及時採藥入爐，進行烹煉。此時要加強意識的作用，採取撮、抵、閉、吸的方法。撮，就是提肛。抵，就是舌抵上腭。閉，就是閉目上視。吸，就是鼻吸不呼。採藥的方法有兩種：1.文採，即有意吸，無意呼。2.武採，即有意呼，無意吸。兩種方法中，文採的方法較為穩妥，一般吸3口～5口氣後，生殖器就會興奮降低，而心中則會產生一種高度的舒適感，即所謂心中忻忻。這是心中得藥的象徵，也叫做意採心得。

封固：藥已歸爐，要加以封固，才能保持精氣在丹田的熱感，不使它有絲毫的滲漏。封固時，特別要加強意識的作用，通過意守丹田和內視丹田，達到精氣封固的目的。

煉藥：藥已封固，即可運火煉藥，以意領氣或以氣領意，使精氣（暖流）經後三關（尾閭關、夾脊關、玉枕關）而上行，再經前三田（上丹田、中丹田、下丹田）而下降，完成一個小周天，最後意氣相隨，循環不息。

煉精化氣階段，會獲得「周天呼吸」「氣行周天」「心腎交泰」等諸多良好的功效。

所謂「周天呼吸」，是指隨著三關、三田的逐漸暢通，一呼一吸就可完成一個小周天的運行。即呼氣時，氣自任脈下；吸氣時，氣自督脈升，從而加速了眞氣的運行。所謂「氣行周天」，是指小周天的眞氣運行，隨著功夫的長進，發生了微妙的變化。先是線狀周天的形成，即眞氣如線的小周天運行；後是柱狀周天的形成，即眞氣由細而粗，眞氣如柱的小周天運行；再是片狀周天的形成，即眞氣由粗而寬，眞氣如片的小周天運行。線狀、柱狀、片狀周天的形成，表示眞氣已發生了質的改變。所謂「心腎交泰」，是指火候已足，功夫已到，就可住火停輪，用溫養之功，默默地守住丹田。溫暖之熱可保持數小時，此熱舒適、平和、無刺激，是心腎交泰的結果。

張式太極混元功在煉精化氣階段的獨到之處，就是提倡活子時修煉。所以，練功者不要拘泥於某一法、某一勢的專門練習，只要順其自然，就能完成煉精化氣的修煉，進入煉氣化神階段。

煉氣化神階段，是在煉精化氣的基礎上，通過張式太極混元功的一系列功法，將氣神合練，精氣歸神。此時精氣不再沿任督二脈運轉，而是守持於心腎之間；不固定一田，而是任眞氣氤氳丹田、氣道，用綿密寂照之功，使元神發育成長的修煉過程。

本功的煉精化氣階段講究活子時修煉，產藥後行小周天火候。而煉氣化神階段則講正子時（子夜）修煉，產藥後行大周天火候，在心息相依、氣息微綿、全身酥鬆柔和的小周天過程中，眞氣越來越旺、越積越多，直至氣滿丹田。在這種恬適的狀態中，靜極復動，可出現六種景象；「丹田火熾，兩腎湯煎，眼吐金光，耳後風生，腦後鷲鳴，身湧鼻搐」，也叫做「六根震動」。此時，所產之藥，稱爲大藥。

大藥產後，要在心腎之間練養。眞氣由虛到實，由窄到寬，由短到長，由不接到全接，逐漸變粗擴大，在背、胸全面升降。再逐漸由心腎之間的氣道，擴大到整個內腔，熱流像在熱水桶中一樣，整體上升到頭，又整體下來，而形成眞氣運行的大周天。

這時，任督二脈感覺不到氣的運行，只有中間一個熱氣道在一升一降，漸漸地連升降也感覺不到了，乃至進入更爲微妙的境界，大周天煥發出的舒適和熱的感覺逐漸向全身擴散：可能先下後上，也可能先上後下，也還可能同時升降，最後達到全身溫暖。因此，煉氣化神是精、氣、神量變到質變的必然，只要做到一切順乎自然，就能完成煉氣化神的修煉，進入煉神還虛階段。

煉神還虛階段，是返本歸元修煉的最高境界，也是無爲還虛的過程，它的核心是後天返先天。此時不必用意，就可直接修性，但要在培補精、氣、神的基礎上，先有水火相濟，心腎相交，使精化爲氣；然後，氣化爲神；最後，才能以神氣補腦還虛。

在這個過程中，練功者會體會到哪個部位眞氣充盈，就會覺得哪個部位似乎沒有了；當大周天氣滿，全身氣盈時，就會覺得全身似乎沒有了；隨之也會進入胎息的狀態，與天地融爲一體，這就是返本歸元的「虛無態」。這種虛無態及其伴生現象，隨著功夫的提高，會越來越頻繁地出現。這就說明，虛無態具有一定的規律性和可重複性，是眞實的高級境界。只有在煉神還虛的高級階段，練功者才會進入這種境界。

返本歸元的修煉，從築基開始就提倡性命雙修。還虛就是修性，溫養就是修命。還虛和溫養相結合，是性命雙修的主要體現，也是後天返先天的最高表現形式，它貫穿在張式太極混元功的始終。

第六節　防病治病的機理

疾病，從根本上說是陰陽失去相對的平衡，即陰陽的偏盛偏衰代替了陰陽消長的結果。所以，強壯正氣、「平秘陰陽」是祖國醫學治病養生之根本，也是張式太極混元功防病治病之根本。

中醫的實踐經驗認爲，疾病的過程，是人體抗病能力（正氣）和致病因素（邪氣）相互鬥爭、相互作用的過程。疾病的發生，在於外感六淫，內傷七情，正氣不足，陰陽失調。其中正氣的盛衰至關重要，是發病的基礎，即所謂「邪之所湊，其氣必虛」。

基於這個影響人類健康長壽的發病學觀點，張式太極混元功認爲，人體正氣的強壯，靠藥補和食補僅僅是次要而被動的一個側面，主要而主動的措施在於扶正祛邪，培補人的精、氣、神，特別是著眼於人體抵抗力的康復，以此平秘陰陽，這是健康必求其本的需要，也是本功防病治病的整體觀，即所謂「正氣存內，邪不可干」。

張式太極混元功十分強調和重視這個觀點，同時更是身體力行。它通過對精、氣、神的修煉，發揮扶正祛邪的作用，這樣，不僅可以切斷病原及病理過程，而且還可以使心理、生理得到調節，從而達到不用服藥、打針就可以獲得身心健康的效果（如圖2－3）。

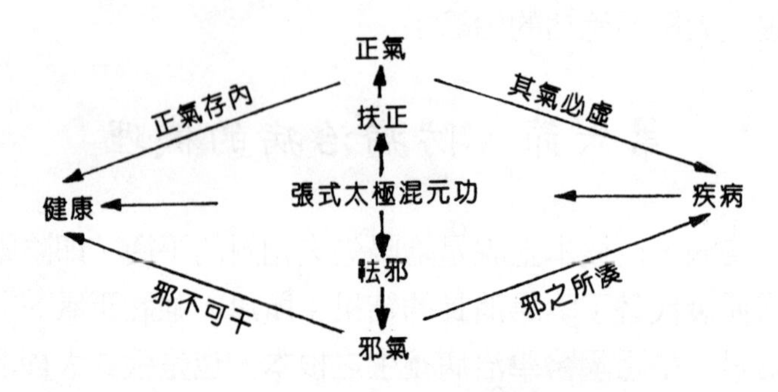

圖2－3 張式太極混元功機理示意圖

第七節　練功效應

一、氣的效應

氣功修煉到一定程度時，練功者對氣的感覺所出現的感覺效應，稱爲「氣的效應」。

練功過程中，練功者入靜後的感覺是多種多樣的，古人稱之爲「八觸」，即一動、二癢、三涼、四暖、五輕、六重、七澀、八滑。當然，在實際練功過程中出現的氣效應現象決不止這些。氣效應現象都是功夫深入、經絡暢通、眞氣在體內不同形式活動的表現。

例如：練功入靜後，當體內眞氣衝擊病灶時，正邪之氣相搏，練功者就會出現身體不由自主的外動；而當身體逐漸康復時，練功者的身體就會出現外形靜謐、內氣湧動的變化；當眞氣運行通暢、身體各部出現充實膨脹感時，練功者就會有身體高大的感覺；而當眞氣由外入內集中於下丹田時，則會出現身體矮小的感覺；當吸氣時上元虛空，身體就有輕如鴻毛、飄飄欲「仙」、與「天陽」相連的感覺；當呼氣時眞氣下沉，身體就有重如巨石、堅不能拔、與「地陰」相接的感覺；當眞氣疏通經絡時，氣到之處的身體部位常會出現瘙癢感、蟻行感或觸電感；當眞氣周天運行、心腎交泰、腎陽充足、腎水上潮時，身體會有涼澈心髓的舒適感；當眞氣旺盛、熱能集中時，則會出現由丹田發暖到全身發熱，繼而周身融和、酥綿快樂的感覺；當眞氣循環不息地運行時，全身皮膚會有如同嬰兒皮膚一樣柔潤、光滑的感覺。

當氣功修煉到一定程度時，眼前可出現光亮，有時像閃電一樣，有時像霓虹燈一樣晃來晃去，有時會出現光團沿周天運轉，有時還會亮晶晶地照亮氣道及五臟六腑；當功夫進一步加深時，身體會出現異於常態的虛空感，會產生人在氣中、氣在人中的虛無感。

上述景象的出現，均屬正常現象，是積極有益的，遇之不必驚慌失措，也不應好奇追求，只要耐心修煉，必有進一步的變化。

二、功的效應

「功」，是練功者功能、功力以及功夫的概括。功可使大腦皮層處於一種氣功特有的功能態，這種功能態，不僅使人身上下、周身關竅氣血流暢，而且還對機體的經絡臟腑、四肢百骸等組織結構具有效應性的影響作用，機體內部或體表必將產生這樣或那樣的心理和生理的變化，這些變化，稱爲「功的效應」。

㈠全身溫熱，脈搏有力，臉色紅潤

練功後會感到丹田發暖，全身溫熱，微微汗出，脈搏和緩有力，臉色紅潤有光澤，這都是氣機活躍、眞氣充沛而循環周身的結果。

㈡消化功能提高

練功後會出現腸鳴音增強、排便正常、食慾改善等效應，這都是消化功能提高的表現，說明練功後胃腸蠕動加快，排空機能加強，消化功能趨於正常化和有序化。

㈢視力提高，睡眠改善，身輕體健

練功後許多人便覺得自己的視力清晰、明亮。如連續讀書看報幾小時，亦不覺得眼睛酸脹、視力模糊。不少眼疾患者，視力逐步回升，甚至可激發某些特異透視功能。練功還可使睡眠改善，質量提高，練功有素者雖睡眠少卻毫無倦意，精力充沛；練功日久，身體逐漸康復，大多數人都會覺得身輕體健，腰腿有力，步履輕靈。

㈣開發智力，激發潛能，增強智慧

練功日久，能夠開發人的智力，激發人的潛能，增強人的智慧。可收到精神放鬆、情緒穩定、思緒淡化、心念歸一的入靜效應，這是人的大腦皮層有序化程度很高的特殊功能態。

這種功能態可使植物神經系統、皮層下中樞、大腦皮層發揮良好的恢復和調節作用，從而提高人的觀察力、判斷力、記憶力、想像力，使人神清氣爽、頭腦清新、思路敏捷、精神旺盛、道德文明水平提高。

第八節　練功注意事項

一、練功前的注意事項

㈠思想集中，情緒安定，心情舒暢，無憂無慮，心平氣和。

㈡選擇固定、安靜的場所，光線適宜，空氣新鮮，避開風道。

㈢鬆開對身體產生壓力的物品，排盡大小便，衣服寬鬆合體，布料柔軟、色澤柔和，穿平跟鞋爲宜。

㈣練功設施、器具要合適，床、椅、鋪、墊的高低、硬度要適宜。

㈤若遇天氣突然變化，可暫時不練。

二、練功中的注意事項

㈠確定練功方位。練站、坐功時，一般要面南背北；練臥功時，一般要頭南腳北。也可根據自己的氣感或習慣選擇不同的練功方法。

㈡練功要寡慾、節勞、息怒、戒氣。

㈢修煉本功要靈活掌握練功要領，嚴格遵照功法要求，不得隨意而練，更不得擅自修改功法或摻雜其它功法混練，以免出偏。

㈣練功中如遇突然的重大干擾，不要驚慌失措，可通過調整呼吸、以意領氣、氣歸丹田的方法排除干擾。也可用雙手中指點按百會穴的方法，收攝心神以排除干擾。

㈤對於練功中出現的多種「感觸」，應順其自然，靜觀其變化即可。

三、練功後的注意事項

㈠動功修煉結束後，除按收功要求收功外，還應適當增加靜養時間。

㈡靜功修煉結束後，除按收功要求收功外，還應適當增加舒展腰肢的活動。

第三章

張式太極混元功動功

第一節　築基功

築基功是張式太極混元功的基礎功，也稱爲入門功。它具有簡練、易行，調動內氣快，功效發揮好的特點。築基功通過太極混元手印的圓及圓的運動，促進眞氣充盈、氣機內動，發揮疏通氣道，培補精、氣、神的作用。

築基功中的太極混元手印是一個充滿了生機的圓，圓有著無限的生命力，它貫穿整個練功過程。手印通過對氣道進行圓的運動，調節人體陰陽、臟腑、經絡、氣血，甚至連人的生命的新陳代謝也在這種圓的運動中得到了積極的調節。它能夠加強人的心理、生理的功能，促進生命的延續，使人進入一種身心特別健康的功能態。

築基功還特別注重在肚臍前，手握太極混元手印，按傳統說法是太極生陰陽，即手印太極與腹部太極共處一體，從而產生陰陽二氣。「臍」位於腹部太極的中心，是人體先天之本源，後天之根蒂。在先天狀態的孕育過程中，臍是爲胎兒供血、供氧以及輸送營養的唯一通道，並維持著胎兒的生命活動。

在後天狀態的生長過程中，臍雖是一個退化的器官，但不是一個孤立的蒂結，而是與人體的經絡氣體、氣血臟腑、四肢百骸、皮毛骨肉都有著極爲密切的聯繫，所以臍有「上至百會，下至湧泉」的效力。

臍又稱爲神闕穴，是任脈的主要穴位。任脈爲陰脈之海，與督脈、沖脈「一源而三歧」，聯繫周身經脈，故中醫有「臍通百脈」之說。臍還在疾病的發生、發展及轉歸方面具有重要作用。

可見，臍在人的生命運動過程中，占有重要的位置，有著獨特的應用價值。因此，築基功注重在肚臍前結印，通過手印激發神闕穴的開闔，又通過神闕穴向下丹田輸送真氣，以強壯精、氣、神。

強壯精、氣、神，離不開氣道的暢通。因此，氣道的暢通與否，在練功中起著舉足輕重的作用。築基功就是通過太極混元手印疏通氣道，發揮築基的作用。

氣道包括縱氣道和橫氣道。縱氣道由中氣道、左氣道和右氣道組成；橫氣道由上氣道和下氣道組成。

「中氣道」，位於人體中央，上起自頭頂的百會穴區域，下止於兩陰之間的會陰穴區域。

「左氣道」，位於人體左側體內，上起自左肩的肩井穴區域，下止於左腳的湧泉穴區域。

「右氣道」，位於人體右側體內，上起自右肩的肩井穴區域，下止於右腳的湧泉穴區域。

「上氣道」，位於人體胸腔內，高與膻中穴平。

「下氣道」，位於人體腹腔內，高與神闕穴平。

功法名稱：

一、上下疏通：㈠中道通、㈡左道通、㈢右道通。

二、左右疏通：㈠上道通、㈡下道通。

一、上下疏通

㈠中道通

【預備勢】鬆靜自然，神態安詳，面含微笑，雙目垂簾，舌抵上腭，心平氣和地坐在椅子的前三分之一處（如圖3－1）。兩腳平行分開，與肩同寬，懸頂弛項，含胸拔背，沉肩墜肘，雙手相握成太極混元手印，合抱於肚臍前。

【動作】

1.雙手合抱手印，由肚臍前經身體正前方，弧形上抬至頭頂上方，臂自然屈曲，掌心向下對準百會穴（如圖3－2）。同時，配合吸氣。

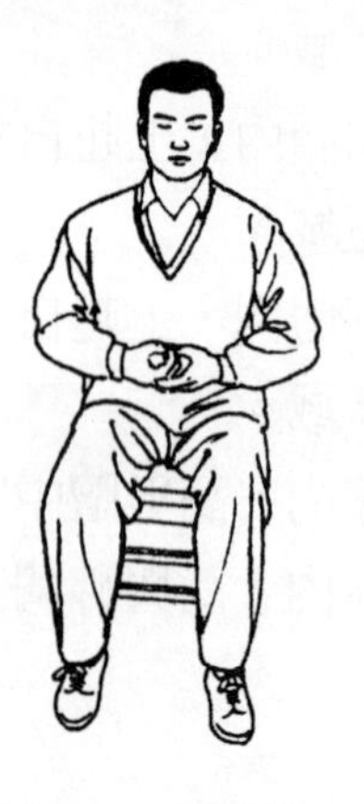

圖3－1 預備勢

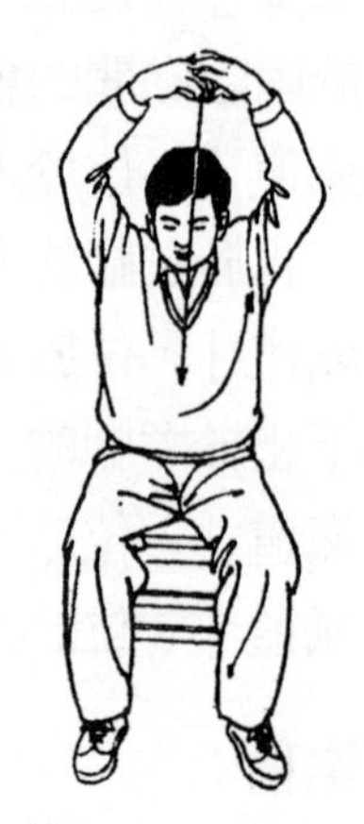

圖3－2 中道通

2.雙手合抱手印向百會穴貫氣後，由頭頂上方經身體正前方，垂直下落至肚臍前（見圖3－1）。下落時，手印在體外導引，眞氣在體內運行（意念中道通）。同時，配合呼氣。

本動作共做9次。

【收勢】雙手分開，搓手浴面，將眼睛睜開。

【功效】防治中氣道區域內的疾病。動作時，手印和病灶相互感應，正邪相搏就會出現手印停留在病灶前而無法正常運行的現象，此時，需凝神靜氣，意到氣到，眞氣自然會順利下行，進而疏通上、中、下三個丹田，爲完成大周天的修煉打下良好的基礎。

㈡左道通

【預備勢】與中道通預備勢相同。

【動作】

1.與中道通動作1相同。

2.雙手合抱手印，由頭頂上方左移，向肩井穴貫氣（如圖3－3），經身體的左前方，緩慢下落至肚臍前（見圖3－1）。下落時，外導內行（意念左道通）。同時，配合呼氣。

本動作共做9次。

【收勢】與中道通收勢相同。

【功效】防治左氣道區域內的疾病，促進左氣道的氣血運行，強壯人體精、氣、神。

㈢右道通

【預備勢】與中道通預備勢相同。

【動作】

1.與中道通動作1相同。

2.雙手合抱手印，由頭頂上方右移，向肩井穴貫氣

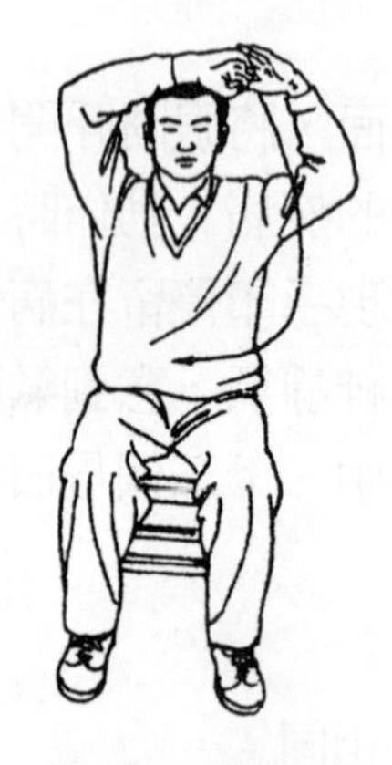
圖3－3 左道通

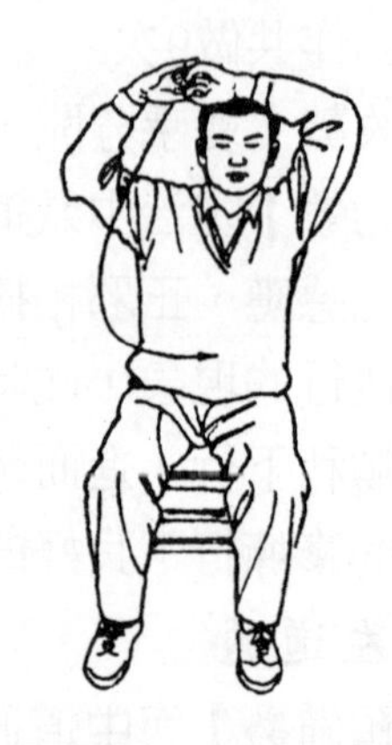
圖3－4 右道通

（如圖3－4），經身體的右前方，緩慢下落至肚臍前（見圖3－1）。下落時，外導內行（意念右道通）。同時，配合呼氣。

本動作共做9次。

【收勢】與中道通收勢相同。

【功效】防治右氣道區域內的疾病，促進右氣道的氣血運行，強壯人體精、氣、神。

二、左右疏通

㈠上道通

【預備勢】與中道通預備勢相同。

【動作】

1.雙手合抱手印，雙臂撐圓，由肚臍前弧形上抬，高與膻中穴平。

2.雙手合抱手印，由身體的正前方先向左後向右平行畫圓運行一周（如圖3－5）。畫圓時，手印在體外導引，眞氣在體內運行（意念上道通）。同時，配合自然呼吸。

本動作共做9次。

【收勢】雙手合抱手印，由體前緩慢下落至肚臍前，然後雙手分開，搓手浴面，將眼睛睜開。

圖3－5　上道通

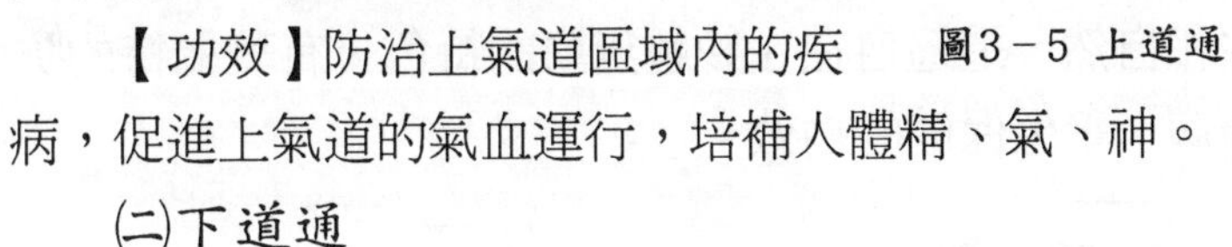

【功效】防治上氣道區域內的疾病，促進上氣道的氣血運行，培補人體精、氣、神。

㈡下道通

【預備勢】與中道通預備勢相同。

【動作】

1.雙手合抱手印，雙臂撐圓，由肚臍前弧形前抬，高與神闕穴平。

2.雙手合抱手印，由身體的正前方先向左後向右平行畫圓運行一周（如圖3－6）。畫圓時，手印在體外導引，眞氣在體內運行（意念下道通）。同時，配合自然呼吸。

本動作共做9次。

【收勢】雙手合抱手印，由體前緩慢後收至肚臍前，然後雙手分開，搓手浴面，將眼睛睜開。

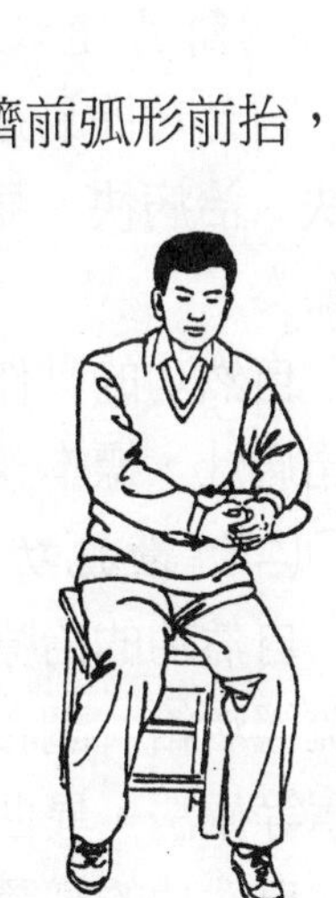

圖3－6　下道通

【功效】防治下氣道區域內的疾病，促進下氣道的氣血運行，培補人體精、氣、神。

第二節　自然功

自然功是中國古代導引術的一種，具有簡易速效、辨證施功、意識調控、動靜相兼的特點。自然功較之其它功法的不同之處，是沒有設計固定的功法動作。它的動作以意爲主導，因人而異，因病而異，隨心而出，表現出自然功柔和自然、逍遙自在、妙趣無窮的特色，有著獨特的防病治病、養生保健的功效。

一、特　點

㈠簡易速效

自然功簡易速效的特點，突出了一個「快」字，即學功快、治病快、見效快。所以，自然功符合現代人生活的快節奏。

自然功的動作簡練，便於掌握，治病療疾一步到位，直達病灶，標本兼治，所以能較快獲得滿意療效。

㈡辨證施功

自然功的治療方法，以意爲主導，通過「外動」發揮其疏經活絡、調和氣血的作用，它與中醫的按摩、點穴、推拿等療法，異曲同工。

自然功的辨證施功，就是根據機體在疾病發生發展過程中的病理反應，所採取的相應的治療手段和方法。由於人的體質、性別、年齡、病程各異，所以，不同的疾病，會出現不同的治療方法，而相同的疾病，也會出現不同的治療方法。這些治療方法，是在手印與腹部太極相合時，練功者在氣功狀態中，伴隨著太極在體內的運轉而自發出現的辨證施功。因此，自然功的辨證施功，會隨著機體疾病的轉歸而變化，直至機體康復。

㈢意識調控

長期的氣功實踐，使我們認識到，意識在疾病的發生發展的過程中，發揮著舉足輕重的作用。意識可以使人患病，也可以使人康復。因此，「我是一個健康人」的意識，就會給人帶來一系列從精神到肉體的變化。

自然功的意識調控，就是調整和控制意識，運用意識指導氣功方法的實施，為人的健康服務。

在自然功中，意識和外動的關係，就如同將軍和士兵一樣。將軍好比是意識，士兵好比是外動，外動接受意識的指揮，通過動作發揮作用。因此，動作的輕重緩急、千變萬化，無不受到意識的調控。在意識的調控下，外動才能在目的地滿足機體治病健身的需要。

㈣動靜相兼

自然功的動靜相兼，是指在自然功的修煉中，「動」和「靜」相互依存、相互轉化，呈現出一種靜極而動，動中有靜；動極而靜，靜中有動；動靜相兼的狀態。

「動」與「靜」在自然功的修煉中，有三個不同階段的表現。

第一個階段是疾病治療的準備階段：修煉者通過手印

與腹部太極相合，促進體內外能量信息的轉化，並不斷地積累體內眞氣，爲治療疾病打下良好的基礎。此時，修煉者處於「內動外靜」的狀態。

第二個階段是疾病的治療階段：隨著修煉者的眞氣不斷充盈，潛在功能被激發，外動便自然出現，並開始對疾病辨證施功。此時，修煉者處於「內靜外動」的狀態。

第三個階段是疾病的康復階段：當體內眞氣充盈到太極時，外動就會逐步減少，最終寂然不動，這時身體已基本康復。此時，修煉者處於陰陽相對平衡的「內動外靜」狀態。

自然功第一階段的「內動外靜」，是第二階段「內靜外動」的基礎；第二階段的「內靜外動」，則是第三階段「內動外靜」的基礎。練功實踐證明，三個階段所代表的不同狀態，並不是一成不變的，而是隨著機體的變化，還會出現新一輪的「動」「靜」之變。

自然功的修煉，就是這樣周而復始地運動著、變化著，使人的陰陽處於相對平衡的狀態。

二、運動規律

自然功的動作，富有變化，規律就蘊藏在變化之中。

開始修煉時，自然功的動作可由小而大、由少而多、由簡而繁、由雜亂無章到有規律地外動。在疾病治療過程中，病輕者的動作小、動作少、動作簡；病重者的動作大、動作多、動作繁；康復者的動作則由動而靜、由靜而定、由定而慧。

縱觀自然功的動作，不論是循經拍打，還是點穴按摩；不論是輕盈活腰，還是甩臂踢腿；不論是俯仰旋轉，還是內動外靜等等，都有其自然規律，即從不協調到協調，從不熟練到熟練，從不自然到自然。所以，掌握了自然功的運動規律，練功就會事半功倍而獲得更好的療效。

三、基本動作

自然功的外動，體現了意識、想像、體會、動作四個環節。意識，是指戰勝病邪的良性意念，如「痛」時就用「止痛」的意念、「不通」時就用「暢通」的意念等等；想像，是指形象地想像病邪的治療過程，它是意念的直接應用；體會，是指病邪治療過程中的感覺、感受和感觸，它是想像的延續；動作，則是意識、想像和體會的概括和表現形式。

自然功沒有設計固定的功法動作，它的動作隨意而出。但爲了初練者練功治病的需要，所以特將部分練功有素者在實踐中總結出來的一些有針對性的基本動作，提供給初練者參考應用。

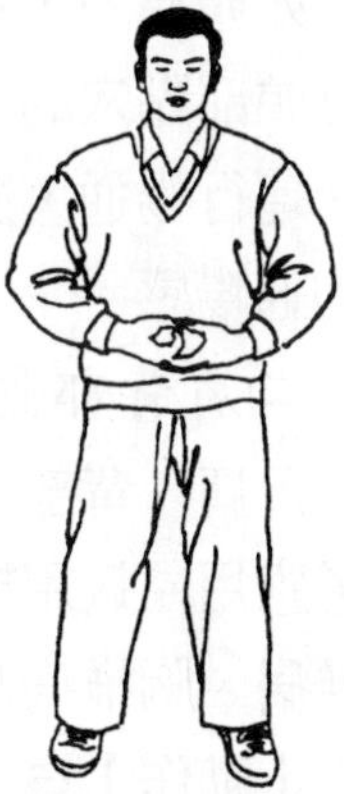

圖3－7 預備勢

【預備勢】自然站立，全身放鬆，面含微笑，雙目垂簾，心平氣和，懷抱手印，靜立3分鐘（如圖3－7）。雙手分開，逍遙自在，遠離煩惱，心無雜念，喜笑顏開，隨心而動，人在氣中，氣在人中，觀賞蓮花，飄飄欲仙。

㈠頭頸部動作

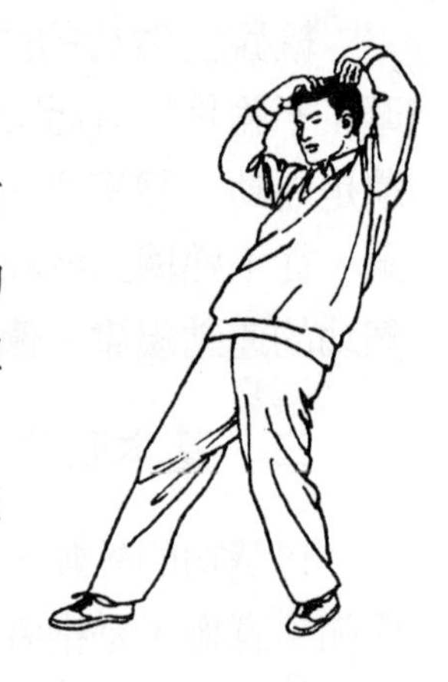

圖3－8 頭部點穴

凡頭、頸部有病邪之氣者，均可參考應用。適用於頭痛、頭暈、腦動脈硬化、腦萎縮、腦血管異常，頸椎病及五官疾病等。

【動作】輕柔地做前俯後仰、左右轉動的動作，同時有節奏地拍打、點穴、按摩病灶區域（如圖3－8）。

【意識】應用與疾病相反的良性意念。

【想像】形象地想像所要治療的疾病。

【體會】用心去體會疾病的變化。

如頭痛者，可按照意識發出的「通則不痛」的指令，進行頭部點穴的治療，並想像頭部血管容積增大、氣血充盈、運行暢通，體會氣血在血管中運行的通暢感。

㈡肩背部動作

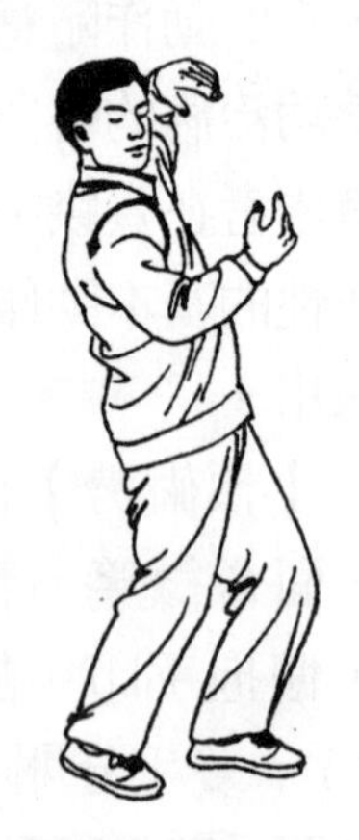

圖3－9 肩部旋轉

凡肩、背部有病邪之氣者，均可參考應用。適用於肩周炎、肩背痛、頸椎病、胸椎病及肘、腕關節病等。

【動作】自上而下地蠕動及左右搖擺與病灶相聯的區域，同時拍打、點穴、按摩患處。也可做肩部旋轉（如圖3－9）、甩臂、活腕的運動。

【意識】應用疏經活絡的意念。

【想像】想像肩、背部經絡疏通。

【體會】用心體驗經絡疏通的舒適感。

如肩周炎患者，可按照意識發出的「疏經活絡」的信息，進行肩部旋轉的治療，並想像經絡已被疏通，體會經絡疏通的溫熱之感。

㈢胸部動作

凡胸部有病邪之氣者，均可參考應用。適用於心臟病、肺病，氣管、食道及乳房區域疾病等。

【動作】柔和地按摩、點穴、拍打病灶區域，也可身體擺動地做展臂擴胸的運動（如圖3－10）。

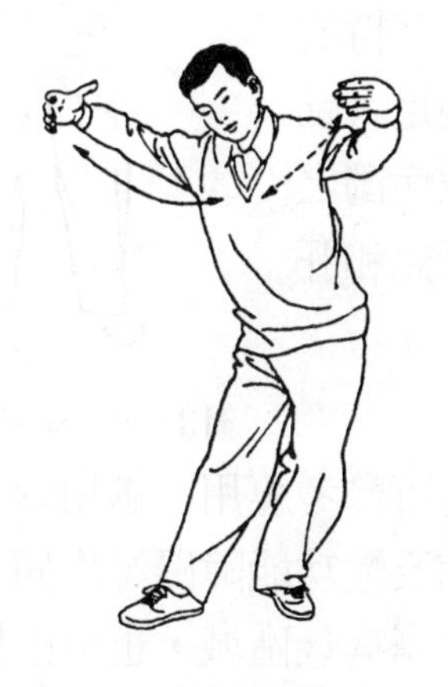

圖3－10 展臂擴胸

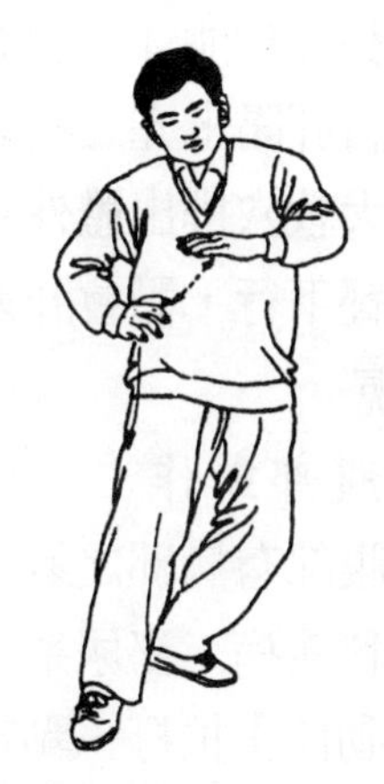

圖3－11 排肝氣

【意識】應用調和氣血的良性意念。

【想像】想像氣血充盈於病灶區域。

【體會】體會病灶區域的氣血流動。

如心臟供血不足者，可按照意識的要求「調和氣血」，通過展臂擴胸的運動，改善心臟供血，並想像心臟氣血充盈，體會心臟有規律的跳動。

㈣脇部動作

凡脇部有病邪之氣者，均可參考應用。適用於肝與膽的疾病。

【動作】拍打、點穴、按摩病灶區域，也可做雙手下捋，同時配合右腳尖點地的動作（圖3－11）。

【意識】應用功能正常的良性意念。

【想像】想像病灶區域功能正常。

【體會】體會病灶區域的變化。

如肝氣淤滯時，可按照意識的要求「調整肝功能」，通過雙手下捋的動作，將肝陽上亢之病氣，經足大趾外側的大敦穴排出體外，想像病濁之氣沿肝經下行，體會肝氣下行感和肝區舒適感。

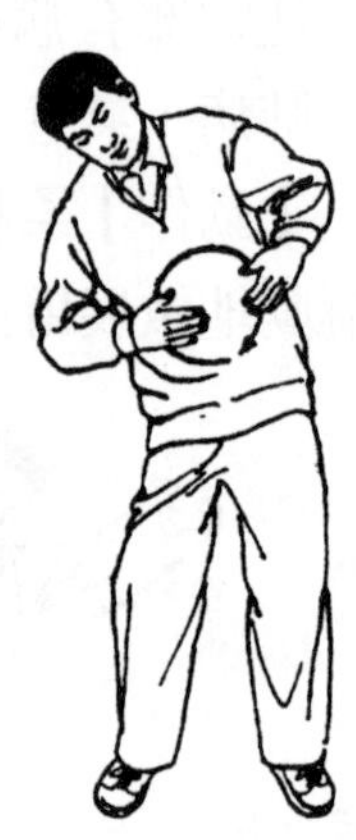

圖3－12 旋腰揉腹

㈤腹部動作

凡腹部有病邪之氣者，均可參考應用。適用於胃腸疾病、婦科疾病、泌尿系統疾病及性功能障礙等疾病。

【動作】拍打、點穴、按摩病灶區域，也可做旋腰揉腹的運動（如圖3－12）。

【意識】應用與疾病相反的良性意念。

【想像】想像病灶的變化。

【體會】體會病灶變化的具體過程。

如胃病患者，可按照意識發出的「調整胃腸功能」的信息，進行旋腰揉腹的運動，並想像胃腸的正常形態及其蠕動狀況，體會胃腸正常的消化、吸收、排泄的過程。

㈥腰腿足動作

凡腰、腿、足有病邪之氣者，均可參考應用。適用於腎虛腰痛、腰腿痛、膝關節病、足部疾病等。

【動作】拍打、點穴、按摩病灶區域，腰部俯仰，雙膝蹲起，足踝轉動，敲打病灶（如圖3－13）。

【意識】應用與病灶相逆的意念。

【想像】想像病灶區域的變化。

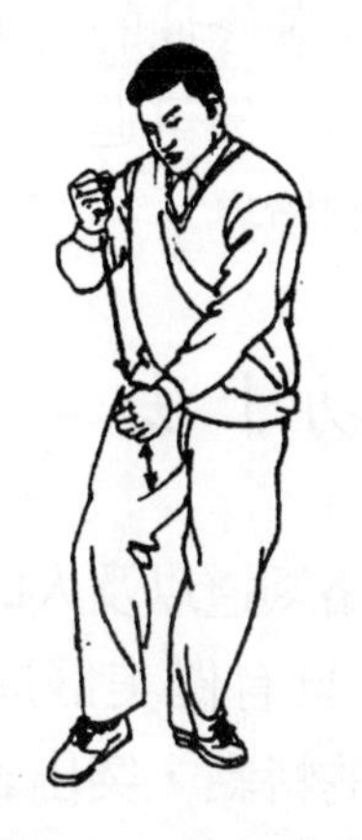

圖3－13 敲打病灶

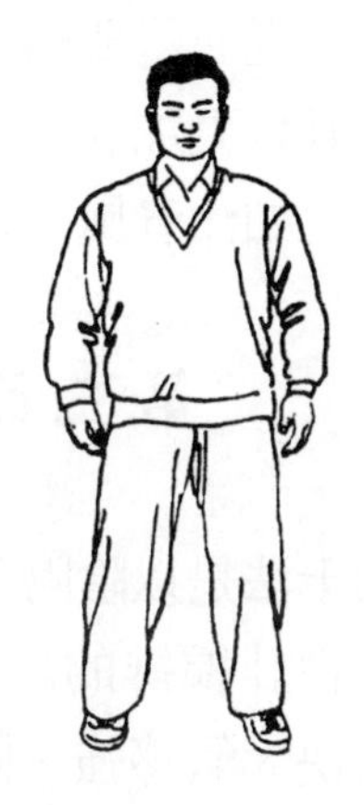

圖3－14 收勢

【體會】體會變化的過程。

如腰腿痛患者，可按照意識發出的「止痛」信號進行腰的前俯後仰和敲打病灶的動作，並想像腰腿的氣血通暢，體會腰腿的變化過程。

【收勢】自然功修煉半個小時後，即可將動作緩慢下來，雙手在肚臍前懷抱手印（見圖3－7），勻息稍停。然後，搓手浴面，雙手自然下垂於身體兩側，將眼睛睜開（如圖3－14）。

如遇自然功動作過於激烈時，可懷抱手印，誦念「太極歸一」9遍，以加強抱氣歸元的作用，使動作緩慢下來，這樣就能夠收勢了。

以上是自然功的一些基本動作。隨著練功者功夫的長進，隨心而出的動作定會更加千姿百態而出現新的變化。這與個人的修養、年齡、性別、體質、職業以及疾病的輕重、病史的長短都有一定的關係，所以這是符合自然功運動規律的表現。只要順其自然，隨著修煉的逐步深入，人體眞元之氣會更加源源不斷地聚積，便可進入恬靜舒適、熙熙淳淳、如沐春風、如灌甘露的境界。

第三節　動功十法

動功十法是以陰陽五行、經絡氣道以及人的生理特點爲依據，設計編排的功法動作，具有優美舒展、平和自然、得氣快、氣感強、極易掌握的特點，突出表現了圓及圓的運動。

功法的動作，不論是鬆靜站立、撐七抱三，還是氣貫神闕、引氣歸元；不論是升降開合、俯仰抱推，還是揉運托提、撫顫捧貫，無一不進入形隨神移、連綿不斷的圓及圓的運動狀態。在此運動狀態中，人體的某些重要穴竅如神闕、氣海、關元、會陰、尾閭、命門、夾脊、玉枕、大椎、百會、天目、天突、膻中、十宣、勞宮、湧泉等，都能夠得到開闔，進而疏通經絡氣道，加快內外之氣的溝通；採天地之精華，充人體精、氣、神；排病邪之氣，使元氣充盈，五臟平安。

所以，修煉動功十法者，自然精充、氣足、神全。若長期修煉，還能激發潛能濟世活人。

功法名稱：

第一法：懷抱太極。第二法：開穴通脈。第三法：游身顫掌。第四法：負陰抱陽。第五法：俯仰乾坤。第六法：提擎天地。第七法：抽坎填離。第八法：陰平陽秘。第九法：太極運轉。第十法：萬法歸宗。

第一法：懷抱太極

㈠功　法

【預備勢】兩腳平行站立，與肩同寬，雙膝微屈，懸頂弛項，含胸拔背，沉肩墜肘，兩手自然下垂於身體兩側。舌抵上腭（可使任脈、督脈借「搭鵲橋」溝通小周天，從而起到陰陽相交的作用。舌抵上腭還可使口腔分泌的唾液增多。唾液被稱爲「金津玉液」，將其緩慢下送於下丹田可聚津成精，氣功稱做「玉液還丹」），面含微笑（可使情緒安定，笑從心出），雙目平視，似見非見（眼睛藏五臟六腑之精氣，要含而不放，守之）。全身放鬆，呼吸自然，心平氣和。微微提肛（可使任脈、督脈借「提肛」溝通小周天，並防止元氣外漏），意守下丹田，勻息稍停（如圖3－15）（意領丹田氣經會陰沿大腿平行運行至兩手勞宮穴）。

【起勢】雙手相對（意在勞宮穴），雙臂微屈，以肩為軸，從體側緩慢抬起至小腹前，掌心向裡，指尖相距3寸，中指對準神闕穴（意在中指和神闕穴），在小腹前懷抱太極（意抱意識球），撐七抱三（即外撐七分、內抱三分）。雙手經神闕穴向下丹田貫氣，同時雙腿屈曲稍下蹲，勻息稍停（如圖3－16）。

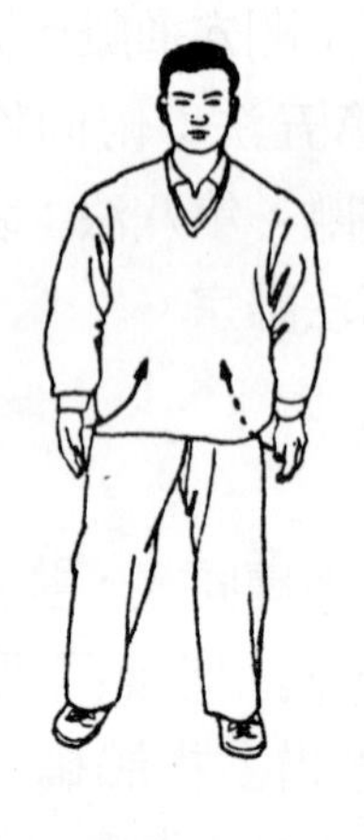

圖3－15 預備勢

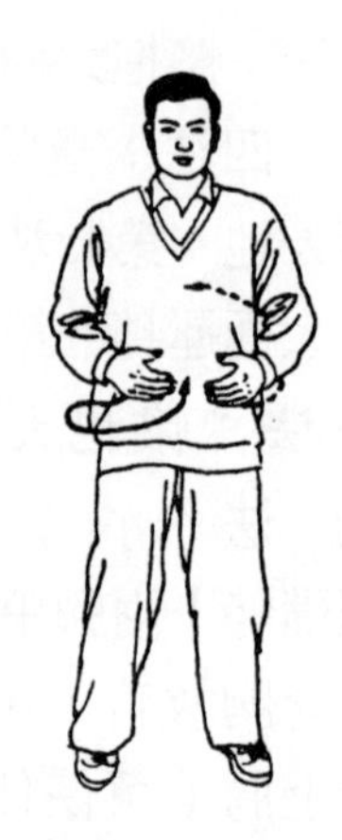

圖3－16 起勢

【動作】

1.左手向左向上、右手向右向下，同時弧形轉動（意在勞宮穴，意想意識球轉動），左手在上停於中丹田前，右手在下停於下丹田前，雙手勞宮穴相對，懷抱太極（意抱意識球），撐七抱三，勻息稍停（如圖3－17）。

2.左手向上向左、右手向下向右，同時弧形轉動至小腹前（意在勞宮穴，意想意識球轉動），掌心向裡，指尖相距3寸，中指對準神闕穴（意在中指和神闕穴），在小腹前懷抱太極（意抱意識球），撐七抱三，勻息稍停（如圖3－18）。

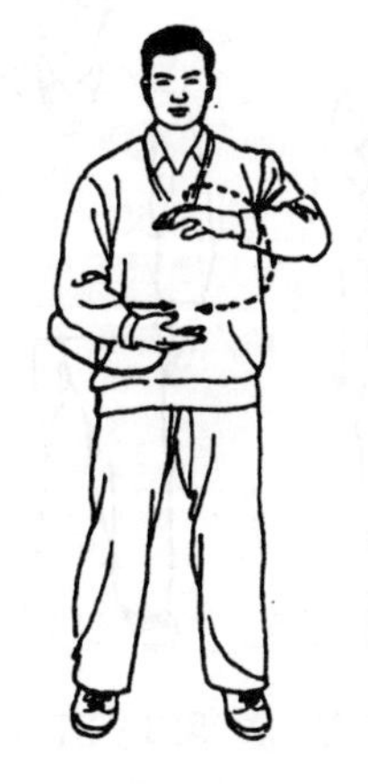

圖3－17 懷抱太極

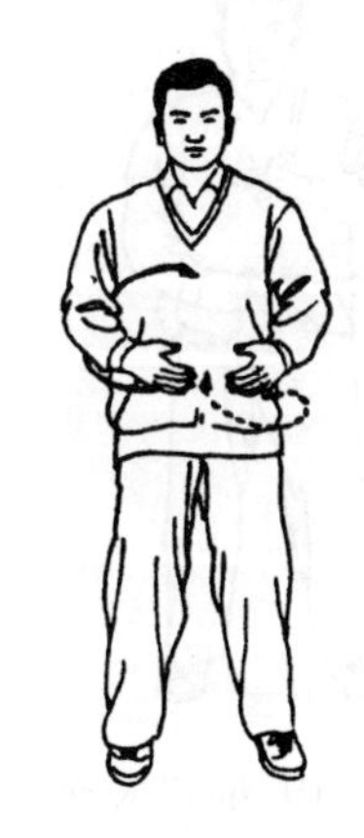

圖3－18 懷抱太極

3.右手向右向上、左手向左向下，同時弧形轉動（意在勞宮穴，意想意識球轉動），右手在上停於中丹田前，左手在下停於下丹田前，雙手勞宮穴相對，懷抱太極（意抱意識球），撐七抱三，勻息稍停（如圖3－19）。

4.右手向上向右、左手向下向左，同時弧形轉動至小腹前（意在勞宮穴，意想意識球轉動），掌心向裡，指尖相距3寸，中指對準神闕穴（意在中指和神闕穴），在小腹前懷抱太極（意抱意識球），撐七抱三，勻息稍停（見圖3－16）。

動作1～4共做3次。

【收勢】雙手經神闕穴向下丹田貫氣（意念氣歸丹

田），勻息稍停（如圖3－20）。然後，雙手沿帶脈左右分開，下落至身體兩側，恢復預備勢（如圖3－21）。

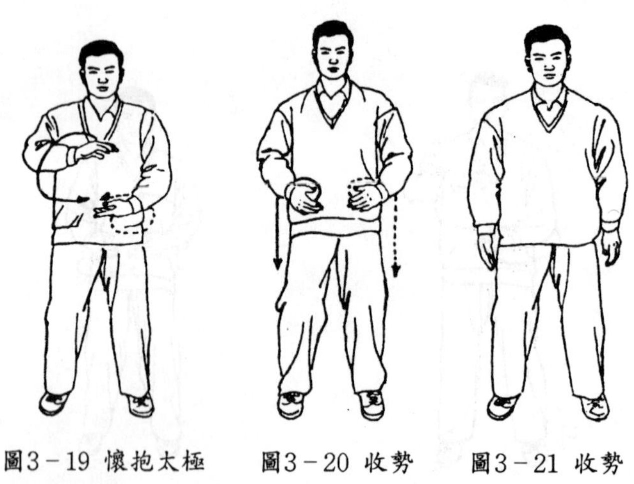

圖3－19 懷抱太極　　圖3－20 收勢　　圖3－21 收勢

㈡功 理

太極是陰陽的總稱，太極動而生陽，靜而生陰，由於它處於陰中有陽、陽中有陰，陰再生陽、陽再生陰的陰陽混化的狀態中；動中有靜、靜中有動，動再變靜、靜再變動的動靜難辨的運動中，所以，傳統上把這種既能產生萬物，又能使萬物發生變化的運動狀態，稱之爲「一」。

《道德經·三十九章》說：「天得一以清，地得一以寧，神得一以靈，穀得一以盈，萬物得一以生。」「一」，就是太極。太極無所不在，宇宙有太極，自然界有太極，人自身也有太極。所以，本功動作注重懷抱太極。只要人身調養有法，不傷太極可無病，練好太極可健康，保全太極可長壽。

預備動作，能夠使練功者鬆靜自然、舒適愉快地進入氣功狀態。通過姿勢調整、全身放鬆、舌抵上腭、微微提肛、心平氣和、呼吸自然、意守丹田等一系列對形體、呼吸、意識的鍛鍊，使人體上盤虛靈，下盤穩固有力，左、右氣道通暢，足三陰、足三陽經氣充實、運行流暢，使能量不斷地匯集於下丹田，爲調整人體陰陽奠定了良好的基礎。

中指對準神闕穴的動作，不僅能夠溝通手之「中」——中指，與身之「中」——肚臍之間的相互聯繫，並產生中和之氣，而且還能夠通過這兩個特殊穴竅內外呼應、陰陽相交、採天地陰陽之氣充實中和之氣，使中和之氣周流不息地遍及全身。同時，中指對準神闕穴，有利於促進神闕穴進一步地開闔，激發肚臍治療百病的特殊功能，使百脈和暢，臟腑平安。

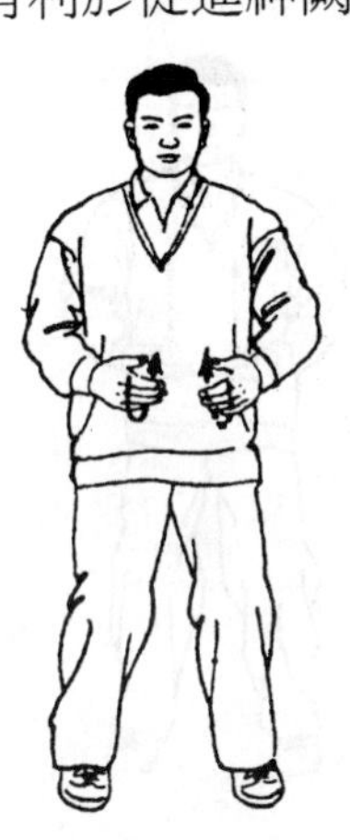
圖3－22 起勢

轉動太極的動作，能夠促進陰陽二氣的運動變化，可使人體氣機升降有序、開合有度，在太極不斷地轉動中求得陰陽的相對平衡。

懷抱太極的動作，能夠加強與腹部太極相互感應的能力，形成手三陰、手三陽經氣的環流，使中和之氣能源源不斷地歸於丹田，達到返本歸元的修煉目的。

第二法：開穴通脈

㈠功　法

【預備勢】動作同「第一法：懷抱太極」的預備勢

（見圖3－15）。

【起勢】動作同「第一法：懷抱太極」的起勢（如圖3－22）。

力推華山：

【動作】

1.雙手轉掌心向上（意在勞宮穴）（如圖3－23甲），沿任脈上提至膻中穴前（意在任脈），雙手轉掌心向內，中指對準膻中穴（意念氣貫膻中）（如圖3－23乙）。然後，雙手沿膻中穴左右分開，轉掌心向前，指尖向上置於雙肩外側（意在勞宮穴）（如圖3－23丙）。

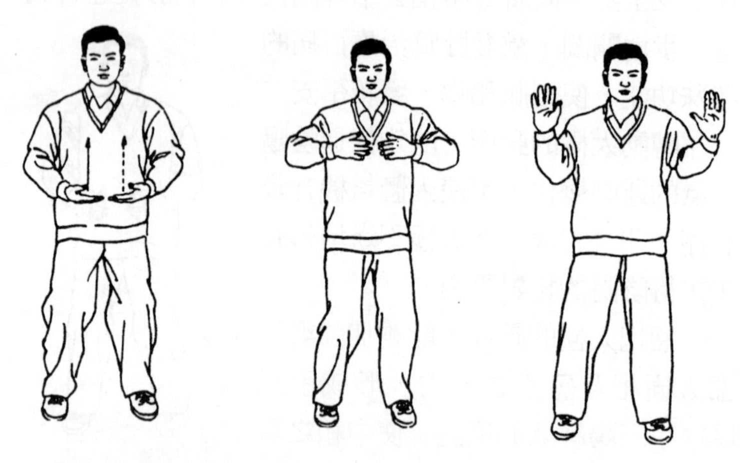

圖3－23甲 力推華山　圖3－23乙 力推華山　圖3－23丙 力推華山

2.雙手柔力前推，臂自然伸直，與肩同寬。同時雙腿直立，微微提肛（意念力推華山）（如圖3－24）。然後，雙手轉掌心向內，指尖相對，環抱太極由體前緩慢下落至小腹丹田前，雙手經神闕穴向下丹田貫氣，同時雙腿

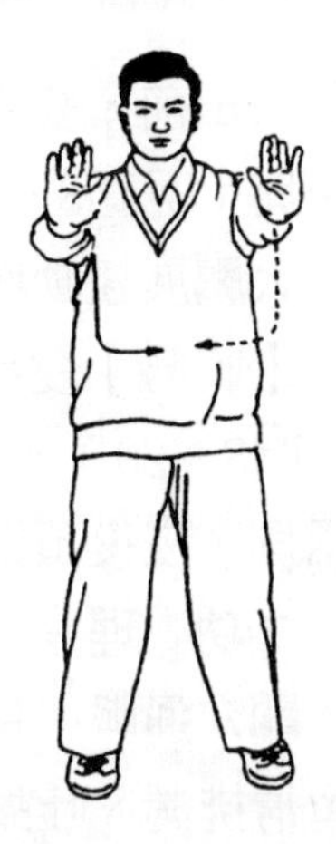
圖3－24 力推華山

屈曲稍下蹲（見圖3－22）。

力推華山動作共做3次。

大鵬展翅：

【動作】

1.雙手轉掌心向上（意在勞宮穴）（見圖3－23甲），沿任脈上提至膻中穴前（意在任脈），雙手轉掌心向內，中指對準膻中穴（意念氣貫膻中）（見圖3－23乙）。然後，雙手沿膻中穴左右分開，轉掌心向外，指尖向上置於雙肩兩側（意在勞宮穴）（如圖3－25）。

2.雙手向左、右柔力推出，臂自然伸直，同時雙腿直立，微微提肛（意念大鵬展翅）（如圖3－26）。然後，雙手轉掌心向內，指尖相對，環抱太極由體側緩慢下落至

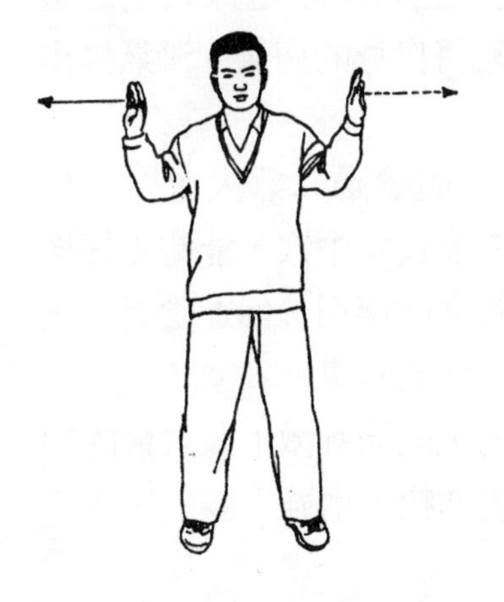
圖3－25 大鵬展翅

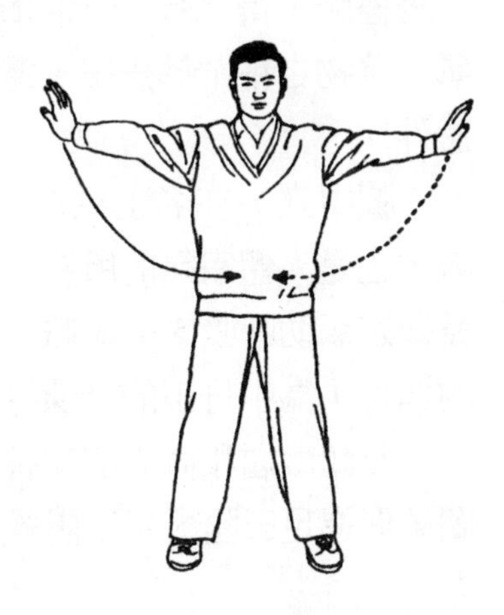
圖3－26 大鵬展翅

小腹丹田前，雙手經神闕穴向下丹田貫氣，同時雙腿屈曲稍下蹲（見圖3－22）。

大鵬展翅動作共做3次。

【收勢】雙手經神闕穴向下丹田貫氣後，勻息稍停（見圖3－20）。然後，雙手沿帶脈左右分開，下落至身體兩側，恢復預備勢（見圖3－21）。

㈡功 理

開穴通脈，是指穴位開闔、經脈通暢之意，它可以起到留淸排濁、吐故納新、促進氣血運行和提高新陳代謝功能的作用。

開穴通脈的力推華山和大鵬展翅，通過胸、肩、肘、腕、掌、指、膝、踝等部位的協調運動以及意識的應用，重點開闔了勞宮穴和膻中穴。

勞宮穴的開闔，能夠貯存眞氣，還能夠使手三陰、手三陽經脈，得到進一步的疏通；能夠不斷地採天地之靈氣、萬物之精華於丹田，還能夠將自身的病氣、濁氣排出體外。

膻中穴，亦名上氣海，是人體陰陽二氣大會合的地方，也是人體宗氣的所在。中指氣貫膻中穴，能夠更好地發揮宗氣助呼吸、通經脈、行營血的作用，促進陰陽二氣的運行，爲中丹田的修煉打下良好的基礎。

雙腿微屈和直立的交替運動，能夠刺激下肢穴竅的開闔，促進足三陰、足三陽經脈的通暢，增強下肢的輕靈有力。

總之，開穴通脈可內存正氣，外排病邪，使氣機升降有序、開合有度，推動了由點及面的修煉。

第三法：游身顫掌

㈠功　法

【預備勢】動作同「第一法：懷抱太極」的預備勢（見圖3－15）。

【起勢】動作同「第一法：懷抱太極」的起勢（見圖3－22）。

【動作】

1.雙手轉掌心向下（意存勞宮穴和十宣穴）（如圖3－27），上體左轉，雙掌由下丹田前，經身體的左前上方、左後下方上下顫抖弧形運行至體左（意念開闔勞宮穴和十宣穴），同時重心左移，左膝向左弧形轉動，右膝隨之也向左弧形轉動（如圖3－28）。上體由左向右回轉，雙掌亦從體左上下顫抖弧形運行至下丹田前，完成∞字形的左半個運動。同時，雙膝隨上體回轉，亦由左向右弧形轉動。重心移至中央，身體面向前方（見圖3－27）。

2.上體右轉，雙掌由下丹田前，經身體的右前上方、右後下方上下顫抖弧形運行至體右（意念開闔勞宮穴和十宣穴）。同時重心右移，右膝向右弧形轉動，左膝隨之也向右弧轉動（如圖3－29）。上體由右向左回轉，雙掌亦從體右上下顫抖弧形運行至下丹田前，完成∞字形的右半個運動。同時，雙膝隨上體回轉，亦由右向左弧形轉動，重心移至中央，身體面向前方（見圖3－27）。

動作1～2共做3次。

【收勢】雙掌由下丹田前，向左、向前平行畫弧半

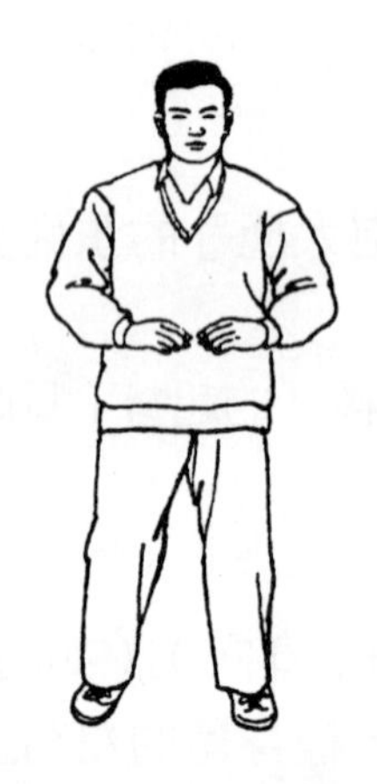

圖3－27 游身顫掌

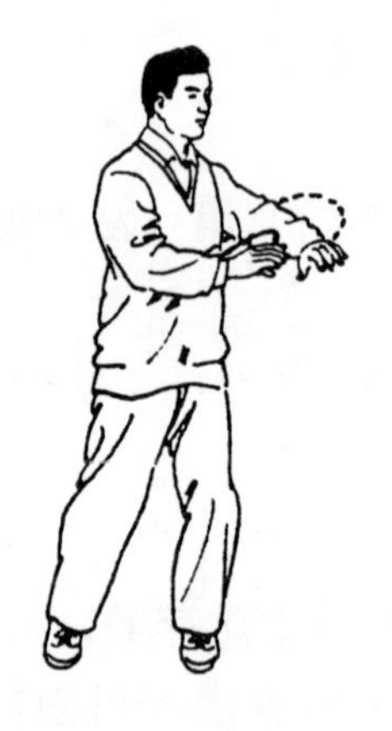

圖3－28 游身顫掌

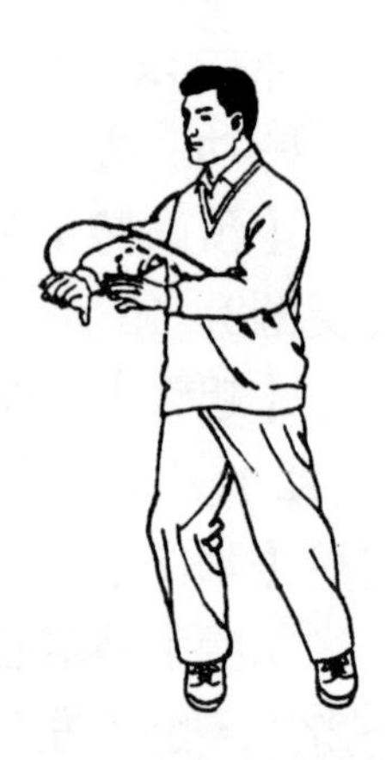

圖3－29 游身顫掌

圈。然後，轉掌心向內，經神闕穴向下丹田貫氣(意念氣歸丹田)，勻息稍停(見圖 3－20)。然後，雙手沿帶脈左右分開，下落至身體兩側，恢復預備勢(見圖 3－21)。

㈡功 理

中國醫學認爲，五指內應五臟六腑，因此通過游身顫掌的鍛鍊，就可強壯臟腑之氣，增強其應激機能和生理功能，促進臟腑平安。

生理學也告訴我們，大腦皮層通過手指，尤其是指尖，每時每刻都在輸入和輸出成千上萬的信息。由於手指在大腦皮層的代表區域較大，所以手指的鍛鍊對大腦皮層能夠產生直接或間接的影響。這個影響可使大腦皮層興奮與抑制的調節，處在一個生理相對平衡的水平上。由此可見，手指與大腦皮層的功能關係密切，相輔相成，所以通過游身顫掌就能對大腦皮層產生良性刺激，這樣不僅能頤養精神，保護大腦正常功能，而且還能開發大腦的潛在功能，開智增慧。

游身顫掌的動作，能夠充分調動和發揮人體自我修復、自我調節的功能。還能夠使人的一身上下、周身關竅氣血和合，元氣充盈，理氣活絡，使不順之氣血自然理順，使受阻滯之經絡自然暢通。

游身顫掌的動作，有利於刺激手的穴竅更加活躍，特是是十宣穴、勞宮穴的開闔，可使內外之氣出入自如，在不斷的繞身顫抖運行中，勻布清新之氣，排出病濁之氣。同時，長期修煉元氣可鼓蕩於掌、指部位，久之便能激發內氣外發，治病救人。

第四法：負陰抱陽

㈠功　法

【預備勢】動作同「第一法：懷抱太極」的預備勢（見圖3－15）。

【起勢】動作同「第一法：懷抱太極」的起勢（見圖3－22）。

【動作】

1.雙手指尖朝前下合十於下丹田前，小魚際處輕輕點按在肚臍上（意在合十掌和肚臍）（如圖3－30）。合十掌轉指尖向上，沿任脈再經面部上行至頭頂的百會穴上方，合十掌轉指尖向後下，繼續沿頭頂後行至大椎穴前，大魚際處點按大椎穴（意在合十掌和大椎穴），頭微前低，突出大椎穴。同時，雙腿自然直立，尾閭稍後突（如圖3－31）。

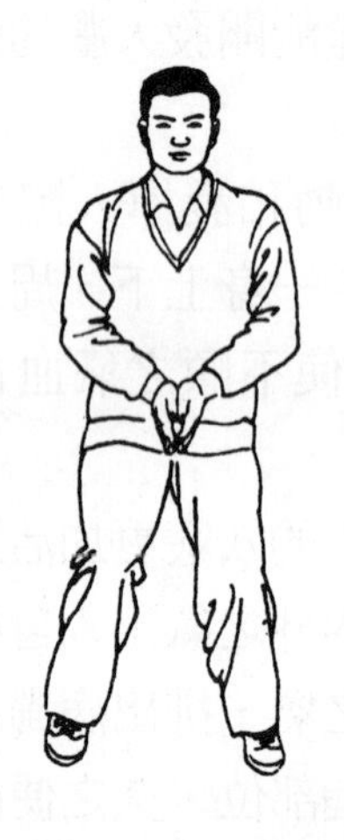

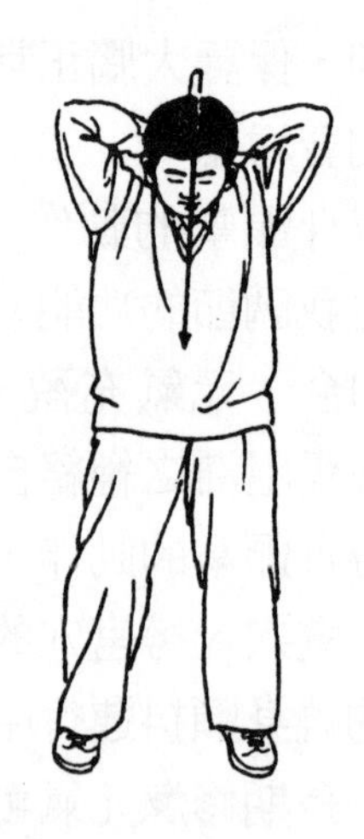

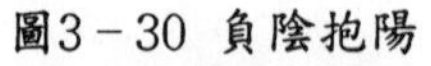

圖3－30 負陰抱陽　　　　圖3－31 負陰抱陽

2.合十掌轉指尖向上，由大椎穴處沿督脈上行，經頭頂再沿任脈下行至下丹田前，小魚際處點按肚臍，指尖轉向前下（意在合十掌和肚臍）。同時，雙腿屈曲稍下蹲（見圖3－30）。

3.雙手分開，轉掌心向內交叉在體前，左手在內，右手在外，內外勞宮穴相對(意在勞宮穴)(如圖 3－32)。上體左轉，左手由體前經上向左後方弧形運行，左前臂逐漸外旋，左手轉掌心向後，指尖向上，臂自然伸直，高與肩平（意在勞宮穴）。同時，右掌沿左臂下捋，停於下丹田的左側，右臂自然彎曲（意護下丹田）。上體左轉時，頭部要以頸椎爲軸，隨轉體轉動180°，雙目平視左手背（如圖3－33）。

4.隨上體由左向右回轉，左手轉掌心向內，指尖向右，平行運行至身體前方；右手由下丹田左側抬起，與左

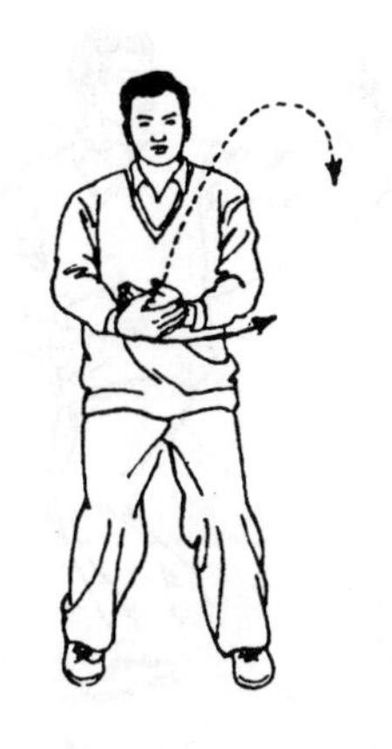

圖3－32 負陰抱陽

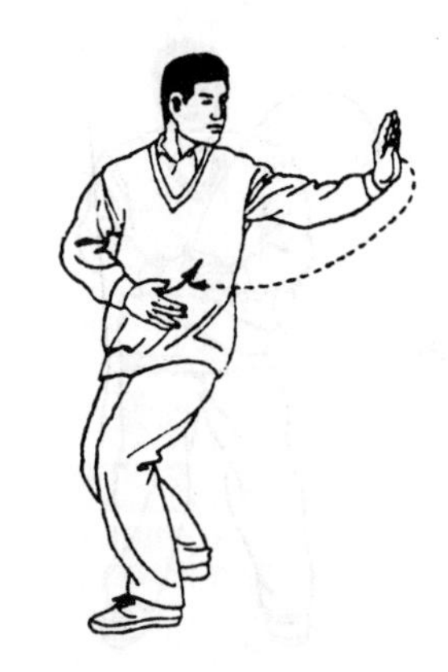

圖3－33 負陰抱陽

手交叉在體前，右手在內，左手在外，內外勞宮穴相對（意在勞宮穴）（如圖3－34）。上體右轉，右手由體前經上向右後方弧形運行，右前臂逐漸外旋，右手轉掌心向後，指尖向上，臂自然伸直，高與肩平（意在勞宮穴）。同時，左掌沿右臂下捋，停於下丹田的右側，左臂自然彎曲180°，雙目平視右手背（如圖3－35）。

5.隨上體由右向左回轉，右手轉掌心向內，指尖向左，平行運行至身體右前方。同時，左手亦隨上體左轉，由下丹田右側運行至身體左前方，雙手在小腹丹田前懷抱太極（見圖3－22）。

動作1～5共做3次。

【收勢】雙手經神闕穴向下丹田貫氣，匀息稍停（見圖3－20）。然後，雙手沿帶脈左右分開，下落至身體兩側，恢復預備勢（見圖3－21）。

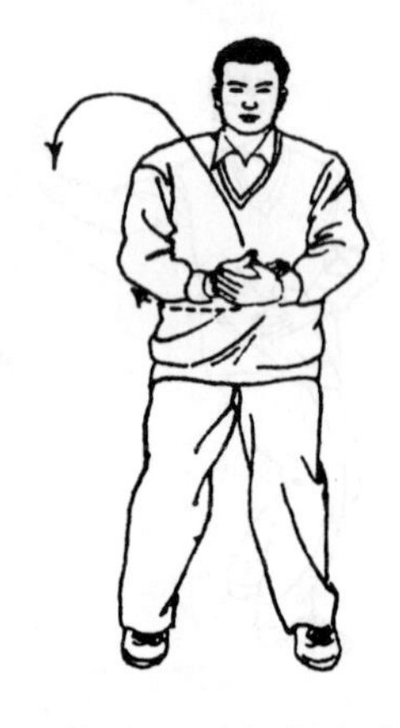

圖3－34 負陰抱陽

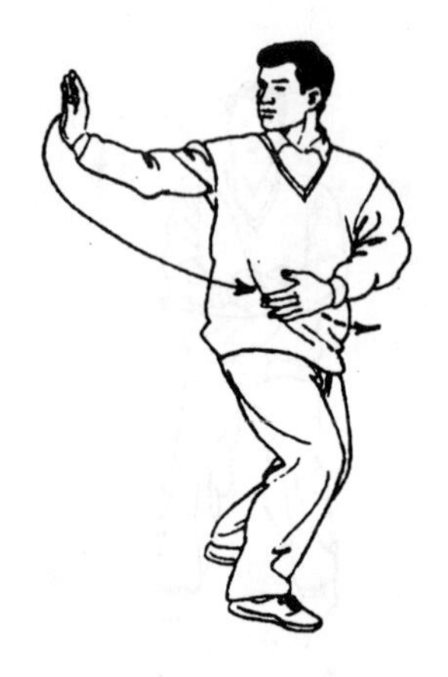

圖3－35 負陰抱陽

㈡功　理

萬物之生，負陰而抱陽。這是萬物循環不已的運動狀態，在這種狀態中，人才得以生存和發展。本功法就是通過雙手不斷的升降開合和以椎體爲軸的左右轉動，使人體上下諸多關節得到鍛鍊，借以廣泛作用於全身各部位的關竅，激發了神門穴、曲池穴、肩井穴、肩髃穴、風池穴、風府穴、百會穴、大椎穴、勞宮穴和神闕穴的開闔，從而調整陰陽，使機體生機勃勃。

雙手合十，有利於血脈的左右溝通，可使手三陰、手三陽經氣形成環流，從而氣貫全身；左右手的下捋動作，有利於疏通手三陰、手三陽的經脈；平行運行的動作，則可產生攏氣歸元的功效；左右轉頸時，手護丹田，旣可使眞氣不外漏，又加強了眞氣的充盈；內外勞宮相對，可促進人體氣血平和等等。本功法的一招一式，無不體現了負陰抱陽的內涵，而發揮著調和人體陰陽的積極作用。

第五法：俯仰乾坤

㈠功　法

【預備勢】動作同「第一法：懷抱太極」的預備勢（見圖3－15）。

【起勢】動作同「第一法：懷抱太極」的起勢（如圖3－36）。

【動作】

1.雙手沿帶脈向身體兩側弧形分開至身後，轉掌心向下，同時身體前俯，雙腿直立（意在勞宮穴、神闕穴、命門穴）（如圖3－37）。

2.雙手由身後向前弧形運行，轉臂翻掌，轉掌心向上，經臉上方左右弧形分開，雙臂微屈，懷抱太極。同時，身體後仰，雙腿微微直立，軀體成弓形（意念懷抱意識球）（如圖3－38）。

3.身體由後仰還原，恢復自然站立，雙手轉掌心向內，由體側緩慢下落，在小腹丹田前懷抱太極，撐七抱三，雙手經神闕穴向下丹田貫氣。同時，雙腿屈曲稍下蹲（見圖3－36）。

動作1～3共做3次。

【收勢】雙手經神闕穴向下丹田貫氣後，勻息稍停（見圖3－20）。然後，雙手沿帶脈左右分開，下落至身體兩側，恢復預備勢（見圖3－21）。

㈡功　理

乾坤，在此是指天地、陰陽之意。天為陽，地為陰，

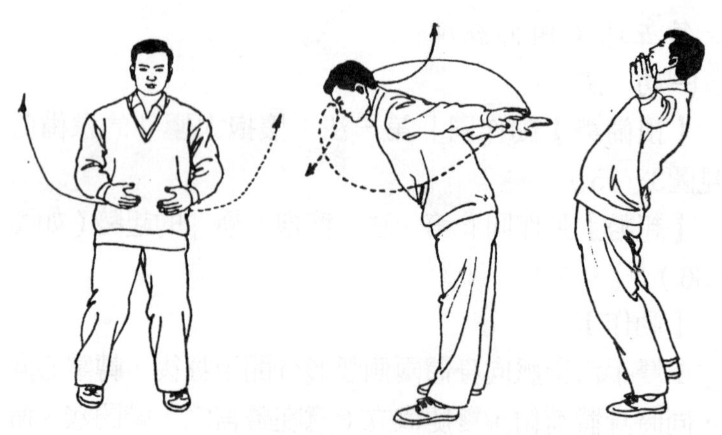

圖3－36 起勢　圖3－37 俯仰乾坤　圖3－38 俯仰乾坤

天陽爲至剛至陽的浩然之氣，是運行萬物之動力；地陰爲至柔至陰的精華之氣，是孕育萬物的源泉。宇宙中的地氣上騰，天氣下迫，就構成了萬物。俯仰乾坤就是沐浴天地之氣，打通神闕、命門二穴，進而吸天陽、飲地陰爲己所用。

俯仰乾坤是以腰爲軸的運動，腰爲腎之府，腎包括腎精、腎氣。腎精屬陰，稱爲「元陰」「眞陰」；腎氣屬陽，稱爲「元陽」「眞陽」。

前者對周身臟腑起著濡潤滋養的作用，後者對周身臟腑起著溫煦生化的作用。腎是陰陽之根本，元氣之本源，故腎爲先天之本。先天之本的強盛，對神闕穴、命門穴的開闔，也起著推動作用。神闕和命門這兩個重要部位，不僅藏有元精、元氣、元神，而且還與五臟六腑有著密切的聯繫。因此，俯仰乾坤的鍛鍊，對人體生命運動就有著極其重要的意義。

陰陽學說認為，人體的前為陰，後為陽；手的內側為陰，外側為陽。所以，俯仰乾坤的前俯動作，即用人體之陰採地陰之氣，用人體之陽採天陽之氣。使天陽之氣補充人體陽氣之不足，使地陰之氣補充人體陰氣之不足。同時俯仰乾坤的後仰動作，又起到了陰陽交替、陰中求陽、陽中求陰、陰陽調合的作用。

前俯後仰的動作，不僅可使足、膝、髖、腰、腹、胸、肩、頸、臂、肘、手等部位相互牽拉，而且又可使內臟得到適宜的擠壓按摩。這不僅能固精強腎，使元陽之火充足，以助後天水穀得以充分消化，精微物質得以充分運化，而且還能通過神闕穴和命門穴相互溝通內外，牽動任督二脈的經氣，起到通經活絡、調整臟腑功能的作用。

第六法：提擎天地

㈠功　法

【預備勢】動作同「第一法：懷抱太極」的預備勢（見圖3－15）。

【起勢】動作同「第一法：懷抱太極」的起勢（如圖3－39）。

【動作】

1.雙手沿帶脈左右分開，臂自然伸直，掌心向後（意在勞宮穴），雙腿屈曲下蹲（如圖3－40）。雙手在體側以手腕帶動五指，從小指開始，依次弧形向外旋轉，逐漸成拳（意在五指）（如圖3－41）。

2.雙拳沿身體兩側上提，提至胸兩側時，翻轉成掌心

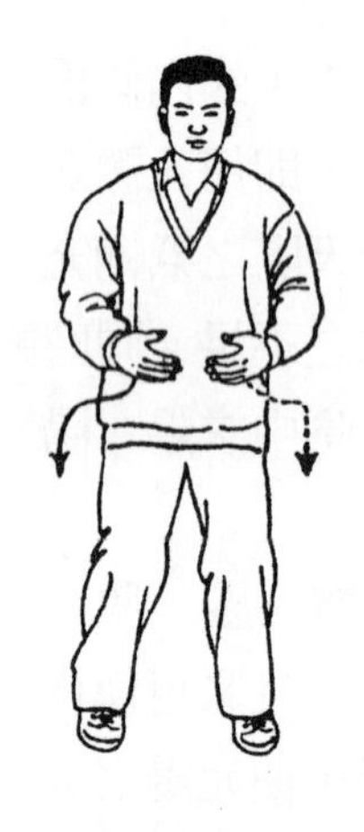

圖3－39 起勢

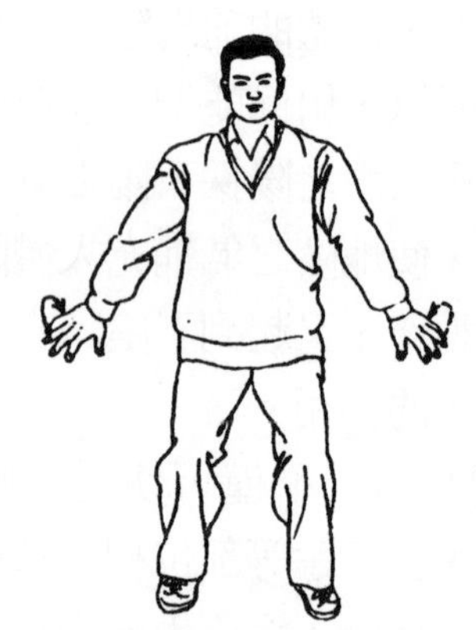

圖3－40 提擎天地

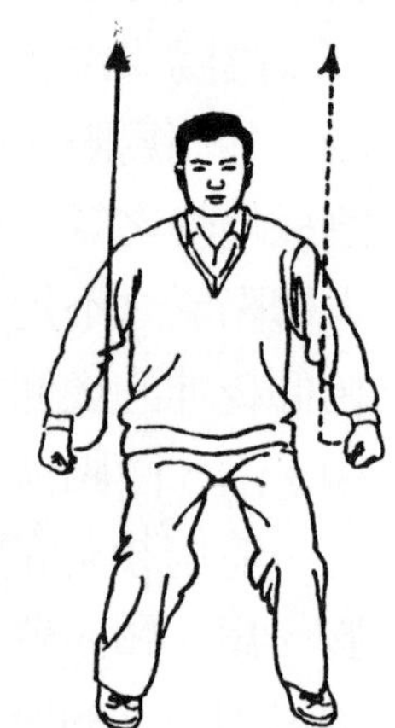

圖3－41 提擎天地

向上，擎至頭頂上方，臂自然伸直，手指相對（意念雙手與天陽相接）。同時雙腿自然伸直（如圖3－42）。

3.雙手從小指開始依次轉動五指後成合十掌。然後，緩慢下落，在百會穴上方停留片刻，掌根向百會穴貫氣（意通中道）（如圖3－43）。

4.合十掌沿任脈下落至膻中穴前（意在膻中穴）（如圖3－44）。然後，轉指尖向下，繼續下落至小腹丹田前（見圖3－30），雙手左右分開，懷抱太極，撐七抱三，雙手經神闕穴向下丹田貫氣，同時，雙腿屈曲稍下蹲（見圖3－39）。

動作1～4共做3次。

【收勢】雙手經神闕穴向下丹田貫氣後，勻息稍停（見圖3－20），雙手沿帶脈左右分開，下落至身體兩側，恢復預備勢（見圖3－21）。

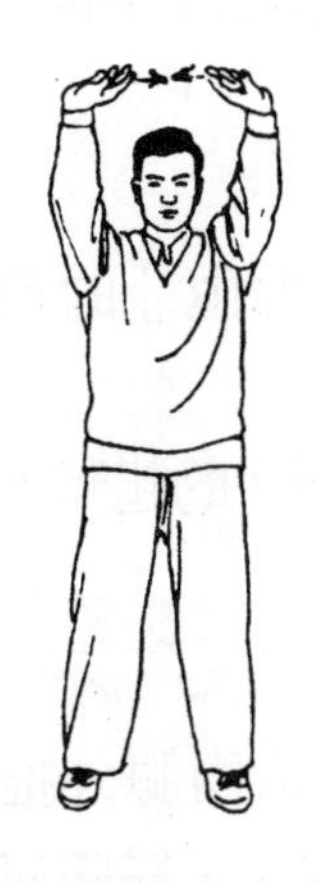
圖3－42 提擎天地

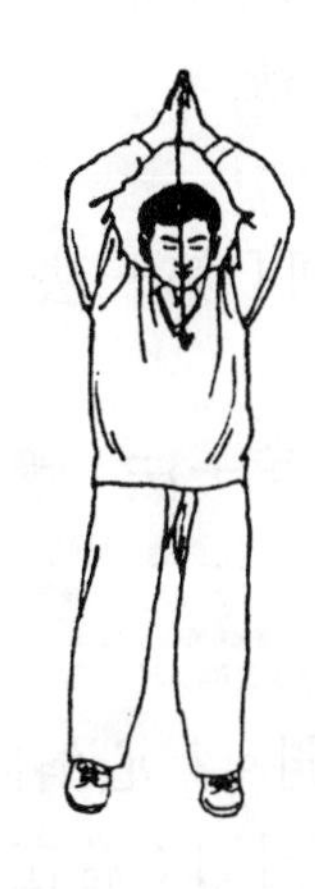
圖3－43 提擎天地

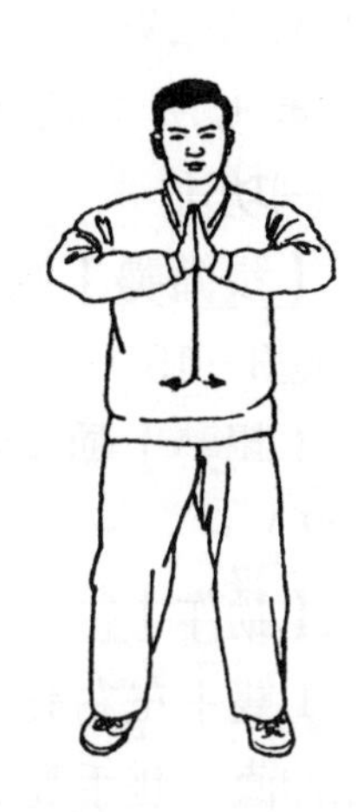
圖3－44 提擎天地

㈡功　理

天地陰陽互交，萬物因之而生。作爲萬物之靈的人，同樣經歷了上下相臨、陰陽交錯的氣交。提擎天地，就是通過有意識的姿勢鍛鍊，使天、地、人合一。

提擎天地中，從指到拳依次轉動的動作，既能使與五指相應的經脈得到鍛鍊，又能收到調濟人體陰陽氣脈的作用。

提擎天地中，雙拳上提的動作，可使人體與地陰相合，採陰養血；雙掌上擎的動作，可使人體承接天陽，採陽補氣。

合十掌氣貫百會，不僅可使百會穴得到開闔，有利於中氣道的暢通，而且又通過中氣道聯絡上、中、下三個丹田，使氣機升降有序。

提擎天地，就是在這種輪流交替、上下往來的運動中，使氣血更為充盈，使人得天地之精華而健康長壽。

第七法：抽坎填離

㈠功法

【預備勢】動作同「第一法：懷抱太極」的預備勢（見圖3－15）。

【起勢】動作同「第一法：懷抱太極」的起勢（見圖3－22）。

【動作】

1.雙手左右45°分開。掌心斜向外，沿兩腿外推，臂自然伸直，雙手高如下丹田（意在勞宮穴），雙腿屈曲下蹲（如圖3－45）。

2.五指外旋，轉掌心向上，雙手上抬，高與膻中穴平，同時雙腿直立（如圖3－46）。

3.雙手轉掌心向內，平行攏氣懷抱太極，中指相距

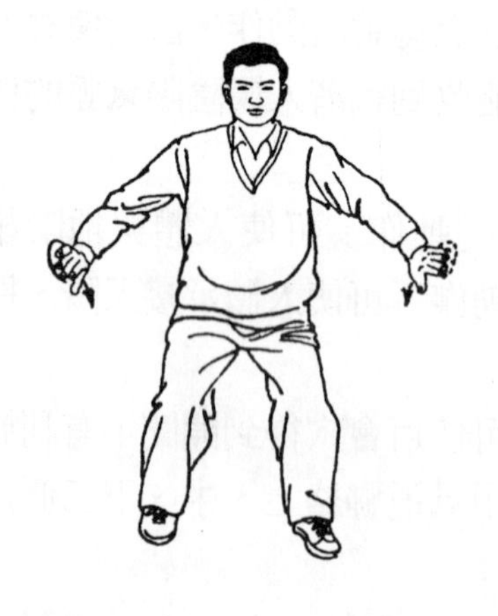

圖3－45 抽坎填離

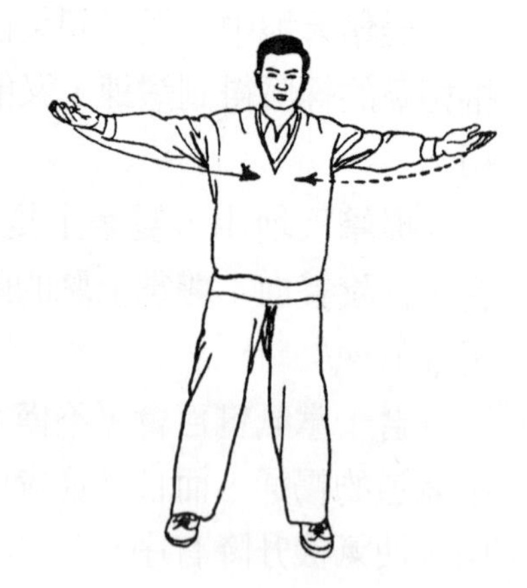

圖3－46 抽坎填離

3寸，由外向內將氣貫於膻中穴（見圖3－23乙）。

4.雙掌心轉向下，指尖相對（如圖3－47），沿任脈前緩慢下落至小腹前，同時雙腿屈曲稍下蹲。

動作1～4共做3次。

【收勢】雙手掌心斜向外推出，然後轉掌心向內，雙手經神闕穴向下丹田貫氣，勻息稍停（見圖3－20），雙手沿帶脈左右分開，下落至身體兩側，恢復預備勢（見圖3－21）。

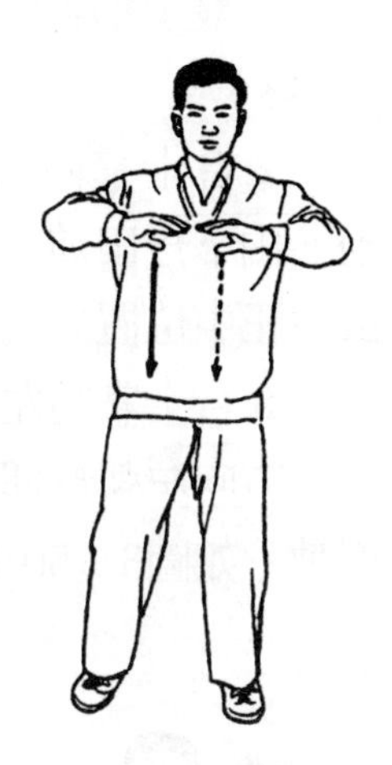

圖3－47　抽坎填離

㈡功　理

抽坎填離，即將人體的心火腎水，通過一定的運動，在體內進行合理的交配，使之達到心腎相交之意。

雙手上抬，可促進腎水上升；雙手下落，可引導心火下降。一升一降，就能夠使心火腎水在由下丹田和中丹田聯接的中氣道的區域內相交和合，心腎二氣由此得到充分的烹練，使陰陽趨向相對的平衡，達到抽坎填離的目的，完成性命雙修的修煉。

第八法：陰平陽秘

㈠功　法

【預備勢】動作同「第一法：懷抱太極」的預備勢（見圖3－15）。

【起勢】動作同「第一法：懷抱太極」的起勢（見圖3－22）。

【動作】

1.雙手指尖向下，在小腹丹田前相合成合十掌（如圖3－48）。

2.合十掌向右反轉成左掌在上、右掌在下，指尖向前。由下丹田前，向右弧形運行至腹部的右前方，同時臀部由正中位置向左擺動（如圖3－49）。

3.合十掌向左反轉成右掌在上、左掌在下，由腹部的右前方向左弧形運行至胸部的左前方，同時臀部由左向右擺動（如圖3－50）。

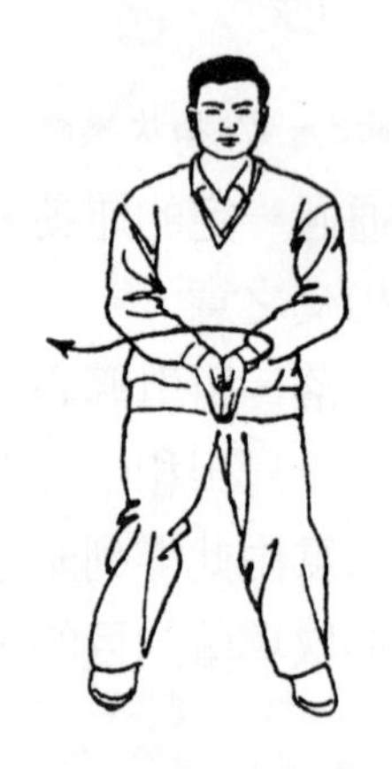
圖3－48 陰平陽秘

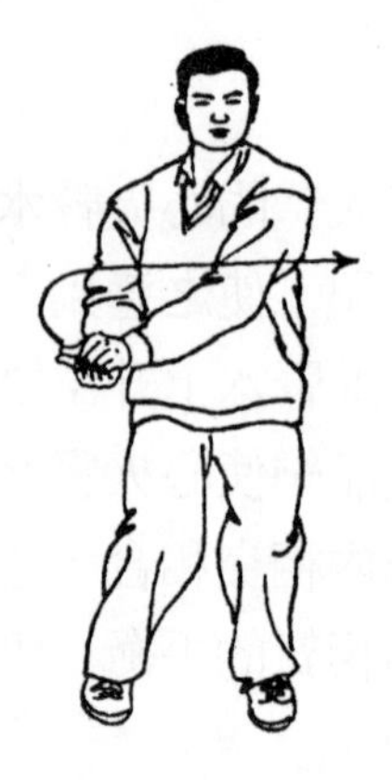
圖3－49 陰平陽秘

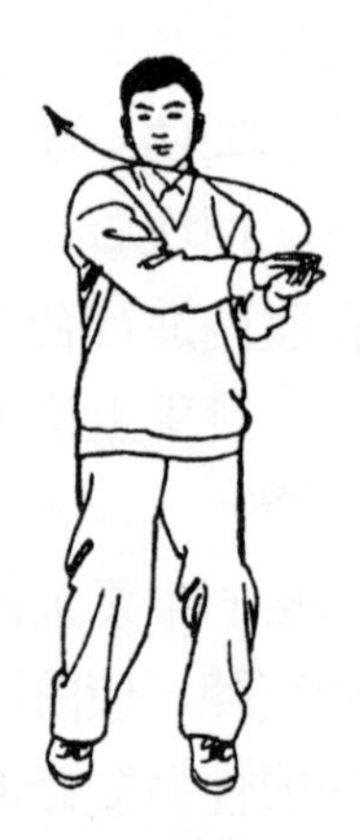
圖3－50 陰平陽秘

4.合十掌向右反轉成左掌在上、右掌在下，由胸部的左前方向右弧形運動至頭部的右前方，同時臀部由右向左擺動（如圖3－51）。

5.合十掌由頭部的右前方平行運行至頭部的正前方，指尖斜向上，同時臀部由左擺回至正中位置。然後雙手掌心向外，由頭頂上方左右分開，雙腿在合十掌S形運行的過程中逐漸直立（如圖3－52）。

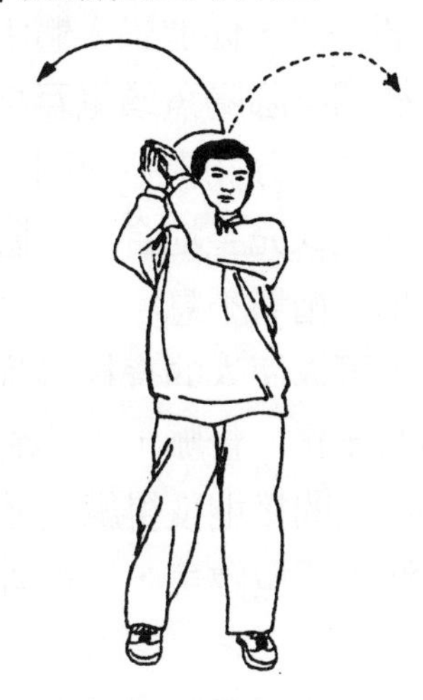

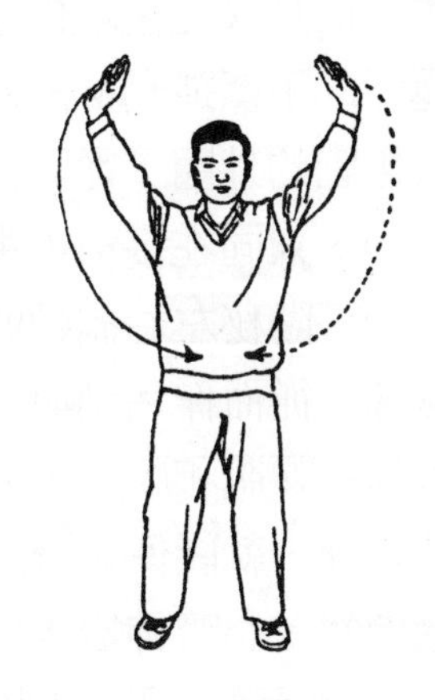

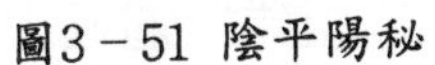
圖3－51 陰平陽秘　　圖5－52 陰平陽秘

6.雙手繼續畫弧成圓，在小腹前懷抱太極，同時雙腿屈曲稍下蹲。

動作1～6共做3次。

【收勢】雙手經神闕穴向下丹田貫氣，勻息稍停（見圖3－20），雙手沿帶脈左右分開，下落至身體兩側，恢復預備勢（見圖3－21）。

㈡功　理

陰平陽秘，是指陰氣平和，陽氣秘固，也就是陰陽平衡之意。天地運轉，晝夜互換，周而復始，氣象萬千，靠的是陰平陽秘的狀態。人是宇宙自然運轉中的一個小天地，自然也需要陰平陽秘的狀態，這樣才能生機勃勃。

左右手相互溝通合十，易於陰陽和合，能使人進入陰平陽秘的狀態。在這種狀態中，合十掌自下而上S形地上升運動，是在下、中、上三個丹田前完成的。這樣，不僅可使運動產生的眞氣作用於三個丹田，促進了人體太極的運轉，而且又完整地描繪了太極圖中陰陽魚頭尾互接、一氣運行的平衡運動。同時，雙手左右分開畫弧成圓，描繪了太極圖的外圈，從而把天、地、人完整地合爲一體，使天、地、人同在宇宙中生生化化，循環不息。

陰平陽秘左右擺動的動作，可以使人的脊柱得到適宜的鍛鍊，從而作用到與其相聯的任脈、督脈，影響到四肢百骸以及腰肌和腹肌，使它們都能間接地獲得練功效果。堅持鍛鍊，就能使人體柔韌靈活，體型健美，恢復青春，生機盎然，心曠神怡。

陰平陽秘，運用太極變化的自然規律，通過上下左右的不斷運動，起到了調節人體陰陽、使之平衡的作用。

第九法：太極運轉

㈠功 法

【預備勢】動作同「第一法：懷抱太極」的預備勢（見圖3－15）。

【起勢】動作同「第一法：懷抱太極」的起勢（見圖3－16）。

抱運太極：

【動作】

1.左手向左向上、右手向右向下，同時弧形轉動，左手在上停於中丹田前，右手在下停於下丹田前，雙手勞宮穴相對，合抱太極（意抱青色意識球）（如圖3－53）。

2.上體左轉，雙手合抱太極由身體的正前方抱運太極至體左（意運青色意識球）。同時重心左移，左膝隨上體左轉弧形轉動，右膝亦向同方向弧形轉動（如圖3－54甲）。然後，左手向左向下、右手向右向上同時弧形轉動，成右手在上、左手在下、勞宮穴相對的合抱太極（意轉青色意識球）（如圖3－54乙）。上體由左向右回轉，雙手合抱太極由體左抱運至身體的正前方，完成平行∞字形的左半個運動。同時，雙膝隨上體回轉亦由左向右弧形轉動，重心移至中央(意運青色意識球)(如圖 3－55)。

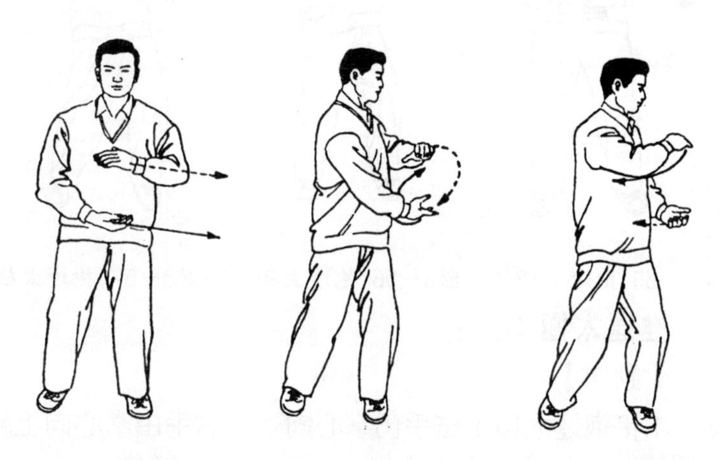

圖3－53 抱運太極　圖3－54甲 抱運太極　圖3－54乙 抱運太極

3.上體右轉，雙手合抱太極由身體的正前方抱運至體右（意運青色意識球）（如圖3－56）。然後，右手向右向下、左手向左向上同時弧形轉動，成左手在上、右手在下、勞宮穴相對的合抱太極。同時重心右移，右膝隨上體右轉弧形轉動，左膝亦向同方向弧形轉動（意運青色意識球）（如圖3－57）。上體左轉，雙手合抱太極由體右抱運至身體的正前方，完成平行∞字形的右半個運動（意運青色意識球）。同時，雙膝隨上體回轉亦由右向左弧形轉動，重心移至中央（見圖3－53）。

動作2～3共做3次。

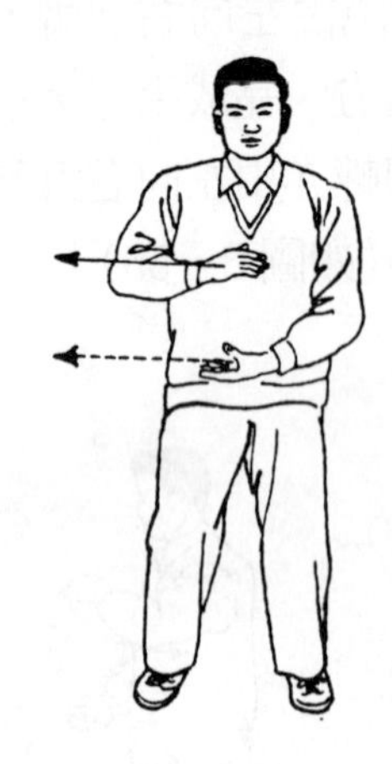

圖3－55 抱運太極

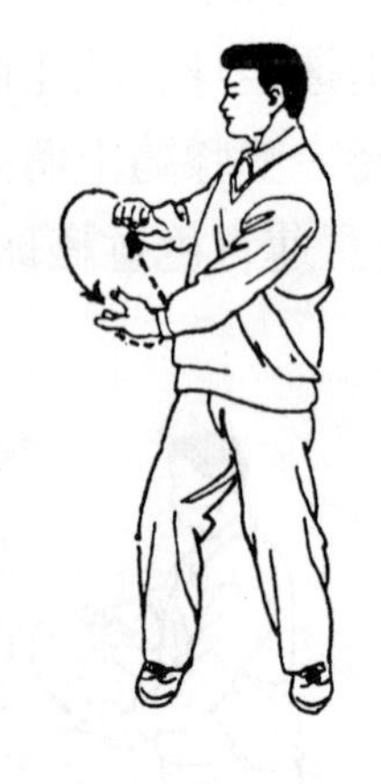

圖3－56 抱運太極

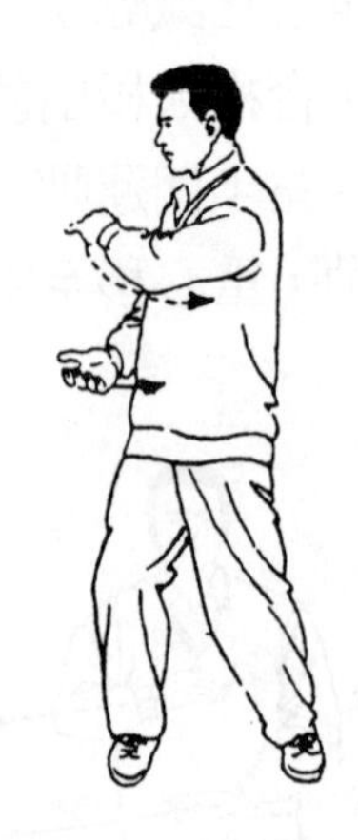

圖3－57 抱運太極

推運太極：

【動作】

1.接抱運太極，左手仍掌心向下，右手由掌心向上轉至掌心向左（意推赤色意識球）（如圖3－58）。

2.雙手隨上體左轉由身體的正前方，向左弧形推運太極至體左(意運赤色意識球)。同時重心左移，左膝隨上體左轉弧形轉動，右膝亦向同方向弧形轉動(如圖 3－59)。然後，左手向左、向下弧形轉動，掌心向右，高與下丹田平；右手向左、向上弧形轉動，掌心向下，高與中丹田平

（意轉赤色意識球）（如圖3－60）。雙手隨上體右轉，由體左向右弧形推運太極至身體的正前方，完成平行∞字形的左半個運動(意運赤色意識球)。同時，雙膝隨上體回轉亦由左向右弧形轉動，重心移至中央(如圖 3－61)。

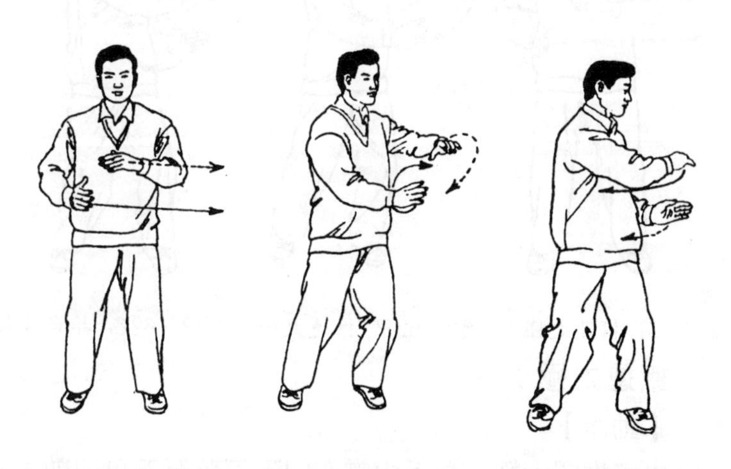

圖3－58 推運太極　　圖3－59 推運太極　　圖3－60 推運太極

3.上體右轉，雙手由身體的正前方向右弧形推運太極至體右（意運赤色意識球）。同時重心右移，右膝隨上體右轉弧形轉動，左膝亦向同方向弧形轉動（如圖3－62甲）。然後，右手向右、向下弧形轉動，掌心向左，高與下丹田平；左手向右、向上弧形轉動，掌心向下，高與中丹田平（意轉赤色意識球）（如圖3－62乙）。雙手隨上體左轉由體右向左弧形推運太極至身體的正前方，完成平行∞字形的右半個運動（意運赤色意識球）。

同時，雙膝隨上體回轉亦由右向左弧形轉動，重心移至中央（見圖3－58）。

動作2～3共做3次。

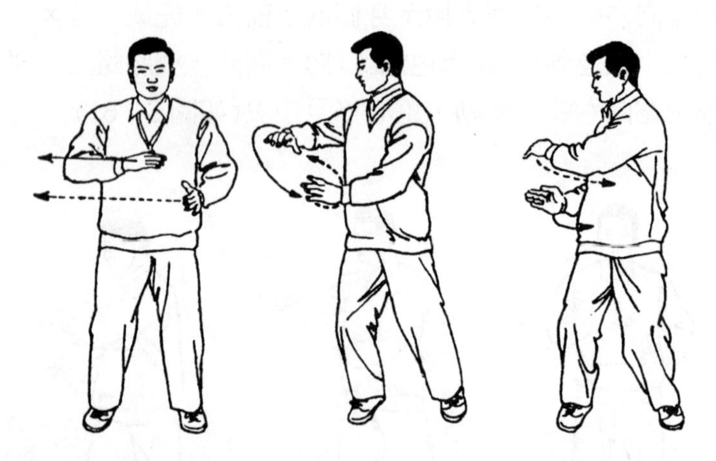

圖3－61 推運太極　圖3－62甲 推運太極　圖3－62乙 推運太極

撫運太極：

【動作】

1.接推運太極，左手由掌心向下下落至下丹田前，右手由掌心向左轉至掌心向下，停於下丹田前（意撫黃色意識球）（見圖3－27）。

2.雙手隨上體左轉由身體的正前方向左弧形撫運太極至體左(意運黃色意識球)。同時重心左移，左膝隨上體左轉弧形轉動，右膝亦向同方向弧形轉動(見圖 3－28)。上體由左向右回轉，雙手由體左向右弧形撫運太極至身體的正前方，完成平行∞字形的左半個運動（意運黃色意識球）。同時，雙膝隨上體回轉亦由左向右弧形轉動，重心移至中央（見圖3－27）。

3.雙手隨上體右轉由身體的正前方向右弧形撫運太極

至體右(意運黃色意識球)。同時重心右移，右膝隨上體右轉弧形轉動，左膝亦向同方向弧形轉動(見圖 3－29)。上體由右向左回轉，雙手由體右向左弧形撫運太極至身體的正前方，完成平行∞字形的右半個運動（意運黃色意識球）。同時，雙膝隨上體回轉亦由右向左弧形轉動，重心移至中央（見圖3－27）。

動作2～3共做3次。

【收勢】雙手由身體的正前方，向左、向前平行畫弧半圈，然後，轉掌心向內，經神闕穴向下丹田貫氣，勻息稍停（見圖3－20）。雙手沿帶脈左右分開，下落至身體兩側，恢復預備勢（見圖3－21）。

㈡功　理

太極運轉，就是通過抱運、推運、撫運太極的運動，使一身上下、周身關竅、經絡臟腑、四肢百骸都得到太極的調整。

太極運轉的動作，輕柔舒展、連綿不斷、升降開合、一氣呵成，最易於使人進入人在氣中、氣在人中的氣功態，有利於疏通中氣道。

太極運轉的動作，動員了人體的頭、頸、肩、肘、腕、掌、指、胸、腹、腰、髖、膝、踝、足、趾等關節部位，參與了太極運轉，從而形成了無數圓的運動。人體圓的運動，猶如許多無形的球體，不但可大可小，而且可合可分。分時爲許多小球，運動於人體的四肢百骸；合時爲一個大球，運動於人體上下，與宇宙相合。這種自然的外動，必然引發內動。因此，人體的經絡氣道、氣血臟腑都間接參與了太極運轉。所以，太極運轉產生的眞元之氣，能夠貫穿上下、溝通內外、滑利關節、通絡活血、血隨氣行、氣通血養、臟腑平安。

太極運轉的動作以腰爲軸。腰爲腎之府，腎氣充則腰強而有力，腎氣足則先天易返還。在以腰爲軸運動的同時，髖、膝、踝關節也得到了相應的鍛鍊，柔和適宜的轉動，促進了下肢的氣血流暢，強化了下盤的堅實穩固，調動了經脈的上下貫通。

五行學說中的有關屬性，也被形象地應用到動功十法的動作中。例如，肝屬木，木主青色，故抱運太極應用的是青色的意識球，以此強壯肝木，發揮肝的正常功能；心屬火，火主赤色，故推運太極應用的是赤色的意識球，以此強壯心神，發揮心的正常功能；脾屬土，土主黃色，故撫運太極應用的是黃色的意識球，以此強壯脾土，發揮脾的正常功能。

總之，通過太極運轉的運動，就可以使人身太極處於一種健康而向上的狀態。

第十法：萬法歸宗

㈠功 法

【預備勢】動作同「第一法：懷抱太極」的預備勢（見圖3－15）。

【起勢】動作同「第一法：懷抱太極」的起勢（見圖3－22）。

後運太極：

【動作】雙手轉掌心相對，臂自然屈曲，左手向下向前、右手向上向後同時由大到小地在身體的正前方後運太極三圈（意運白色意識球）（如圖3－63）。

前運太極：

【動作】接後運太極，雙手掌心相對，臂自然屈曲，左手向上向前、右手向下向後同時由大到小地在身體的正前方前運太極三圈（意運黑色意識球）（如圖3－64）。

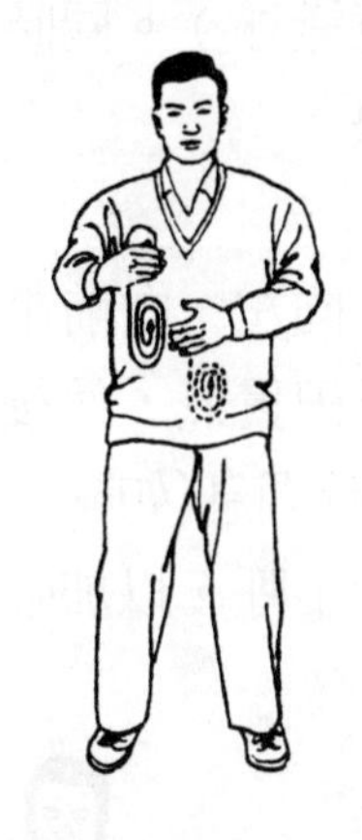

圖3－63 後運太極

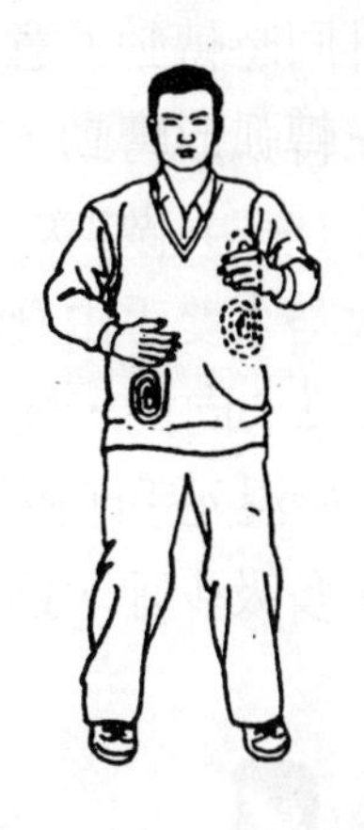

圖3－64 前運太極

揉運太極：

【動作】

1.接前運太極，雙手十指相對，掌心向裡，合抱一小球於小腹丹田前。上體左轉，左手在前、右手在後地斜抱小球由身體的正前方向左弧形揉運太極至體左。揉運時，左手向內、右手向外地同時轉動（意念揉運金色意識球）。同時重心左移，左膝隨上體左轉弧形轉動，右膝亦向同方向弧形轉動（如圖3－65）。

2.上體右轉，右手在前、左手在後地斜抱小球由體左向右弧形揉運太極，經身體的正前方至體右揉運時，右手向內、左手向外同時轉動（意念揉運金色意識球）。同時重心右移，右膝隨上體右轉弧形轉動，左膝亦向同方向弧形轉動（如圖3－66）。

3.上體左轉，左手在前、右手在後地斜抱小球由體右向左弧形揉運太極至身體的正前方。揉運時，左手向內、右手向外同時轉動（意念揉運金色意識球）。同時，雙膝隨上體左轉弧形轉動，重心移至中央。

動作1～3共做3次。

【收勢】雙手由身體的正前方，向左、向前平行畫弧半圈，轉掌心向內，經神闕穴向下丹田貫氣，然後，雙手相握成太極混元手印置於肚臍前，鬆靜調息(如圖 3－67)。調息時，多吸少呼，逐漸可做到不吸不呼，以加強抱氣歸

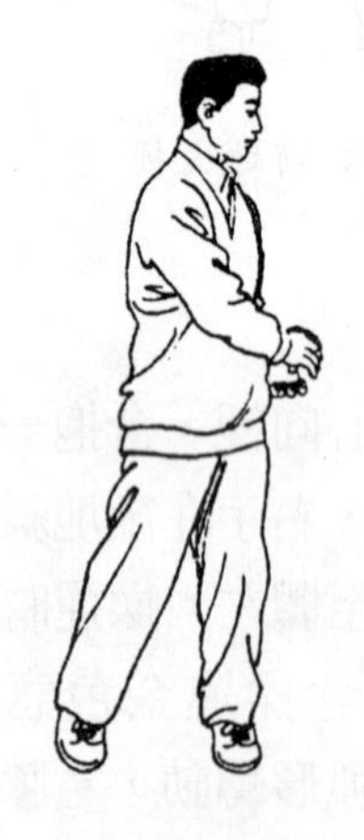

圖3－65 揉運太極

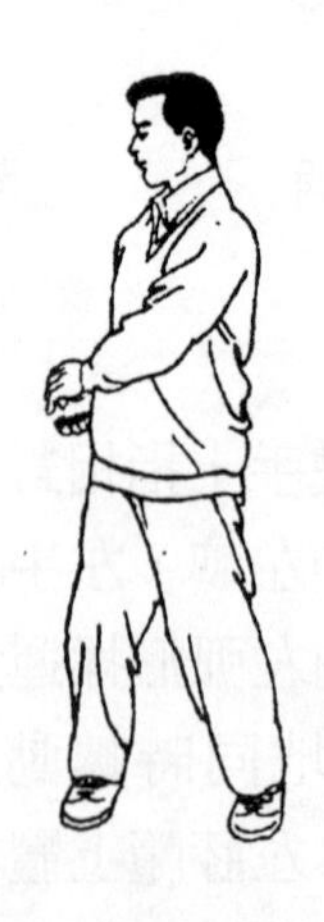

圖3－66 揉運太極

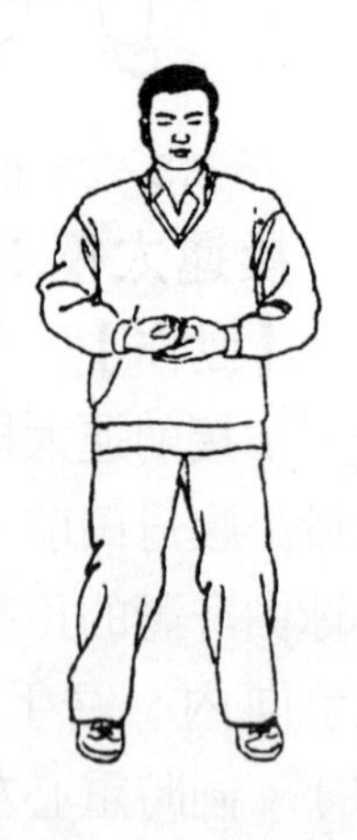

圖3－67 收勢

元的功效，將所練之氣收歸丹田。同時將眼睛輕輕閉上，靜練片刻（意將眞氣濃縮成丹或意將眞氣放出去、收回來），然後，搓手浴面收功。

㈡功　理

萬法歸宗，是指萬法歸一、返本歸元之意。它通過太極球縱橫交錯的滾動揉轉，引氣歸元，代表了動功十法的最高修煉層次。

後運太極和前運太極的動作，是太極球由大而小、由小而大、不斷變化、陰陽互用的縱向運動。它通過雙手圓抱的在身體前方前後上下、悠悠自得、連綿不斷、協調合一地滾動太極球，使雙手和丹田處於一種似抱非抱、似守非守的狀態，正由於這種特殊的狀態，才能使人進入球在手中、氣在丹田，手在球中、氣人合一的高級境界。這樣，不僅能使太極發揮扶正祛邪的作用，而且還能使太極起到平秘陰陽的效應。

五行學說中的五臟五色，除了在第九法中論述過的與抱運、推運、撫運太極相對應的木、火、土之外，金和水，則與本法中的後運太極和前運太極相對應。肺屬金，金主白色，故後運太極應用的是白色的意識球，以此強壯肺氣，發揮肺的正常功能；腎屬水，水主黑色，故前運太極應用的是黑色的意識球，以此強壯腎水，發揮腎的正常功能。

揉運太極時，由修煉而產生的眞氣，越來越充盈，所以動作就會越來越小、越來越沉、越來越鬆、越來越空，眞氣就會逐漸形成質量上乘的「金丹」。

因此，揉運太極應用的是金色的意識球，它與太極混元手印的相互爲用，有利於抱氣歸元，有利於練功有素者將所練之氣，經手印或百會穴放至天邊、太空、宇宙，與宇宙中的混元氣融合溝通，然後再將這些帶有特殊能量信息的混元氣，通過手印或中氣道收回，以貫通上、中、下三個丹田，從而進入有形歸無跡、物我兩相忘的虛無境界，這就是萬法歸宗的精華所在。

第四節　八卦行功

八卦行功，是一種以下肢鍛鍊爲主，周而復始地通過雙腳交替運行弧形八步，以合八卦方位之意的鍛鍊方法。

八卦行功，動作簡便，易學易練，適合於部分病患者和身體健康者選用。本功僅介紹了向右弧形運行八步的練習，即由東開始，經東南、南、西南、西、西北、北、東北至東，一步一個方位地運行。修煉者亦可進行相反方向的練習，向左弧形運行八步，即由東開始，經東北、北、西北、西、西南、南、東南至東，一步一個方位地運行。同時，上肢的動作，也適應於不同手型的鍛鍊要求，如可應用手印的姿勢，也可應用懷抱太極的姿勢等等。這些姿勢都能夠配合弧形八步的運行練習，以取得滿意的療效。

㈠功　法

【預備勢】面東而立，兩腳平行，腳尖向前，與肩同寬，懸頂弛項，含胸拔背，沉肩墜肘，兩手自然下垂於身體兩側。鬆腰鬆胯，屈膝圓襠，湧泉虛空。舌抵上腭，面含微笑，雙目平視，似見非見。呼吸自然，心平氣和，意守下丹田（如圖3－68）。

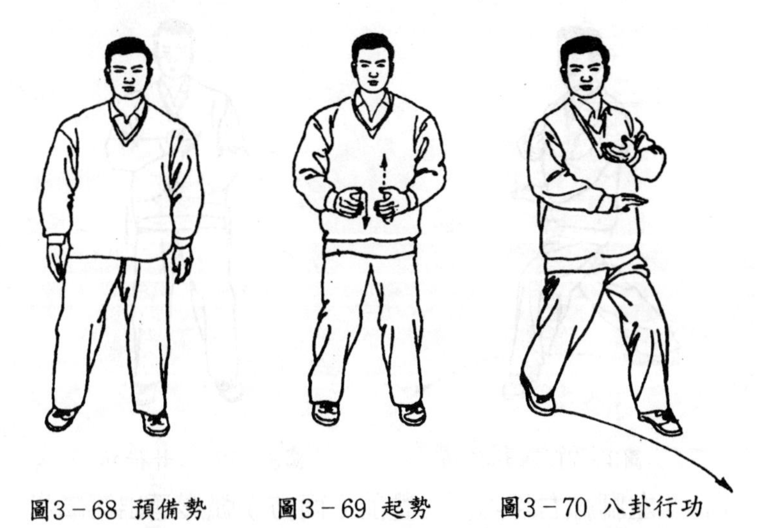

圖3－68 預備勢　　圖3－69 起勢　　圖3－70 八卦行功

【起勢】雙手相對，雙臂微屈，以肩爲軸，從體側緩慢抬起至小腹前，掌心向裡，指尖相距3寸，中指對準神闕穴，在小腹前懷抱太極，撐七抱三。雙手經神闕穴向下丹田貫氣，勻息稍停（如圖3－69）。

【動作】

1.雙手交叉運行，左手外旋，掌心向上緩慢上抬，高與中丹田平，同時右手內旋，掌心向下，高與下丹田平，兩手背相對。

2.左腳隨上體左轉，以腳跟爲軸外展45°，右腳隨之以腳跟爲軸內收45°，重心移至左腳（如圖3－70）。

3.右腳經左腳內側向體前（東南方）弧形邁出第一步，邁步時腳尖稍外展，腳趾、腳前掌、腳後跟依次落地

（如圖3－71）。

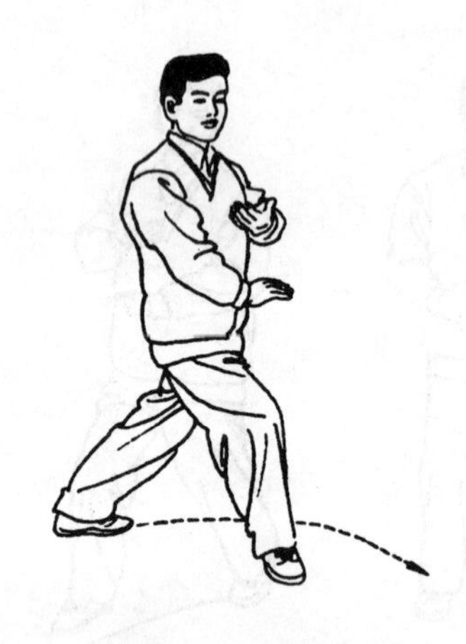

圖3－71 八卦行功

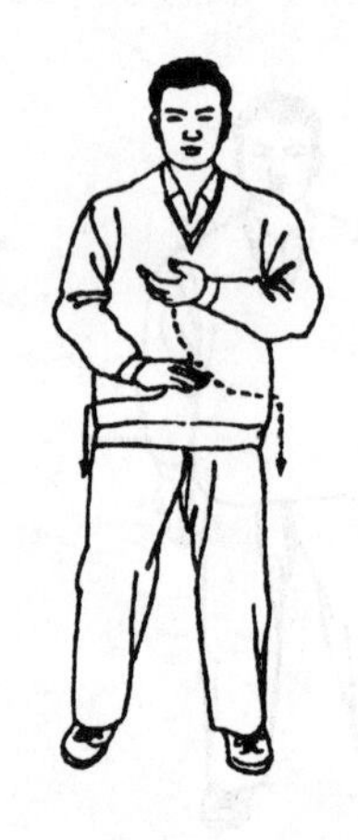

圖3－72 八卦行功

4.左腳經右腳內側向體前（南方）弧形邁出第二步，邁步時腳尖稍內扣，腳趾、腳前掌、腳後跟依次落地（見圖3－70）。

5.第三步到第八步，可按照動作3、4的相關要求，依次緩慢地沿八卦方位弧形運行一圈，第八步由左腳完成，邁步時，腳尖內扣，形成雙腳平行、腳尖向前、面向東方的姿勢。（如圖3－72）。運行時，身體各部位的姿勢要舒適自然，切忌矯揉造作。運行圈數的遞進，須循序漸進。

【收勢】雙手自然下落至身體兩側，然後搓手浴面收功。

㈡功　理

八卦行功對身體各部的要求，可使身體中正而不俯仰，平穩而不起伏，有利於形體放鬆、氣血流暢、氣沉丹田。按照這些要求一氣運行、周而復始地鍛鍊，就能體現上虛下實的修煉要領，進入天地人合一的修煉境界。

左手掌心向上，易接天陽；右手掌心向下，易通地陰。二者陰陽交錯，相互爲用，可採天地萬物精靈之氣，充人體精、氣、神，納清排濁，防病健身。

左右腳交替運行弧形八步，不僅可使腰、胯、膝、踝等關節受到不同程度的鍛鍊，而且還可增強下盤之力，糾正人老腿先老的衰老現象，使下盤穩固靈活。

八卦行功獨特的腳趾、腳前掌、腳後跟依次落地的運動，可使腳部諸穴都能得到良性刺激，尤其是腳趾落地的運動，能夠牽動脾、胃、肝、膽、腎、膀胱等足之陰陽經脈，對增強臟腑功能、充實先天眞氣發揮著積極的作用。

八卦行功雖簡捷明瞭，但功效顯著，只要持之以恆地修煉，就能夠步履靈活、身輕體健、精力充沛、延緩衰老。

第五節　益智明目功

益智明目功是一種以眼睛和天目穴爲主要修煉內容的功法。它的修煉作用，一可提高機體的免疫功能，加強機體的組織代謝，改善眼部的氣血供應，從而防治近視、遠視、花眼、青光眼、視神經炎、夜盲症、結膜炎、淚溢症、麥粒腫等眼疾；二可通過天目穴的開闔，修煉上丹田，提高人的智慧和聰明才幹，開發人的特異功能。

㈠功 法

【預備勢】兩腳平行站立，與肩同寬，懸頂弛項，含胸拔背，沉肩墜肘，兩手自然下垂於身體兩側。鬆腰鬆胯，尾閭鬆垂，屈膝圓襠。垂簾閉目，舌抵上腭，面含微笑，精神內守，呼吸自然，心平氣和，意守下丹田。

【起勢】雙手相對，雙臂微凹，以肩為軸，從體側緩慢抬起至小腹前，掌心向裡，指尖相距3寸，中指對準神闕穴，在小腹前懷抱太極（意抱意識球），勻息稍停，靜候雙手出現熱、脹和充實之感。

功法名稱：

第一法：開合拉氣。第二法：旋轉明目。第三法：撥雲見日。第四法：無限光明。

第一法：開合拉氣

【動作】

1.雙手左右分開，向外開時十宣穴相對，有意識球被拉開的感覺（意在意識球）。外開至身體兩側（如圖3－73）。

2.雙手由身體兩側內合，向內合時勞宮穴相對，有意識球被擠壓的感覺（意在意識球）。內合至小腹丹田前（如圖3－74）。

動作1～2共做9次。

第二法：旋轉明目

【動作】

1.接上法開合拉氣，雙手轉指尖向上，由小腹前緩慢抬起，勞宮穴對準雙眼（如圖3－75）。

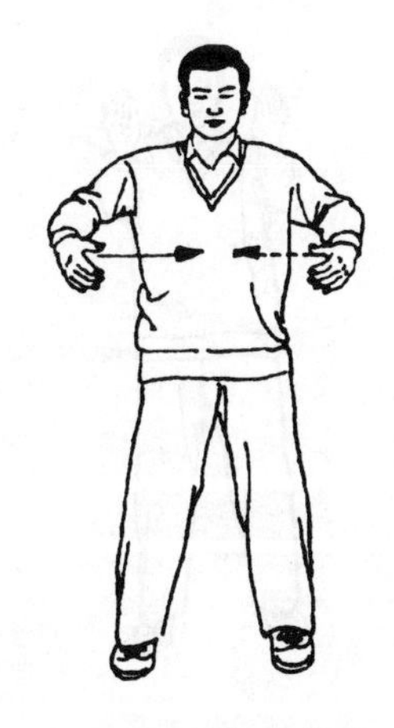

圖3－73 開合拉氣

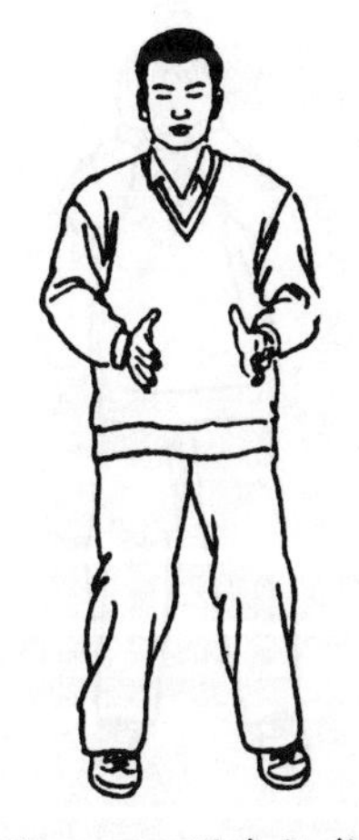

圖3－74 開合拉氣

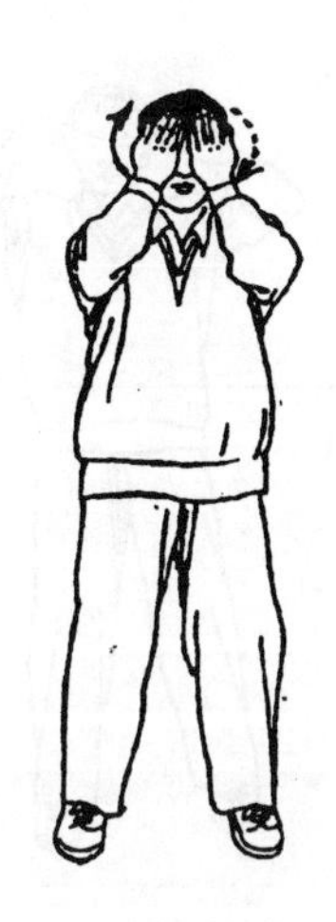

圖3－75 旋轉明目

2.雙手在雙眼前先順時針緩慢旋轉9次，然後再逆時針緩慢旋轉9次。

第三法：撥雲見日

【動作】

1.接上法旋轉明目，雙肘外展上抬，轉指尖相對，雙手經天目穴左右分開，停於頭兩側（如圖3－76）。

2.雙手轉指尖向上，由頭兩側向內運動至天目穴前（如圖3－77）。

動作1～2共做9次。

第四法：無限光明

【動作】

1.接上法撥雲見日，雙手向前緩慢伸出，雙臂自然伸直(意隨雙手前伸，眺望天邊一片光明)(如圖 3－78)。

2.雙手由前緩慢回收至天目穴前，雙臂自然屈曲（意

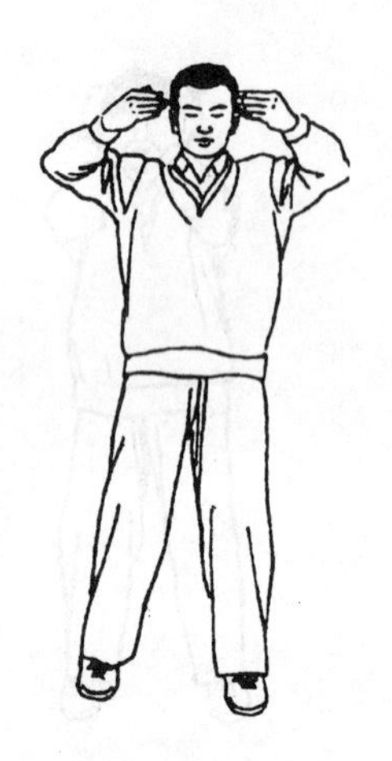
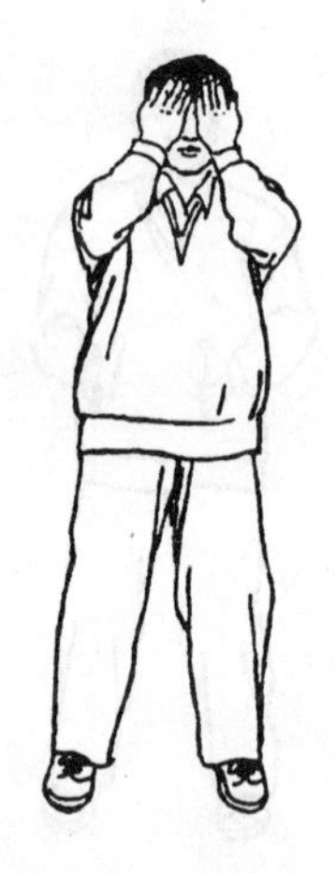
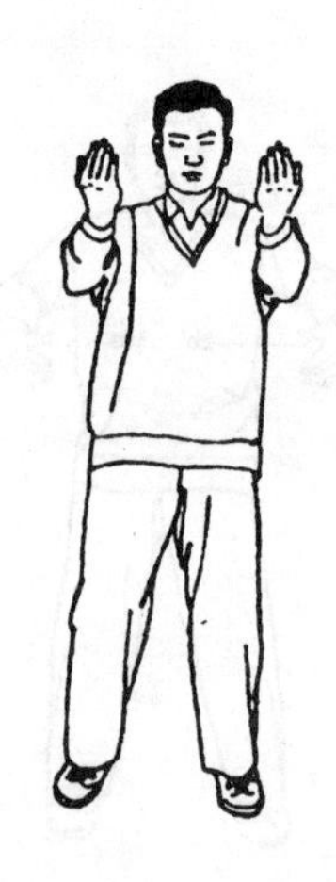

圖3－76 撥雲見日　圖3－77 撥雲見日　圖3－78 無限光明

隨雙手收回天目）（見圖3－77）。

動作1～2共做9次。

【收勢】雙手緩慢下落，在肚臍前懷抱太極混元手印，心平氣和，意靜神凝，用天目穴呼吸9次。然後搓手浴面，把眼睛慢慢睜開，收功。

㈡功　理

開合拉氣可激發十宣穴和勞宮穴的開闔，產生能量，溝通內外，內氣外發，外氣內收，以促進眞氣充盈，爲功法的下一步修煉打下良好的物質基礎。

旋轉明目可使外氣能量通過旋轉作用到眼睛及其周圍的穴位，使其獲得良性刺激，進而使眼睛區域的血供改善，經絡暢通，並在不斷的旋轉中，激發天目穴的活力。

撥雲見日的動作，有利於天目穴的開闔，從而激發人體潛在功能，發揮積極作用。

無限光明是在撥雲見日的基礎上，讓天目穴重見光明。天目穴的呼吸可加強對天目的良性刺激，對天目的開闔，起著重要作用。

第六節　按摩美容功

按摩美容功是一種運用外氣反饋，在全身特定的部位，進行美容健身的功法。它通過氣功按摩的方法，疏經活絡、調整氣血、強化機體功能，使眞氣由內及外充盈全身，達到滋潤肌膚，使皮膚細嫩、富有光澤、減少皺紋，身輕體健，延緩衰老之目的。

按摩美容功簡單易學，操作靈活，極易掌握。練功時，要求鬆靜自然，手法輕柔有力，著力部位準確。只要持之以恆，就能獲得奇特功效。

【預備勢】正坐，兩腳分開，與肩同寬。懸頂弛項，含胸拔背，兩手相合在小腹丹田前，懷抱太極混元手印。垂簾閉目，舌抵上腭，面含微笑，呼吸自然，心平氣和，神態安詳（如圖3－79）。

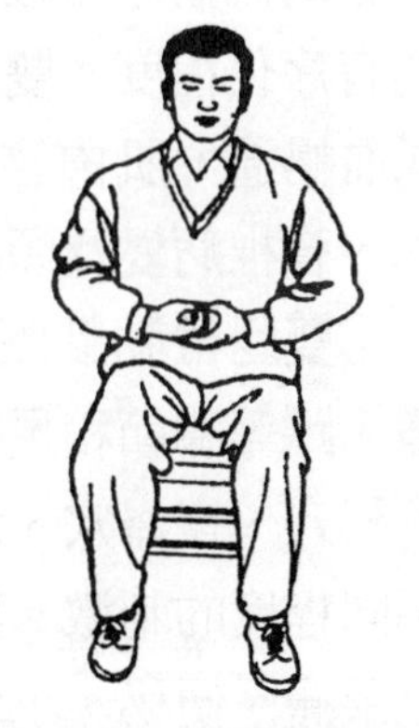

圖3－79 預備勢

功法名稱：

第一法：搓掌。第二法：點頂。第三法：梳髮。第四法，推前額。第五法：捋魚尾。第六法：熨雙眼。第七法：擦鼻翼。第八法：叩齒。第九法：攪海咽津。第十法：鳴天鼓。第十一法：浴面。第十二法：摩頸喉。第十三法：揉腹。第十四法：撫胸臂。第十五法：抹下肢。第十六法：擦湧泉。

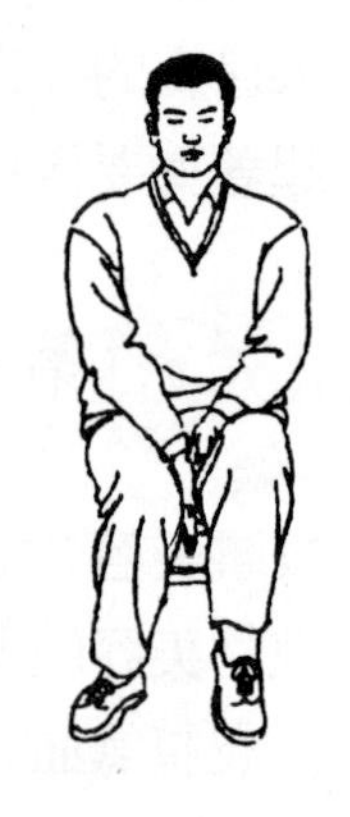

圖3－80 搓掌

第一法：搓掌

㈠功　法

【動作】雙手分開，下落至雙腿之間，雙手靠近襠部，被雙腿夾緊。然後，雙腿帶動腳跟上提下落，雙手亦隨之上下運動，搓掌生熱（如圖3－80）。連續搓摩雙掌18次。

㈡功　理

搓掌，不僅可通過十指及手部諸穴的刺激促進手陰陽經脈的流暢，而且還可通過雙掌的上下運動加強大腦皮層的有序化程度。雙掌搓摩生熱，可使掌指關節靈活自如，氣血暢通，肌肉富有彈性，外氣能量增加，防治手臂麻木、脊椎病變及頭痛等病症。

雙腿帶動腳跟上提下落的動作，可直接作用於髖、膝、踝等關節和足陰陽經脈，尤其是對大敦穴、湧泉穴、解谿穴、崑崙穴、承山穴、委中穴以及環跳穴，均給予了不同程度的刺激。對下肢行動不便、蹲起不便、腰腿痛、足跟痛、便秘、小腿抽筋等病症均有良好的防治效果。同時，上提下落中的夾襠動作，刺激了會陰區域，牽動了性腺器官，能夠改善和調節性激素的分泌，糾正內分泌失調，促進顏面皮膚細胞活躍，有利於保健養生。

第二法：點頂

㈠功　法

【動作】接上法搓掌，雙手上抬至頭頂，手指屈曲，中指點按百會穴（如圖3－81）。共做18次。

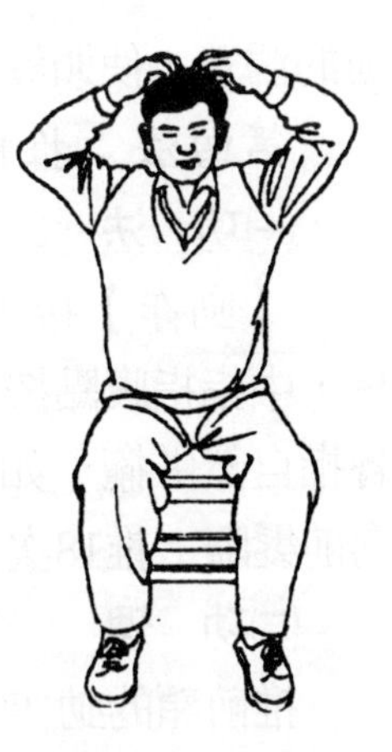

圖3－81 點頂

㈡功　理

頭爲諸陽之會，百會穴是上丹田的重要穴竅，中指點按百會穴，可促進百會穴的開闔，從而提神醒腦、疏通經絡、旺盛氣血，這不僅能防治頭痛、眩暈、腦血管疾病，而且還有利於貫通中氣道，使眞氣由內及外彌漫全身。

第三法：梳髮

㈠功　法

【動作】接上法點頂，雙手由百會穴前移至額前髮際處，十指自然分開，由前向後梳理頭髮（如圖3－82）。共做18次。

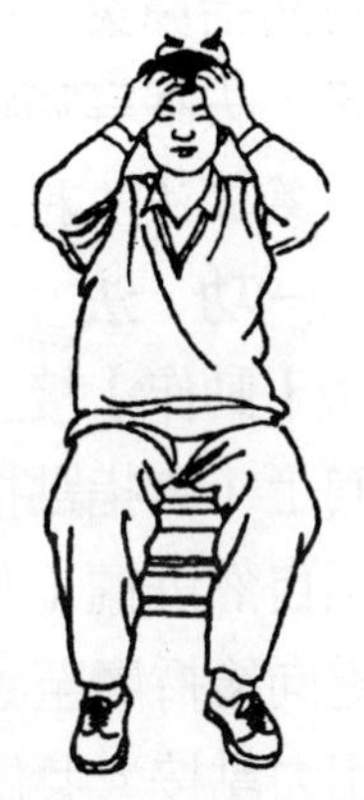

圖3－82 梳髮

㈡功　理

頭髮的榮枯黑白與腎精和氣血的盈虧有關。一方面髮爲腎之外候，其生機根源於腎；另一方面髮爲血之餘，其營養來源於氣血。十指梳髮、開闔了十宣穴，激發了頭部諸穴的作用，可防治頭暈目眩、鼻炎、腦血管異常等病症。同時梳髮對頭部產生的良性刺激，又促使頭部血脈暢通，髮根得到氣血的濡養，使頭髮烏黑、柔軟而滑潤。

第四法：推前額

㈠功　法

【動作】接上法梳髮，雙手下移，中指指腹點按在睛明穴上，其餘各指自然併攏（如圖3－83）。然後向前髮際上推18次。

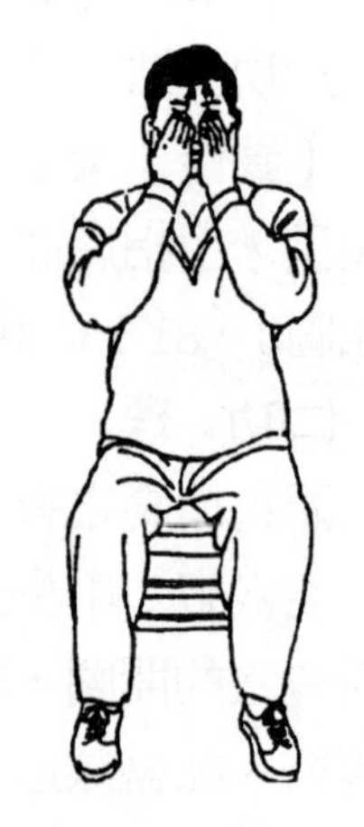

圖3－83 推前額

㈡功　理

推前額的動作，有利於刺激前額部位及其穴竅，一可開發天目穴的透視功能，二可使前額皺紋由深變淺，三可防治鼻炎、眼眶酸痲發緊、頭痛眩暈、失眠等病症。

第五法：捋魚尾

㈠功　法

【動作】接上法推前額，雙手指尖向上，食指點按在外眼角處，其餘手指自然併攏（如圖3－84），由眼角處向後捋摩至太陽穴，在太陽穴處稍用力點按。共做18次。

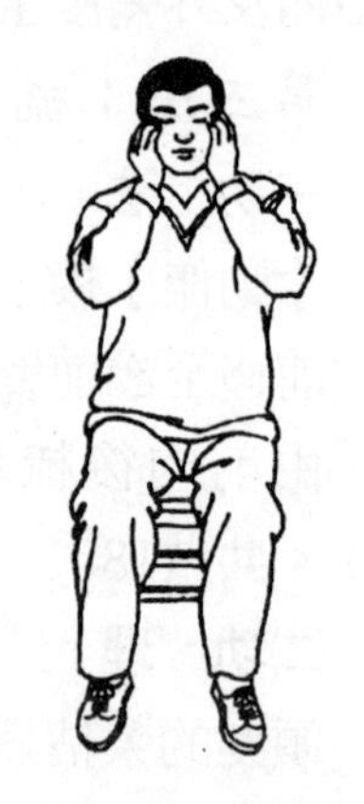

圖3－84 捋魚尾

㈡功　理

捋魚尾的動作，能牽動眉中、眉梢、承泣等穴竅，還能刺激太陽穴，從而發揮疏經活絡、提神醒腦的作用，這對於防治偏頭痛、目赤腫痛、散光、復視等病症及減少眼角魚尾皺紋，均有良好的功效。

第六法：熨雙眼

㈠功 法

【動作】接上法捋魚尾，雙臂屈曲，掌心向裡，指尖向上，停於雙眼前（如圖3－85）。雙掌出現熱、脹之感後，輕輕貼熨在雙眼上。共做18次。

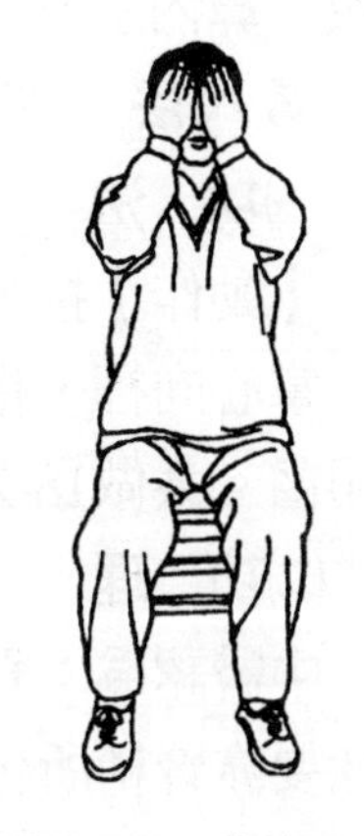

圖3－85 熨雙眼

㈡功 理

熨雙眼，可使雙手產生的能量灌注雙眼，增強眼睛功能，提高視力，使雙眼炯炯有神。肝的外竅是眼睛，所以熨雙眼的動作還有助於肝氣升發，推動肝血營養雙眼。可防治見風流淚、視神經萎縮、白內障、近視、眼跳、青光眼等病症。

第七法：擦鼻翼

㈠功 法

【動作】接上法熨雙眼，雙手食指、中指指腹上下擦摩鼻翼（如圖3－86）。共做18次。

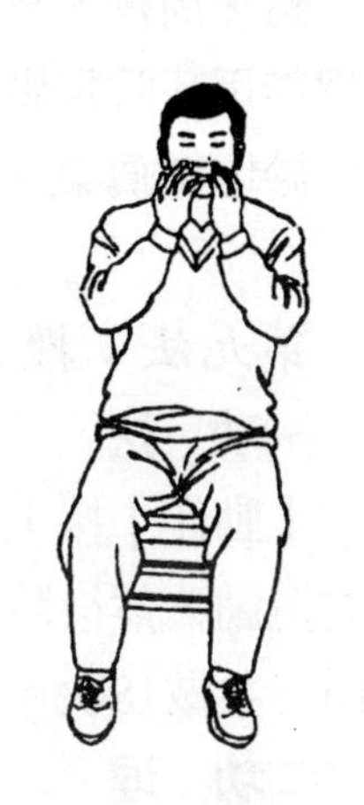

圖3－86 擦鼻翼

㈡功 理

肺開竅於鼻，鼻的通氣和嗅覺功能是以肺氣調和爲前提的，肺氣不足易患鼻塞聲瓮、不聞香臭等病症。擦鼻翼即可宣通肺氣，促進局部血液循環，祛除痰濁阻塞，疏通鼻道，使通氣、嗅覺功能得以改善和提高。可防治感冒、鼻炎、鼻內生瘡、鼻息肉等病症。

第八法：叩齒

㈠功　法

【動作】接上法擦鼻翼，雙手由鼻翼前，向後移至腰部，掌心向裡，指尖向下，扶在腎區，上下搓摩腎區。同時叩齒。共做18次。

㈡功　理

中醫認為：腎藏精生髓主骨，齒為骨之餘，故齒與骨同樣要靠腎精所化之髓來滋養。叩齒不僅能振蕩腎氣，有補腎之效，而且還能振動牙齦，改善整個牙床的血液循環，對牙周炎、牙齦出血、牙齒鬆動等病症，均有明顯的治療作用。腰為腎之府，搓摩腎區可增補腎氣，腎氣足則有利於培育眞氣，壯骨堅齒，使氣機通暢，面色紅潤光滑。

第九法：攪海咽津

㈠功　法

【動作】接上法叩齒，舌在唇齒之間由上而下、由左至右攪動，然後將口中津液徐徐咽下，同時雙手上下搓摩腎區。共做18次。

㈡功　理

攪海可使唾液增多。唾為腎之液，咽之可充養腎精。攪海還可使舌體受到鍛鍊，舌體與臟腑關係密切。舌尖屬心肺、舌邊屬肝膽、舌中屬脾胃、舌根屬腎，所以舌體的運動，能夠調整臟腑功能。搓腎對強壯後天之本，起著積極作用，與攪海咽津同練，自然使人精氣足，腎氣充，生機勃勃，精神振奮，容光煥發，並可防治口乾咽燥、皮毛枯乾、五心煩熱、消化不良和腎虛等病症。

第十法：鳴天鼓

㈠功　法

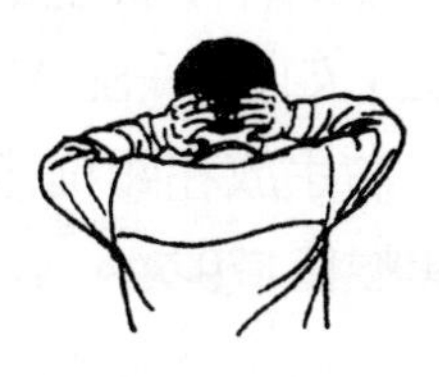

圖3－87 鳴天鼓

【動作】接上法攪海咽津，雙手上抬，掌心捂住雙耳，用食、中指敲打後枕部（如圖3－87）。共做18次。

㈡功　理

耳爲腎竅，依賴腎中精氣的充養，腎精充盈，腎氣充沛，才有利於雙耳發揮正常的功能。鳴天鼓的動作，既能刺激聽宮、聽會、耳門等穴竅開闔，又能直接通過振動雙耳產生良性刺激，防治耳鳴、耳聾等病症。

第十一法：浴面

㈠功　法

【動作】接上法鳴天鼓，雙手下落至下頜處，指尖向上，自下頜起，經唇、鼻、眼向上撫摩至上額，再由上額向兩側弧形向下撫摩（如圖3－88）。經兩耳時，拇指與食指挾持耳垂下拉。共做18次。

㈡功　理

通過外氣反饋和局部按摩的方法浴面，能夠促進面部皮膚和表情肌的血液循環，使皮膚細嫩、滋潤，富有光澤，減少皺紋斑點，防皺美容。生物全息論的觀點認爲，耳是一倒垂的人體，上面遍布耳穴，浴面時下拉耳垂，即可通過耳穴的作用，調整人體生理機能，使人身心健康。

第十二法：摩頸喉

㈠功　法

【動作】接上法浴面，左手放於頸椎後，右手放於丹田上（如圖3－89），左手由後向前摩擦頸喉區域9次。然後，右手放在頸椎後，左手放在丹田上，右手由後向前摩擦頸喉區域9次。

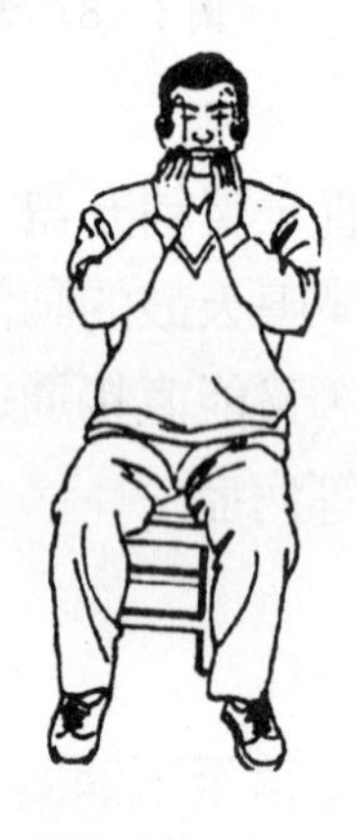

圖3－88 浴面

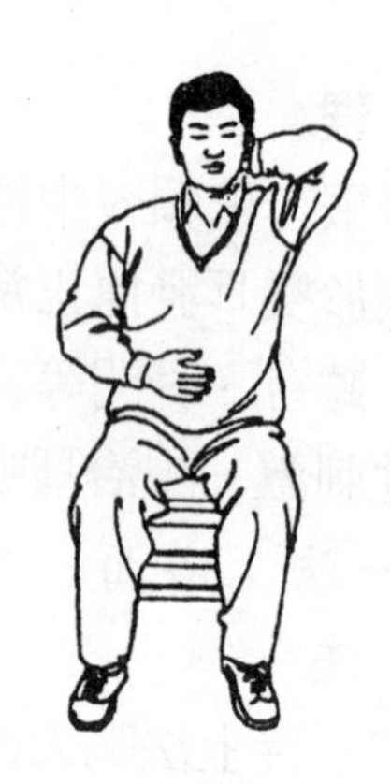

圖3－89 摩頸喉

㈡功　理

摩頸喉，不僅可使頸部的風池、風府、啞門、天柱、大椎等穴位得到不同程度的刺激，而且還可使咽喉這一呼吸出入的門戶通暢，氣機升降自如。能夠防治頭暈、頭痛、頸椎病、喉痺、嗆咳、喘息等病症，還能夠使該區域的皺紋由深而淺，利於美容。

第十三法：揉腹

㈠功　法

【動作】接上法摩頸喉，右手在內，左手在外，內外勞宮穴相合，放在肚臍上（如圖3－90）。先順時針揉腹18次，然後再逆時針揉腹18次。

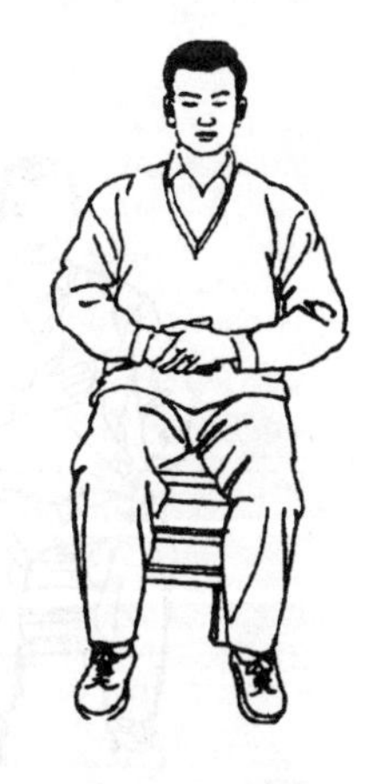

圖3－90 揉腹

㈡功　理

揉摩腹部，可增強胃腸蠕動，振奮脾氣，保證後天水穀精微的化生源源不竭，以充養五臟六腑。所以，揉腹可防治胃腸功能紊亂、消化不良、胃痛、胃及十二指腸球部潰瘍、腹瀉、便秘等病症。中醫認爲：脾主肌肉、四肢、開竅於口。所以，常練揉腹即可使肌肉豐滿壯實，四肢靈活有力，口唇紅潤而有光澤。

第十四法：撫胸臂

㈠功　法

【動作】

1.接上法揉腹，左手放在右胸上，右手放在右腿上（如圖3－91）。

2.左手沿右胸經右臂內側撫摩至右手掌，同時右臂前平舉（如圖3－92），再經右手背轉而撫摩右臂外側。然後，由右腋下撫摩至右胸。

3.右手掌心向內，臂屈曲，放在左胸上，同時，左手由右胸自然下落後前平舉。

4.右手沿左胸經左臂內側撫摩至左手掌，再經左手背轉而撫摩左臂外側。然後，由左腋下撫摩至左胸。

動作1～4共做18次。

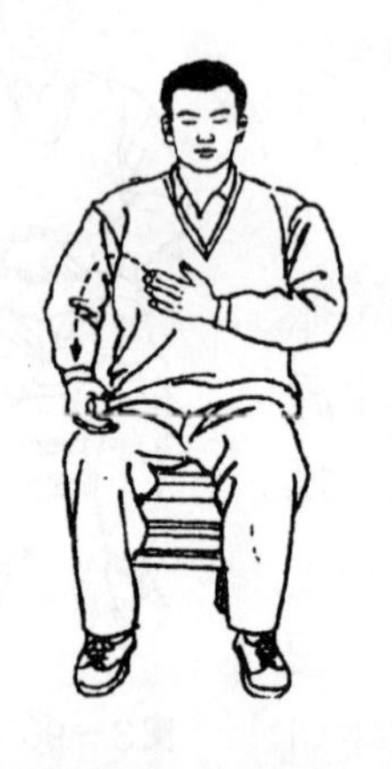

圖3－91 撫胸臂

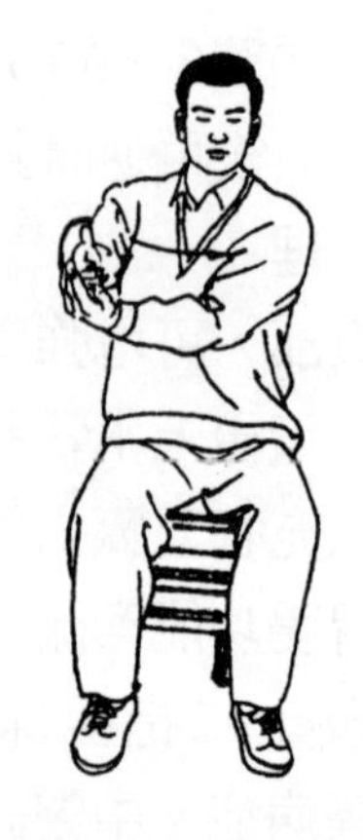

圖3－92 撫胸臂

㈡功　理

撫胸臂，可鼓舞胸中宗氣，出喉嚨以行呼吸，貫心脈以行氣血。同時又通過上肢肩、肘、腕關節的運動和左、右手的撫摩，加強了柔韌性及靈活性，易於疏通手陰陽經脈的氣血。可防治心肺病變、肩周炎、網球肘、腕部損傷等病症。

第十五法：抹下肢

㈠功　法

【動作】

1.接上法撫胸臂，雙手掌心向下放在大腿上（如圖3－93）。

2.雙手由大腿向下經小腿前撫抹至踝關節內側，同時上體前俯（如圖3－94）。然後，雙手外轉，由踝關節外側，沿小腿後向上經大腿後撫抹至大腿上。最後，恢復正坐。共做18次。

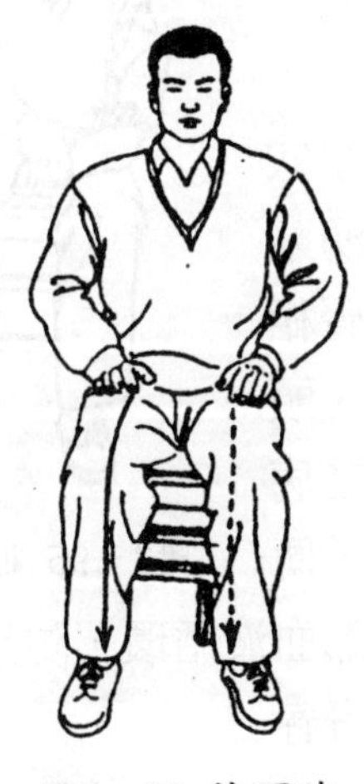

圖3－93 抹下肢

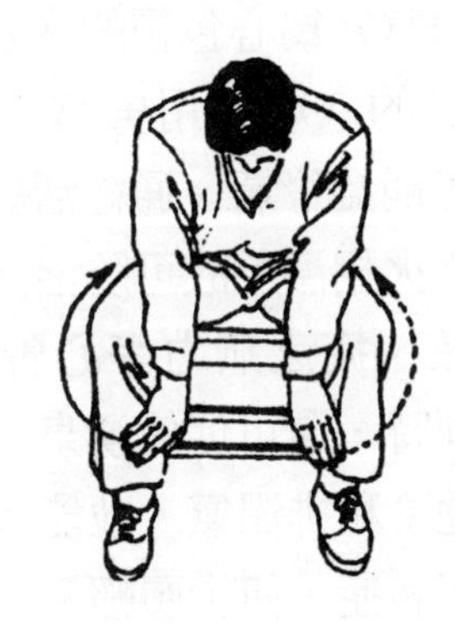

圖3－94 抹下肢

㈡功　理

抹下肢，通過雙手的撫抹，進一步促進了足陰陽經脈的暢通，並使相應的關節、部位得到鍛鍊，有助於關節的功能正常。腰的前俯運動，可對脊椎產生牽拉的作用，亦可增強骶棘肌和腰肌的力量，穩固椎體。可防治腰椎間盤突出症、腰腿痛、關節炎、踝關節扭傷等病症。

第十六法：擦湧泉

㈠功　法

【動作】接上法抹下肢，將左腳放在右腿上，左手扶在左踝關節處，右手勞宮穴對準左腳底湧泉穴（如圖3－95），旋轉摩擦18次。然後，再把右腳放在左腿上，右手扶在右踝關節處，左手勞宮穴對準右腳底湧泉穴，旋轉摩擦18次。

【收勢】將腳放回原處，恢復預備勢，然後將眼睛緩慢睜開，收功。

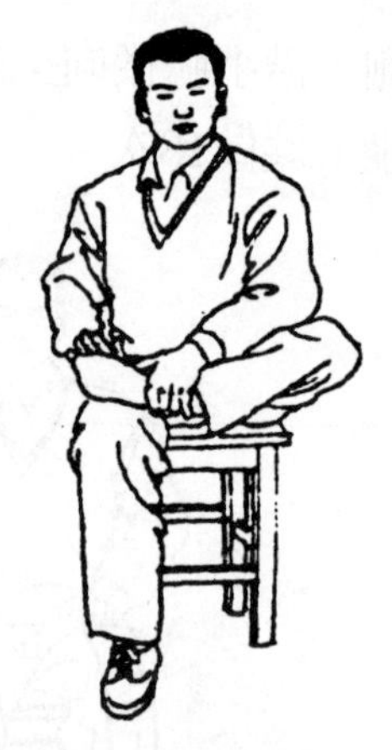

圖3－95 擦湧泉

㈡功　理

勞宮穴爲心包經的穴竅，湧泉穴爲腎經的穴竅，用勞宮穴摩擦湧泉穴，可補益腎氣、通經活絡、心腎相交、水火相濟，故可防治高血壓、頭痛目眩、疲乏無力等心腎不交之病症。同時，還可促使湧泉穴開闔，便於吸地陰和排濁氣，並能改善足部血液循環，防治踝關節及足部病症，使步履輕靈，煥發青春。

第四章

張式太極混元功靜功

第一節　站　功

站功包括開立式、併立式、內八式、外八式等四種站立姿勢的修煉。

㈠、姿　勢

【開立式】雙腳平行站立，與肩同寬，腳尖向前。懸頂弛項，含胸拔背，沉肩墜肘。雙臂圓撐，掌心向裡，在小腹丹田前懷抱太極。鬆腰鬆胯，尾閭鬆垂，屈膝圓襠，湧泉虛空。舌抵上腭，面含微笑，雙目垂簾，精神內守，呼吸自然（如圖4－1）。

【併立式】雙腳平行併立，腳尖向前。懸頂弛項，含胸拔背，沉肩墜肘。雙臂圓撐，掌心向裡，在小腹丹田前懷抱太極。鬆腰鬆胯，尾閭鬆垂，微微屈膝。舌抵上腭，面含微笑，雙目垂簾，精神內守，呼吸自然(如圖 4－2)。

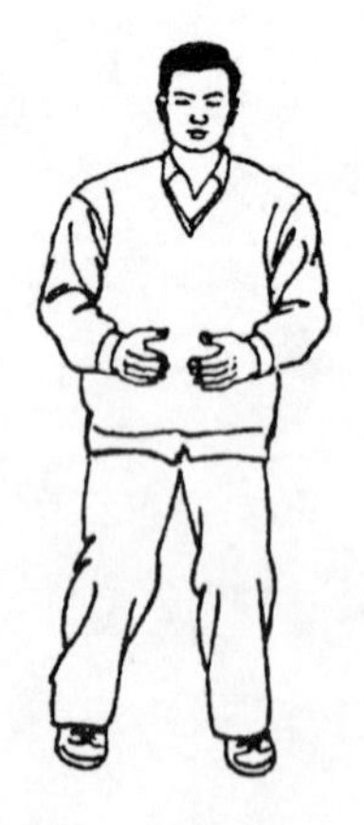

圖4－1 開立式

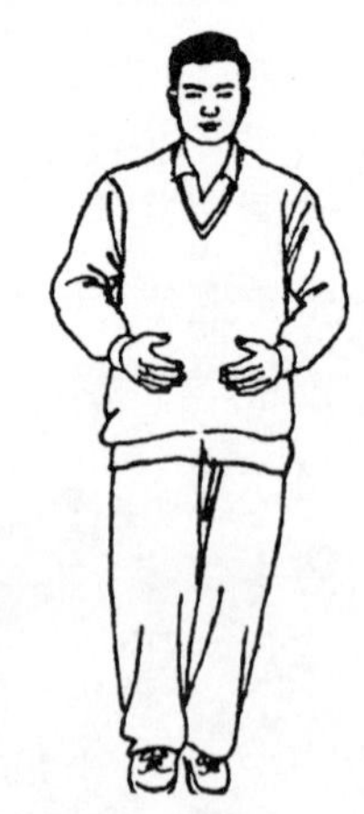

圖4－2 並立式

【內八式】雙腳平行站立，腳尖相靠，腳跟分開。懸頂弛項，含胸拔背，沉肩墜肘。雙臂圓撐，掌心向裡，在小腹丹田前懷抱太極。鬆腰鬆胯，尾閭鬆垂，微微屈膝。舌抵上腭，面含微笑，雙目垂簾，精神內守，呼吸自然（如圖4－3）。

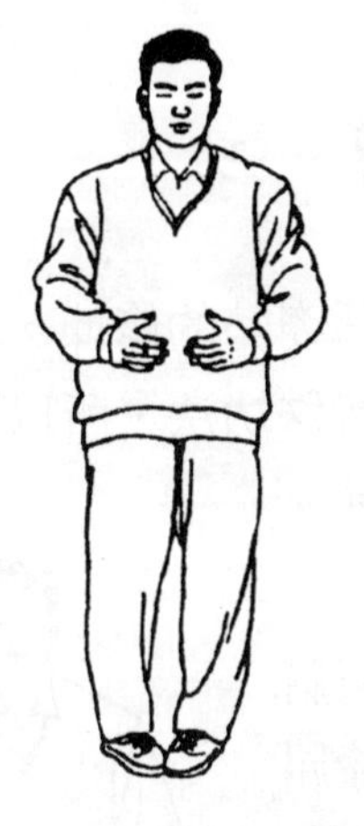

圖4－3 內八式

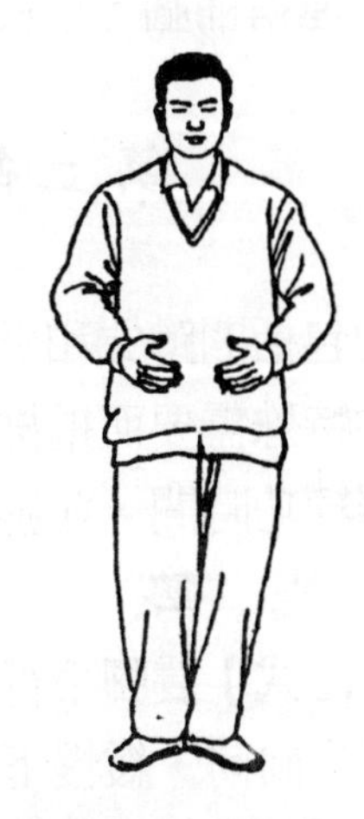

圖4－4 外八式

【外八式】雙腳平行站立，腳跟相靠，腳尖分開。懸頂弛項，含胸拔背，沉肩墜肘。雙臂圓撐，掌心向裡，在小腹丹田前懷抱太極。鬆腰鬆胯，尾閭鬆垂，微微屈膝。舌抵上腭，面含微笑，雙目垂簾，精神內守，呼吸自然（如圖4－4）。

【收勢】搓手浴面，將眼睛慢慢睜開，收功。

㈡、功　理

站功四勢的修煉，會收到良好的效果。開立式能使天地人合一，頭頂天陽有利於百會穴的開闔，腳踏地陰有利於湧泉穴的開闔，從而採天陽，飲地陰，充己精、氣、神；併立式不僅能夠鍛鍊人的平衡能力，而且能夠排除病濁之氣於體外；內八式的修煉能使人的重心略後移，這樣就能增加上提外腎、會陰、肛門的能力，使眞氣不易外漏；外八式的修煉能使人的重心略前移，這樣就有利於眞氣上行，運精補腦，激發潛能。

第二節　蹲　功

蹲功包括開蹲式和併蹲式兩種姿勢的修煉。它是根據練功者的特殊需要而編排的一種特殊功法，所以要因人而異地選擇練功時間，並應循序漸進。

㈠、姿　勢

【開蹲式】雙腳平行站立，與肩同寬，腳尖向前，緩慢下蹲，屈膝屈髖，然後將足跟提起，用腳前掌拄地。同時雙手掌心向下，扶在膝蓋上，頭身正直，全身放鬆（如圖4－5）。古抵上腭，面含微笑，雙目垂簾，精神內守，呼吸自然。

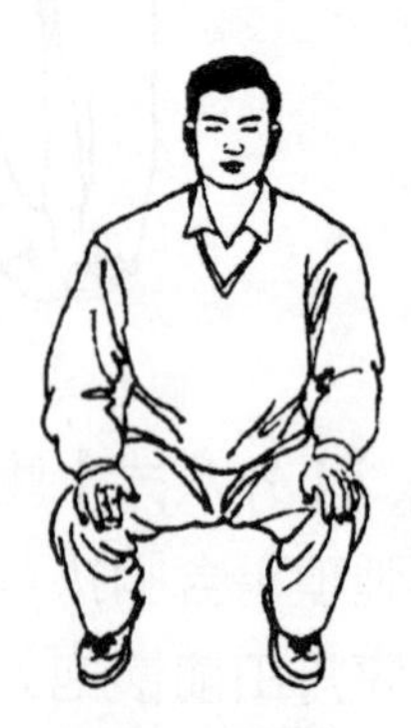

圖4－5 開蹲式

【併蹲式】雙腳平行併立，腳尖向前，緩慢下蹲，屈膝屈髖，然後將足跟提起，用腳前掌拄地。同時雙手掌心向下，扶在膝蓋上，頭身正直，全身放鬆（如圖4－6）。舌抵上腭，面含微笑，雙目垂簾，精神內守，呼吸自然。

【收勢】搓手浴面，將眼睛慢慢睜開，緩慢站起，收功。

㈡、功　理

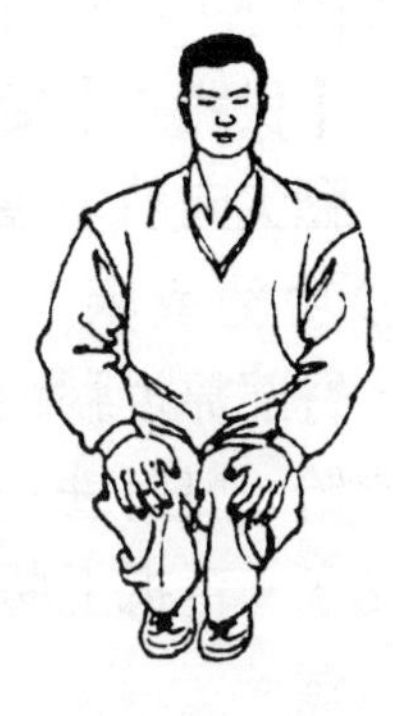
圖4－6 併蹲式

蹲功，通過對髖、膝、踝關節不同刺激所產生的鍛鍊，可以起到增強下肢力量的作用。同時又鍛鍊平衡感，增強了平衡能力。

蹲功，能夠起到上提外腎、肛門、會陰的良好作用，尤其併蹲式的練習，還能夠起到夾襠壯陽的功效。雙手按壓膝蓋時，可使心包經的勞宮穴帶著心氣下降；腳前掌拄地時，可使腎經的湧泉穴啓動腎水上升，心腎相交，陰陽和合。

第三節　跪　功

跪功包括併跪式和伏跪式兩種姿勢的修煉。它也是根據練功者的特殊需要而編排的一種特殊功法，修煉時要循序漸進，因人而異。

㈠、姿　勢

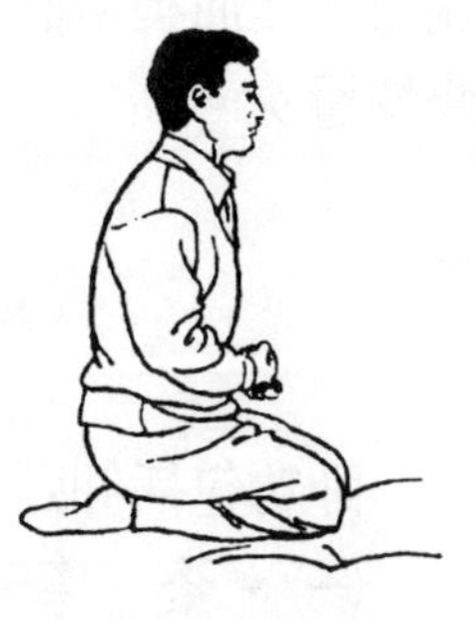
圖4－7 併跪式

【併跪式】雙腳平行併立，腳尖向前，緩慢屈膝，跪於功墊或床上，腳背向下，臀部靠近腳跟，頭身正直，全身放鬆，雙手在肚臍前合抱太極混元手印（如圖4－7）。舌抵上

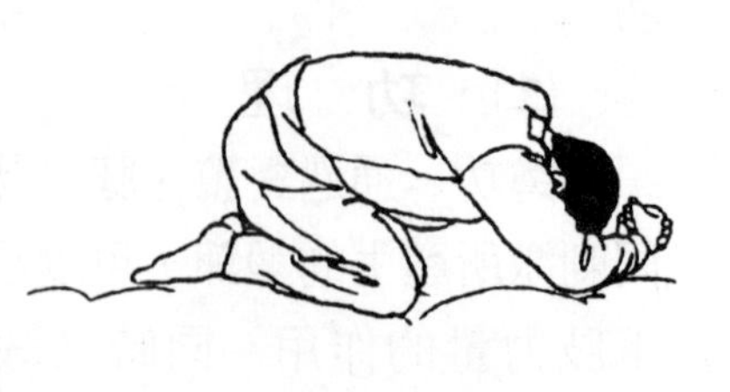
圖4－8 伏跪式

腭，面含微笑，雙目垂簾，精神內守，呼吸自然。

【伏跪式】雙腳平行併立，腳尖向前，緩慢屈膝，跪於功墊或床上，腳背向下，臀部靠近腳跟，上身弓身前俯，雙肘著墊，雙手在頭前合抱太極混元手印（如圖4－8）。舌抵上腭，面含微笑，雙目垂簾，精神內守，呼吸自然。

【收勢】搓手浴面，將眼睛慢慢睜開，緩慢站起，收功。

㈡、功　理

跪功能使下肢諸關節得到擠壓鍛鍊，又能使眞氣不易泄漏而充盛，更能使諸多氣道得以暢通。雙手合抱手印於頭前，不僅有利於氣機的升清降濁，而且有利於頭、頸、肩、臂乃至全身的氣血流通。

跪功的修煉能夠調整練功者平時難以鍛鍊到的部位和關竅，從而獲得許多常規修煉所不及的體驗和感受，提高修煉層次。

第四節　臥　功

臥功包括仰臥式和側臥式兩種姿勢的修煉。

㈠、姿　勢

【仰臥式】頭枕枕具，平身仰臥在臥具上，下肢自然伸直，腳尖分開，全身放鬆，雙手在肚臍上合抱太極混元手印（如圖4－9）。舌抵上腭，面含微笑，雙目垂簾，精神內守，呼吸自然。

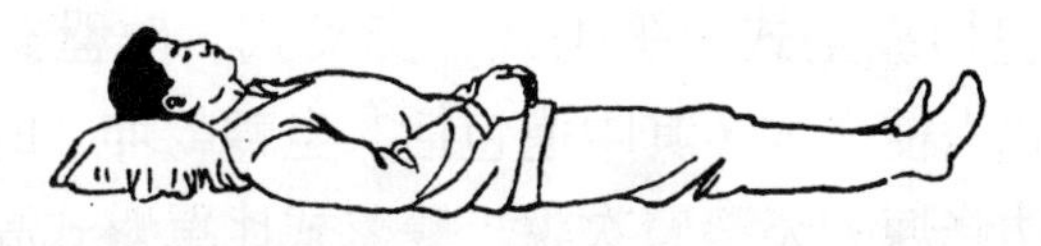

圖4－9 仰臥式

【側臥式】頭枕枕具，向右側臥於臥具上，雙手擦摩至熱，右手在內抱外腎，左手在外貼靠在右手背上，雙腿屈曲，自然疊放夾襠（如圖4－10）。舌抵上腭，面含微笑，雙目垂簾，精神內守，呼吸自然。

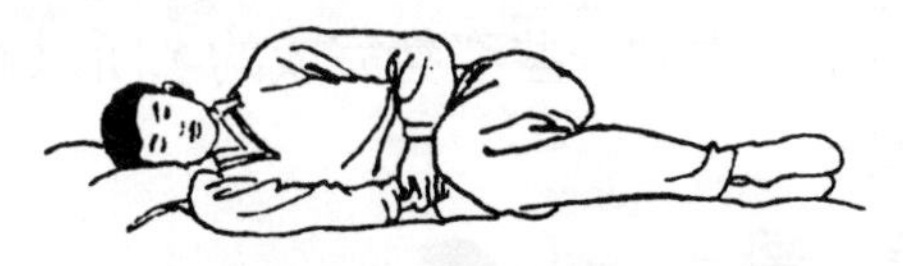

圖4－10 側臥式

【收勢】搓手浴面，將眼睛慢慢睜開，收功。

㈡、功　理

臥功是利用靜臥時體內各系統代謝減慢、運動減緩和消耗降低的特殊狀態，進行修煉的一種方法。

仰臥式，能夠舒適、自在地通調人身陰陽；側臥式，能夠使能量積聚而不外泄，尤其是屈腿、抱陰、夾襠的動作，更有利於強壯先天腎氣，使全身產生眞火而防病強身，益壽延年，開智增慧。

第五節　坐　功

坐功包括靠坐式、平坐式、交叉式、散盤式、單盤式、雙盤式六種坐式，其中還包括「坐轉乾坤」的修煉。

從坐功修煉的姿勢層次說，雙盤式比單盤式高級，單盤式比散盤式高級，散盤式比平坐式和交叉式高級，平坐式和交叉式比靠坐式高級。但是，修煉時要因人而異，不要勉強，否則很容易適得其反。特別是年齡較大或筋骨僵硬的人，勉強修煉很容易筋骨受傷，這樣就欲速而不達了。因此，坐功姿勢的選練，也應循序漸進。由於「坐轉乾坤」是選用坐功中的一些姿勢完成的，所以適合於不同層次的人修煉。

㈠、姿　勢

【靠坐式】

1.背靠被褥，坐在床上，雙腿自然伸直，雙手合抱太極混元手印於肚臍上(如圖 4－11)。

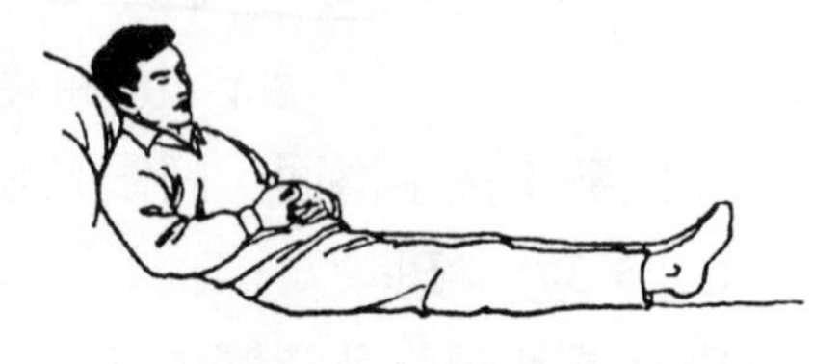

圖4－11 靠坐式

2.在上述姿勢基礎上，雙腿相互交叉重疊，左腿在上，右腿在下，雙手合抱太極混元手印於肚臍上（如圖4－12）。

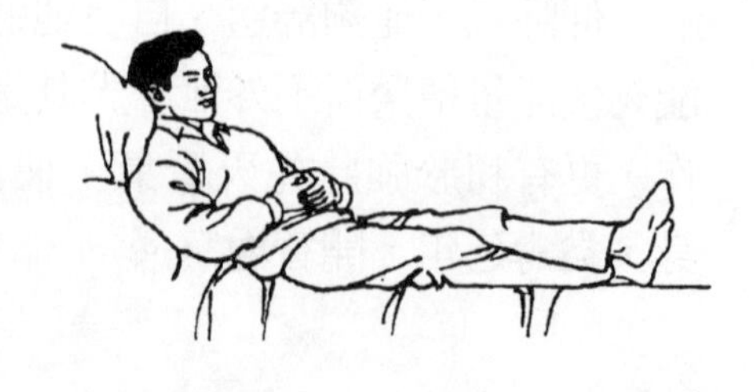

圖4－12 靠坐式

【平坐式】雙腳左右分開，與肩同寬，腳尖向前，端坐在椅子的前三分之一處。懸頂弛項，含胸拔背，沉肩墜肘，雙臂圓撐，掌心向裡，在小腹丹田前懷抱太極（如圖4－13）。舌抵上腭，面含微笑，雙目垂簾，精神內守，呼吸自然。

【交叉式】雙腳相互交叉，左腳在外，右腳在內，雙膝左右分開，端坐在椅子的前三分之一處。懸頂弛項，含胸拔背，沉肩墜肘，雙臂圓撐，掌心向裡，在小腹丹田前懷抱太極（如圖4－14）。舌抵上腭，面含微笑，雙目垂簾，精神內守，呼吸自然。

【散盤式】雙腿盤坐。左腳在外，右腳在內，端坐在坐具上。懸頂弛項，含胸拔背，沉肩墜肘，雙臂圓撐，掌心向裡，在小腹丹田前懷抱太極（如圖4－15）。舌抵上腭，面含微笑，雙目垂簾，精神內守，呼吸自然。

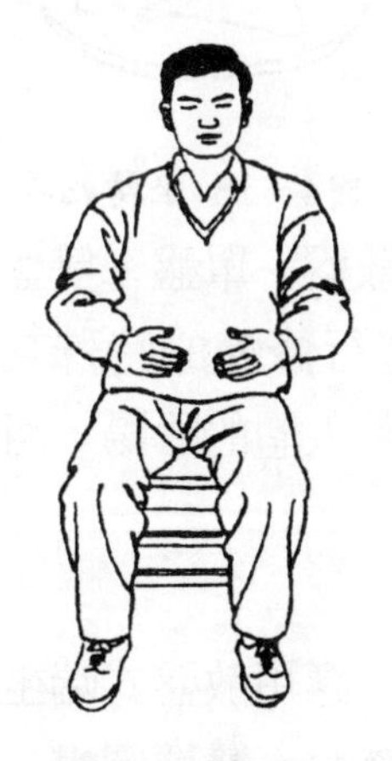

圖4－13 平坐式

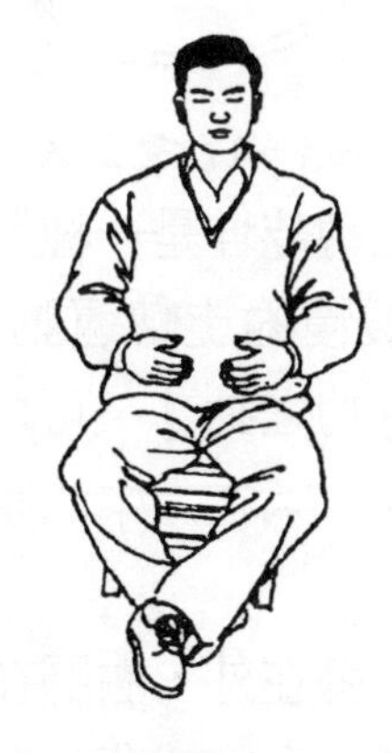

圖4－14 交叉式

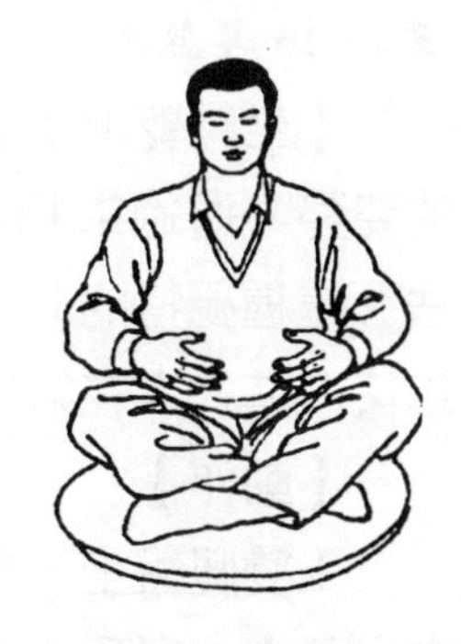

圖4－15 散盤式

【單盤式】雙腿盤坐，小腿上下重疊平放，左上右下，端坐在坐具上。懸頂弛項，含胸拔背，沉肩墜肘，雙臂圓撐，掌心向裡，在小腹丹田前懷抱太極（如圖4－16）。舌抵上腭，面含微笑，雙目垂簾，精神內守，呼吸自然。

【雙盤式】雙腿盤坐，左腳腳心向上，放在右大腿之上；右腳腳心向上，放在左大腿之上，端坐在坐具上。懸頂弛項，含胸拔背，沉肩墜肘，雙手合抱太極混元手印於肚臍前（如圖4－17）。舌抵上腭，面含微笑，雙目垂簾，精神內守，呼吸自然。

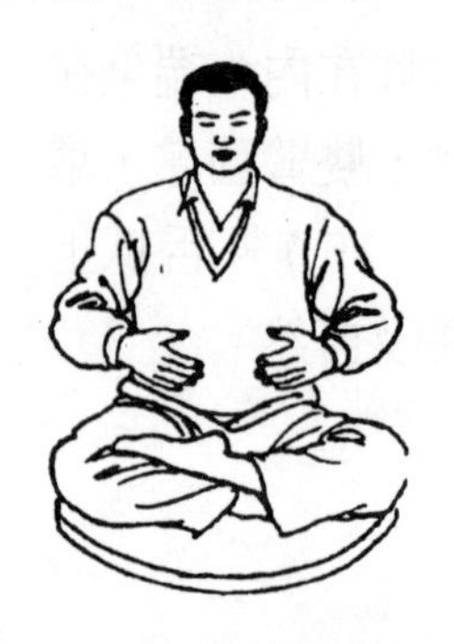
圖4－16 單盤式

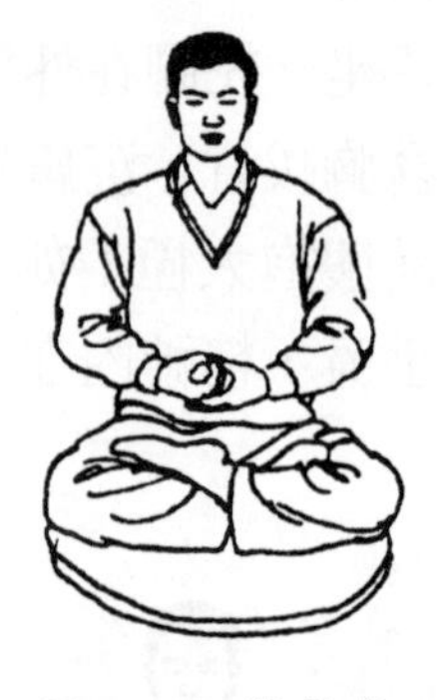
圖4－17 雙盤式

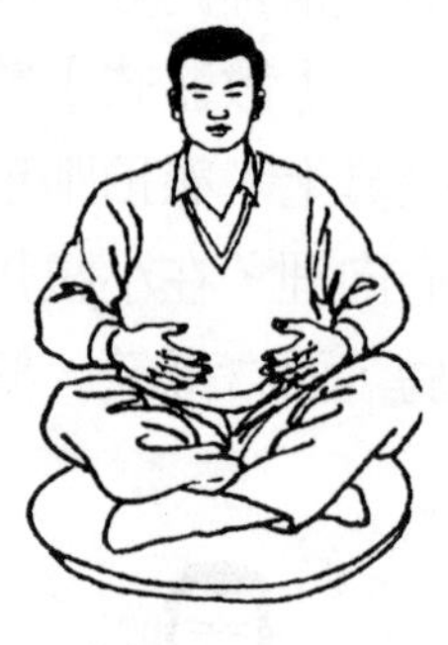
圖4－18 坐轉乾坤

【坐轉乾坤】坐轉乾坤是一種運用散盤、單盤、雙盤的姿勢，通過柔和緩慢的旋轉運動，進行修煉的特殊功法。這種獨特的「靜功之動」，可以調整人體的陰陽，可以使人進入人在氣中、氣在人中的狀態。

【動作】

1.雙腿盤坐，左腳在外，右腳在內，應用散盤式端坐在坐具上。懸頂弛項，含胸拔背，沉肩墜肘，雙臂圓撐，掌心向裡，在小腹丹田前懷抱太極（如圖4－18）。舌抵上腭，面含微笑，雙目垂簾，精神內守，呼吸自然。

2.向下丹田貫氣後，雙手相握成太極混元手印，放在肚臍前。

3.以尾閭為軸順時針旋轉，頭部先由身體正前方向左肩做緩慢的傾斜轉動，同時上體也隨之向左傾斜轉動到極點（如圖4－19）。

繼而頭、腰放鬆，上體由左向前旋轉運行並隨之前傾。然後，頭再向右肩做緩慢的傾斜轉動，同時上體由前向右傾斜旋轉到極點（如圖4－20）。繼而頭、腰放鬆，上體由右向後旋轉運行，身體隨之後仰。然後，上體由後向左傾斜旋轉，同時雙手懷抱太極混元手印隨上體的旋轉而運動，在體前平行畫弧一圈。旋轉運行共做18圈，勻速運行，一分鐘完成一圈。

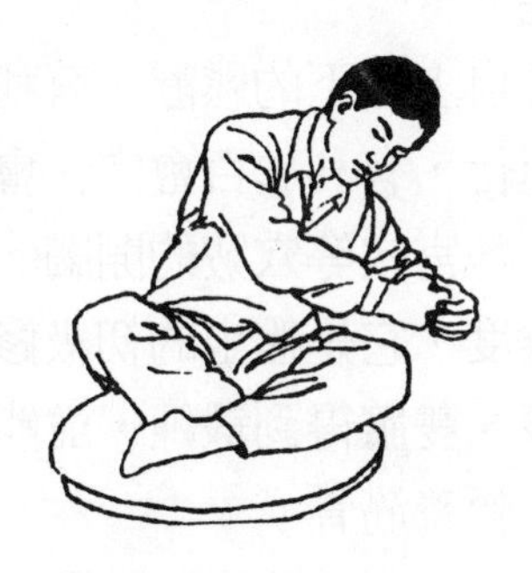

圖4－19　坐轉乾坤

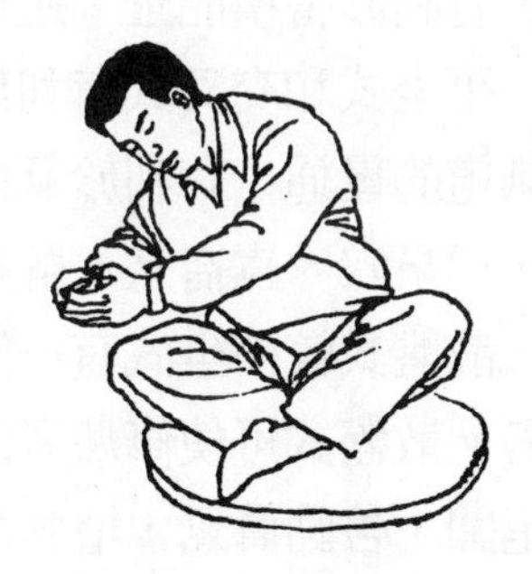

圖4－20　坐轉乾坤

4.上體恢復正坐，然後逆時針旋轉18圈，除運行方向相反外，其它動作要求均與順時針相同。

【收勢】恢復正坐後，雙手分開，搓手浴面，將眼睛慢慢睜開，收功。

㈡、功　理

坐功六勢的下肢，大多採用左外、右內或左上、右下的姿勢，這是張式太極混元功根據陰陽學說中的有關理論推演編排的。陰陽學說認爲，人體的左爲陽，右爲陰；外爲陽，內爲陰；上爲陽，下爲陰。根據這種認識，坐功六勢的下肢姿勢，就呈現出一種「外陽內陰」或「上陽下陰」的狀態，謂之陰陽相合，即陰中有陽、陽中有陰，相互爲用，協調歸一。上肢的姿勢也符合陰陽學說的理論，不論是懷抱太極，還是手握太極混元手印，無不體現了陰陽在機體的變化。坐功六勢上下呼應，共爲一體，從而使人體陰陽相互溝通、相互補充、相互作用，有利於氣機升降有序，開合有度，元氣充沛，臟腑平安。

靠坐式有利於身體衰弱者特別是有利於腎虧脾虛者修煉，有利於蓄積能量，避免消耗。

平坐式和交叉式有利於全身自上而下的鬆靜，有利於中氣道的貫通，有利於氣血的運行，有利於百會穴、會陰穴、湧泉穴、崑崙穴、解谿穴、勞宮穴等穴竅的開闔。

散盤式較平坐式有一定的難度，它是盤坐的初級修煉姿勢。散盤式可使修煉者的雙膝、雙髖得到鍛鍊，並能帶動尾閭，啓動眞氣，增強能量，營養筋骨。

單盤式較散盤式的難度更大，它不僅使膝、髖關節外展的幅度增大，而且也使踝關節得到鍛鍊。所以單盤式可使眞氣達於下，下肢氣血逐漸流暢通達，繼而暢運全身。

雙盤式是坐功的最高形式，難度較單盤更大。由於增大了髖關節外展的幅度，激發了尾閭的開闔，所以元氣啓動更快，蓄發能量更強，氣道、經絡、丹田會被逐漸貫通，久坐即可進入虛無忘我的境界。

坐轉乾坤通過以尾閭爲軸的旋轉運動，啓動眞氣的運行，帶動帶脈，運動督脈，活動脊椎，暢通氣道。緩慢、勻速地旋轉，可使大腦皮層的興奮與抑制達到相對的平衡，從而進入高度入靜的氣功態。這也是張式太極混元功通過實踐而提出的「動能入靜」「動能入定」觀點的有力佐證。緩慢、勻速地旋轉，還可使臟腑起到相互揉摩的作用，以加強機體留淸排濁的機能。

坐轉乾坤能夠發揮調節陽陰、通暢氣血、疏經活絡、扶正祛邪、增強體質、防病治病的功效，達到精、氣、神合一和性命雙修的目的。

第六節　手印功

手印功包括混元太極印、鬆印、動印、靜印、悟印、通印、空印、定印、慧印、虛印十種手印的修煉。

手印功的每一印，都具有不同的形態，能夠體現張式太極混元功的不同層次和狀態。手印功，不僅可一法單練，而且也可十法同修。

手印功注重在上、中、下三個丹田前結印，通過開闔神闕穴、膻中穴、天目穴等重要穴竅，啓動眞氣，溝通三個丹田及周身丹田，貫通中氣道及全身氣道。

手印功通過手印接收宇宙的信息，採天地日月陰陽二氣，以補充生命能量，增強人體正氣，調節生理機能，提高練功者的修練層次，從而進入混元歸一的高級境界。

手印功的練功口訣，通過默念和誦念的形式發揮作用。默念是以口訣表現手印的內涵；誦念是以聲波振動，增強人的功能功力。練功口訣應用靈活，有獨到之處。

手印功獨特的想像和內視方法，能使練功者運用氣功思維，通曉大道之理，激發潛在功能。在手印功的修煉中，想像和內視發揮著積極的作用，推動著氣功修煉層次的不斷提高。

手印功適合採用靜功中的站、蹲、跪、臥、坐功的姿勢進行修煉。現以坐功予以介紹。

功法名稱：

第一法：混元太極印。第二法：鬆印。第三法：動印。第四法：靜印。第五法：悟印。第六法：通印。第七法：空印。第八法：定印。第九法：慧印。第十法：虛印。

第一法：混元太極印

【預備勢】雙腳左右分開，與肩同寬，腳尖向前，端坐在凳子上。懸頂弛項，含胸拔背，沉肩墜肘，雙手掌心向下輕輕放在膝蓋上（如圖4－21）。舌抵上腭，面含微笑，雙目垂簾，呼吸平緩，心平氣和，精神內守。

【起勢】雙手緩慢抬起，雙臂圓撐，掌心向裡，在小腹丹田前懷抱太極（如圖4－22）。

【動作】雙手十指尖相合、撐圓，大、小魚際處靠放在肚臍前（如圖4－23）。

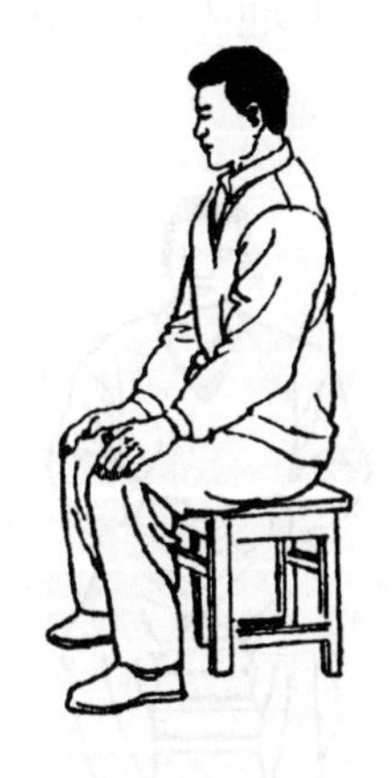

圖4－21 預備勢

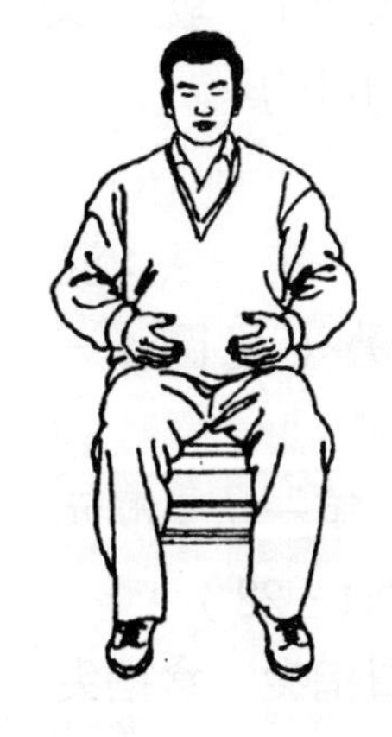

圖4－22 起勢

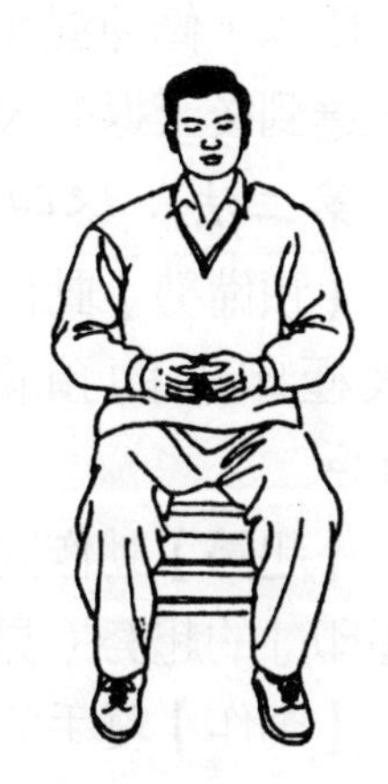

圖4－23 混元太極印

【練功口訣】默念「混元太極，旋轉變化」9遍；誦念「圓」9遍。

【想像】混元太極，這個無邊無際的圓球，在不斷地旋轉變化中，慢慢濃縮爲混元太極印。

【內視】混元太極印產生的陰陽二氣，在體內升降開合地運動。

【功理】圓，使宇宙產生了從混元到太極的分化，混元太極印就是這種分化的外延。它的形態，表現了從混元到太極周而復始、由外達內的旋轉變化，也象徵著圓的運動。這種圓的運動，既溝通了宇宙的信息，又激發了神闕穴的開闔。

因此，在懷抱混元太極印的修煉過程中，上通過百會穴可與天陽相接，下通過湧泉穴可與地陰相連，中通過手印可與肚臍相合，上、中、下息息相關，一氣呵成，一呼一吸盡在混元太極的變化中。

所以，修煉混元太極印，就可以進入天地人合一的境界，達到後天返先天的目的。

第二法：鬆印

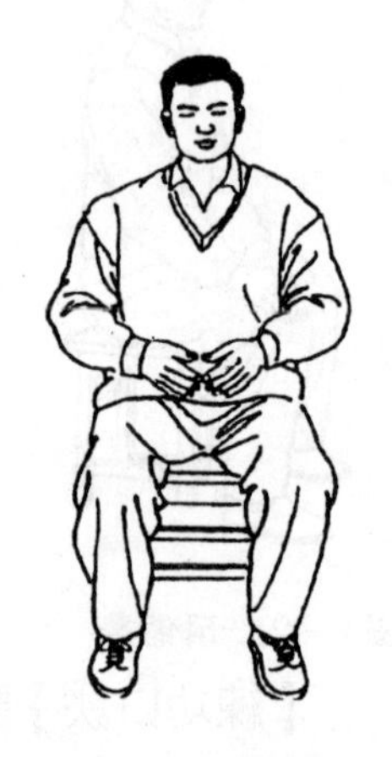
圖4－24 鬆印

【預備勢】動作同「第一法：混元太極印」的預備勢（見圖4－21）。

【起勢】動作同「第一法：混元太極印」的起勢（見圖4－22）。

【動作】雙手的拇指尖、食指尖分別相合，其餘手指自然屈曲。雙手的拇指尖外側，點按在神闕穴上，掌心斜向裡，肘尖下垂（如圖4－24）。

【練功口訣】默念「鬆靜自然，氣遊周身」9遍；誦念「鬆」9遍。

【想像】自身沐浴在溫暖的陽光下。

【內視】熱流自上而下灌注全身穴竅。

【功理】鬆印的修煉，可使機體由上而下地放鬆而易於入靜，進入氣功態；還可使全身的微血管大量開放，微循環的血流量加快，促進全身的新陳代謝。

鬆印的拇指、食指分別相合，有利於加速肺經和大腸經的氣血運行。點按神闕穴，能夠更好地發揮「肺朝百脈」和「臍通百脈」的作用。

掌心斜向裡，人體熱能可使外腎在放鬆的狀態中獲得良性刺激，以加強性激素的分泌，增強性腺的正常功能，進而強壯人的先天之本內腎。肘尖下垂，可使動作鬆而不僵，有利於採陰補氣，增加功力。

第三法：動印

【預備勢】動作同「第一法：混元太極印」的預備勢（見圖4－21）。

【起勢】動作同「第一法：混元太極印」的起勢（見圖4－22）。

【動作】雙手十指相互反向交叉，緩慢上抬，雙手中指點按膻中穴（如圖4－25）。

【練功口訣】默念「動中有靜，靜中有動」9遍；誦念「動」9遍。

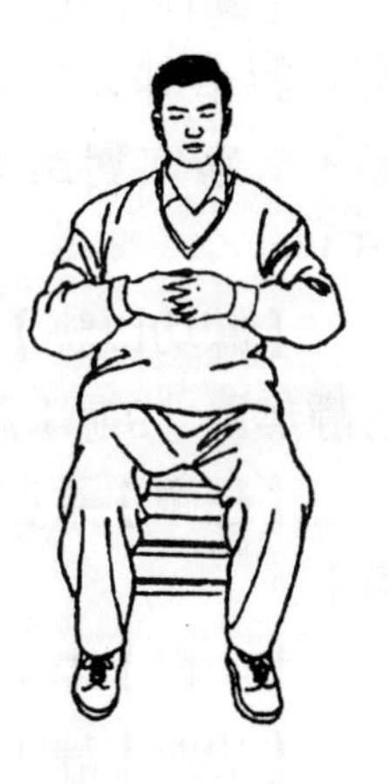

圖4－25 動印

【想像】紅太陽的光芒照射中丹田。

【內視】心臟平緩有力地跳動。

【功理】動印的修煉，可使宗氣大增，元氣旺盛，中道通暢，貫通上下，促進內動。還可使天陽之能量源源不斷地進入體內，使心臟跳動得更爲平緩有力，促使氣血遍及全身關竅，強壯心肺功能。

雙手相互反向交叉，能夠促進穴竅活躍，氣血充盈。點按膻中穴，能夠使能量不斷滲入中丹田，爲中丹田的修煉提供了一定的物質基礎。

第四法：靜印

【預備勢】動作同「第一法：混元太極印」的

預備勢（見圖4－21）。

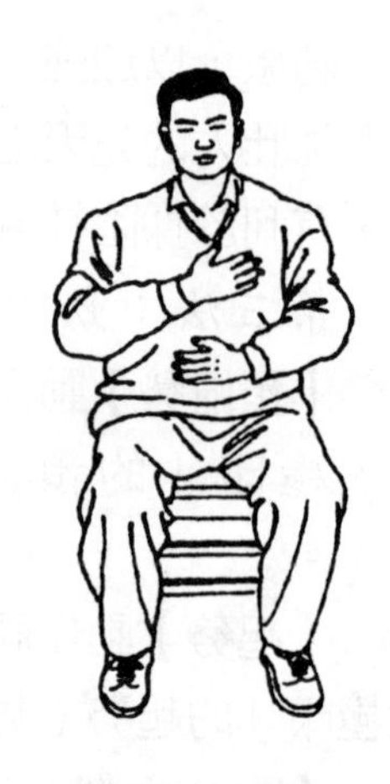

圖4－26 靜印

【起勢】動作同「第一法：混元太極印」的起勢（見圖4－22）。

【動作】左手由外向內運動，勞宮穴對準神闕穴；右手由下向上運動，勞宮穴對準膻中穴（如圖4－26）。

【練功口訣】默念「心靜如水，淸靜無爲」9遍；誦念「靜」9遍。

【想像】柔和的月光照射在中氣道上。

【內視】中氣道的白光。

【功理】靜印的修煉，可使人排除雜念，淸心寡欲地進入靜的狀態。這種狀態是氣功修煉的基本要求，也是步入氣功高級境界的必由之路。它從調整人的心理狀態入手，繼而調整人的生理機能，以促進人的身心健康。靜印的修煉，還可使月亮之精華源源不斷地進入體內，以強壯人的陰柔之氣。

左、右手在下、中丹田前結成靜印，有利於貫通中氣道，還有利於心腎相交、陰陽和合。

第五法：悟印

【預備勢】動作同「第一法：混元太極印」的預備勢（見圖4－21）。

【起勢】動作同「第一法：混元太極印」的起勢（見圖4－22）。

【動作】左手中指、無名指、小指自然屈曲，拇指指腹靠放在中指上，食指伸直，由下向上運動，停於鼻子前，食指尖對準天目穴。右手由外向內運動，勞宮穴對準神闕穴（如圖4－27）。

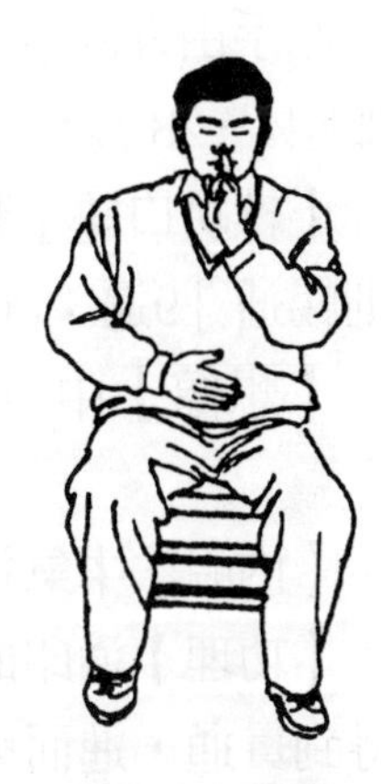

圖4－27 悟印

【練功口訣】默念「靜思冥想，恍然大悟」9遍；誦念「悟」9遍。

【想像】白色光柱由百會穴射入。

【內視】大腦鬆果體的變化。

【功理】修煉悟印，能夠激發人的敏感，提高人的悟性。敏感和悟性對氣功修煉中的開智增慧具有重要的意義，二者能最大限度地發揮人的本能，開發人的潛在功能。

右手勞宮穴對準神闕穴，有利於保護丹田，促使眞氣上行。左手食指對準天目穴，有利於激活鬆果體，發揮天目的功能。

第六法：通印

【預備勢】動作同「第一法：混元太極印」的預備勢（見圖4－21）。

【起勢】動作同「第一法：混元太極印」的起勢（見圖4－22）。

【動作】雙手的拇指尖與食指尖相合成圓形，其餘手指自然屈曲，掌心仍向裡。左手由下向上運動停於膻中穴前，右手由外向內運動停於神闕穴前（如圖4－28）。

【練功口訣】默念「暢通為通，通則暢通」9遍；誦念「通」9遍。

【想像】中氣道的光柱直通雲霄。

【內視】中氣道。

【功理】通印的修煉，可使中氣道得到貫通，進而與天地相通，以獲取天地萬物之精華。

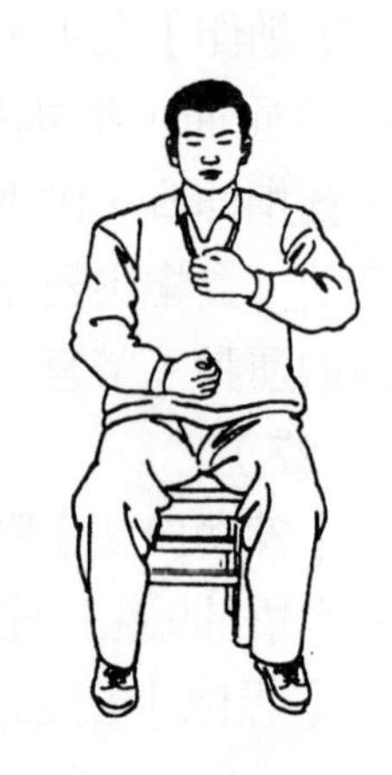

圖4－28 通印

通印的修煉，還可使全身氣血暢通、經絡暢通、氣道暢通、上下暢通、左右暢通、一通百通。

通印的形態，有利於調整陰陽，上下呼應，內外溝通，由內及外，由外及內，相互為用。

第七法：空印

【預備勢】動作同「第一法：混元太極印」的預備勢（見圖4－21）。

【起勢】動作同「第一法：混元太極印」的起勢（見圖4－22）。

【動作】雙手掌根相合，十指自然屈曲，指尖向上，沿任脈緩慢上抬至天目穴前（如圖4－29）。

【練功口訣】默念「無空為空，空則無空」9遍；誦念「空」9遍。

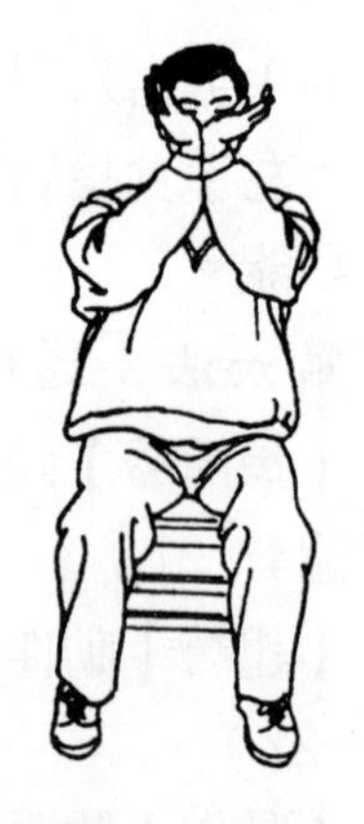

圖4－29 空印

【想像】自己的一部分或全部沒有了。

【內視】大腦一片空白。

【功理】空印的修煉，是一個從無到有、從有到無的循環過程。空，不是眞正的空虛，而是練功時出現的一種空的狀態、空的境界。此時，沒有雜念，沒有牽掛，只有自己能夠感知到的空；大腦空了、全身空了、周圍空了，這便是「無」的表現。空，能夠激發人的本性與潛能，使人的心靈得到自然的淨化，從而提高道德修養，端正自己的人生觀、世界觀，這便是「有」的表現。隨著修煉的不斷深入，練功者還會進入新一輪「空」的境界而產生更多的變化。

空印的形態，對於激發鬆果體的活力和開發天目功能，起著良好的作用。

第八法：定印

【預備勢】動作同「第一法：混元太極印」的預備勢（見圖4－21）。

【起勢】動作同「第一法：混元太極印」的起勢（見圖4－22）。

【動作】左手轉掌心向上，右手輕握成拳（拳眼向上）放在左手上，停於下丹田前（如圖4－30）。

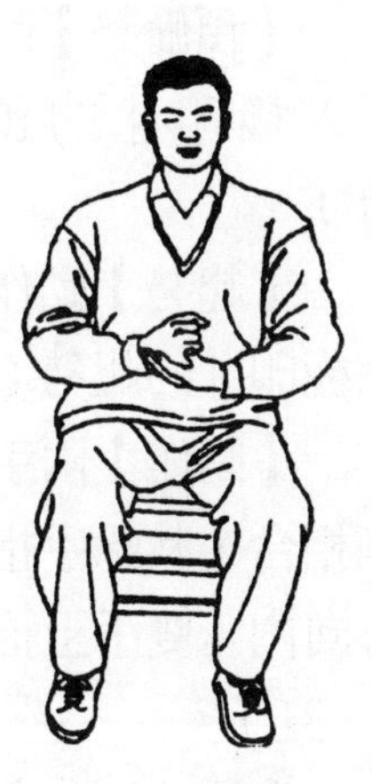

圖4－30　定印

【練功口訣】默念「不動爲定，定則不動」9遍；誦念「定」9遍。

【想像】定印內移至下丹田。

【內視】下丹田白光閃閃。

【功理】定，有小定、大定之分，修煉者按功夫層次的不同，在練功中可出現小定或者大定。定，表現在形體上是巋然不動；表現在呼吸上是不吸不呼；表現在意識上是思維定格。

定的狀態是氣功修煉的較高層次，一般修煉者很難達到，所以堅持定印修煉時，不能貪圖快捷，要有信心、耐心、恆心，有一種鍥而不舍的精神，苦心修煉，才能達到修煉目的。

修煉定印時，定印能發生諸多變化，或重如泰山，或輕如鴻毛，或有聲有色，或無聲無息等等。定印還會使熱流遍及氣道乃至全身，增強定力，激發出超人功能。

第九法：慧印

【預備勢】動作同「第一法：混元太極印」的預備勢（見圖 4－21）。

【起勢】動作同「第一法：混元太極印」的起勢（見圖4－22）。

【動作】兩手小指及小魚際的外側相合，其餘手指自然併攏屈曲，掌心向內，雙手上抬至天目穴前（如圖 4－31）。

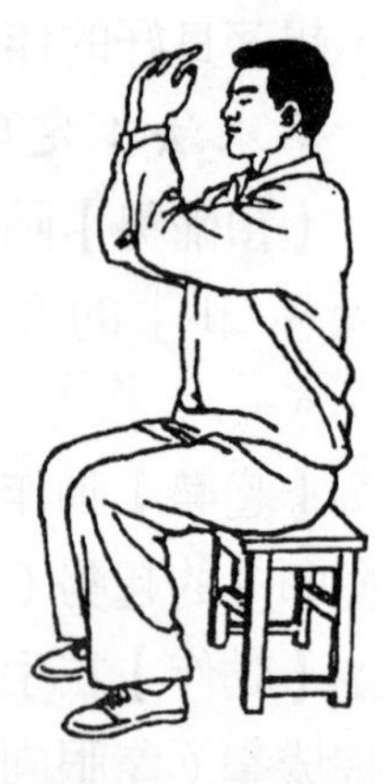

圖4－31　慧印

【練功口訣】默念「聰明爲慧，慧則聰明」9遍；誦念「慧」9遍。

【想像】金光閃閃的智慧之光，照射鬆果體。

【內視】開放的鬆果體。

【功理】智慧，顯示了一個人的聰明才智。科學證實，人的大腦細胞有待開發的達85％左右；近人還有提出開發右腦功能之說的。所以，尋找一種能夠開發大腦細胞及其功能的方法來提高人的聰明才智，是積極而主動的。通過慧印修煉，有利於消除腦部疲勞，增強記憶，煥發青春，開智增慧；有利於應用形象思維和特異思維的方法去洞察世事，明瞭大道之理。

對於促進大腦細胞的開發和利用，尤其是對右腦功能的開發，慧印有獨到之處。

第十法：虛印

【預備勢】動作同「第一法：混元太極印」的預備勢（見圖4－21）。

【起勢】動作同「第一法：混元太極印」的起勢（見圖4－22）。

【動作】雙手十指相互交叉，放在肚臍前（如圖4－32）。

【練功口訣】默念「混元為虛，虛則混元」9遍；誦念「虛」9遍。

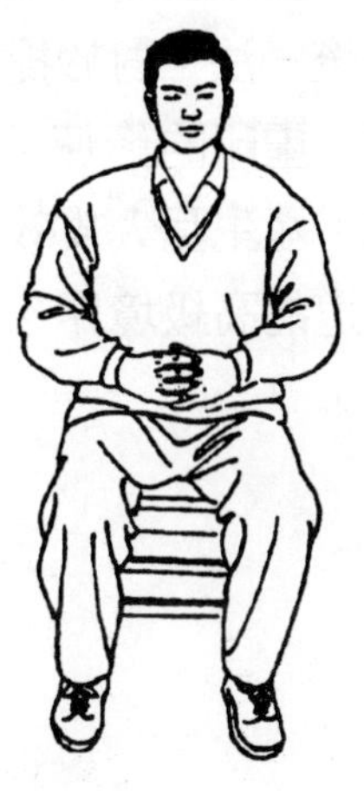

圖4－32 虛印

【想像】宇宙虛無飄渺、混沌一團的景象。

【內視】下丹田金光閃閃。

【收勢】搓手浴面，將眼睛慢慢睜開，收功。

【功理】虛，不是眞正的空虛，愈空虛愈不會窮竭。虛，含有無窮的創造力，孕蘊著蓓蕾待發的精神。這種積極向上、生機勃勃的精神，是一種理想的精神境界和具有回天之力的功夫，也是一種永恆的「眞」「善」「美」；是老子「無爲而無不爲」思想的最好體現，也是張式太極混元功修煉的理論基石。

虛，能夠反璞歸眞、超凡脫俗，回復到先天那種有著無限生命力、生機勃勃的狀態，在這種充滿了和諧、活力的狀態中，經過「虛其心，實其腹」的修煉，使精聚丹田、氣歸丹田、神守丹田，達到深根固蒂，使人恢復青春的活力，享受生理正常的天年。

虛印就是根據以上理論設計編排的，它作爲手印功的最後一法，對於提高修煉層次，具有極爲重要的意義。

虛印的修煉，可交通左右，平衡陰陽，獲取高強能量，產生巨大攻效，從而返本歸元，進入混元歸一、練虛合道的高級境界。

第五章

張式太極混元功理論基礎

氣功的形成和發展與陰陽、五行、八卦、臟腑、經絡等基礎理論知識關係密切，運用這些理論指導練功，可獲得事半功倍的效果。

第一節　陰陽學說與氣功

一、陰陽的概念

陰陽學說是祖國傳統文化的哲學思想體系，也是重要的氣功理論基礎。早在殷周時期，陰陽學說的雛形就產生了，到了百家爭鳴的春秋戰國時期，陰陽學說得到了更大的發展。

陰陽，是對自然界相互關聯的某些事物和現象對立雙方的概括，即含有對立統一的概念。陰和陽，既可代表相互對立的事物，又可用以分析一個事物內部所存在著的相互對立的兩個方面。

陰陽學說認為，世界是物質性的整體，世界本身是陰陽二氣對立統一的結果。宇宙間的任何事物，都包含著陰陽相互對立的兩個方面。由於陰和陽的對立統一矛盾運動是宇宙間一切事物內部所固有的，宇宙間一切事物的發生、發展和變化，都是陰和陽的對立統一矛盾運動的結果，所以《素問·陰陽應象大論》云：「陰陽者，天地之道也，萬物之綱紀，變化之父母，生殺之本始，神明之府也。」

陰和陽代表著相互對立又相互關聯的事物屬性。一般地說，凡是劇烈運動著的、外向的、上升的、溫勢的、明亮的都屬於陽；相對靜止著的、內守的、下降的、寒冷的、晦暗的都屬於陰。

如以天地而言，則「天爲陽，地爲陰」。以水火而言，則「水爲陰，火爲陽」。以動靜而言，則「靜爲陰，動爲陽」。以物質的運動變化而言，則「陽化氣，陰成形」。陰和陽的相對屬性引入於氣功、醫學領域，就是把對於人體具有推動、溫煦、興奮等作用的物質和功能，統屬於陽；對於人體具有凝聚、滋潤、抑制等作用的物質和功能，統屬於陰。

事物的陰陽屬性，也不是絕對的，而是相對的。這種相對性，一方面表現爲在一定的條件下，陰和陽之間可以發生相互轉化，即陰可以轉化爲陽，陽也可以轉化爲陰；另一方面體現於事物的無限可分性，陰陽之中仍有陰陽可分。

由此可見，宇宙間的任何事物都可以概括爲陰和陽兩類，任何一種事物內部又可分爲陰和陽兩個方面，而每一事物中的陰或陽的任何一方，還可以再分陰陽，這種事物既相互對立而又相互聯繫的現象，在自然界是無窮無盡的。

二、陰陽學說的基本內容

㈠陰陽的對立制約

陰陽學說認爲，世間一切事物或現象都存在著相互對立的陰陽兩個方面。陰陽既是對立的，又是統一的，統一是對立的結果。二者的相互對立，主要表現於它們之間的相互制約、相互消長。陰與陽相互制約和相互消長的結果取得了統一，即取得了動態平衡，稱之爲「陰平陽秘」。

㈡陰陽的互根互用

陰和陽是對立統一的，二者既相互對立，又相互依存，任何一方都不能脫離另一方而單獨存在。陽依存於陰，陰依存於陽，每一方都以其相對的另一方的存在爲自己存在的條件。

㈢陰陽的消長平衡

陰和陽之間的對立制約、互根互用，並不是處於靜止的和不變的狀態，而是始終處於不斷的運動變化之中，所以說「消長平衡」。所謂「消長平衡」，就是指陰和陽之間的平衡不是靜止的和絕對的平衡，而是在一定限度、一定時間內的「陰消陽長」「陽消陰長」之中維持著相對的平衡。

㈣陰陽的相互轉化

陰陽轉化是指陰陽對立的雙方，在一定的條件下，可以各自向其相反的方向轉化，即陰可以轉化爲陽，陽也可以轉化爲陰。陰陽相互轉化，一般都表現在事物變化的「物極」階段，即「物極必反」。如果說「陰陽消長」是一個量變過程的話，那麼陰陽轉化便是在量變基礎上的質變。陰陽的轉化，雖然也可發生突變，但大多數是一個由量變到質變的發展過程。

綜上所述，陰和陽是事物的相對屬性，因而存在著無限可分性。陰陽的對立制約、互根互用、消長平衡和相互轉化等，是說明陰和陽之間的相互關係不是孤立的、靜止不變的，它們之間是相互聯繫、相互影響、相反相成的。

三、陰陽學說在張式太極混元功中的應用

陰陽學說廣泛應用於張式太極混元功的諸多方面，它對本功的指導規範作用，主要表現在功法的編排、練功的方法和方式以及疾病的診斷和治療上。

本功功法的編排以動功和靜功爲主，體現了陰陽相配、動靜相兼、動中有靜、靜中有動的特點。功法中的「懷抱太極」「負陰抱陽」「坐轉乾坤」「抽坎塡離」等諸多動作，都是以調整陰陽爲目的的。練功的方式，也符合人體的陰陽之性，如動練靜養、陽呼陰吸、升降有序、開合有度，均體現了陰陽對應。在疾病的診斷和治療方面，陰陽學說也發揮著重要作用，根據陰陽的屬性，不僅在辨證施功中能夠正確地區分陰陽，而且在治療上也「謹察陰陽所在而調之」，運用「熱者寒之」「寒者熱之」「陽病治陰，陰病治陽」等諸多治療方法，使人體陰陽處於平衡的狀態。

第二節　五行學説與氣功

五行學說是我國古代的一種樸素的唯物主義哲學思想，也是中國自然科學的唯物主義世界觀的基礎。

五行學說認爲，世界是由木、火、土、金、水五種最基本的物質構成的。自然界各種事物和現象的發展變化，都是這五種物質不斷運動和相互作用的結果，所以稱之爲「五行」，也叫作「五運」。

一、五行學說的基本內容

五行學說的基本內容包括五行歸類與五行變化的基本規律兩個方面。

㈠五行歸類

古人按照事物的不同性質、作用和形態，把事物分別歸屬於五行之中，借以闡述事物之間的複雜關係，以及事物與外界環境之間的相互關係。這種用五行歸納事物的方法，基本上已不是木、火、土、金、水的本身了，而是按其特點，抽象地概括出不同事物的屬性。

如木的特點是生發、柔和，凡具有這種特性的事物，便概括稱之爲木；火的特點是溫熱、上炎，凡具有這種特性的事物，便概括稱之爲火；土的特點是長養、育化，凡具有這種特性的事物，便概括稱之爲土；金的特點是清肅、堅勁，凡具有這種特性的事物，便概括稱之爲金；水的特點是寒潤、下行，凡具有這種特性的事物，便概括稱之爲水，等等。現將自然界和人體的五行屬性，予以綜合

表5－1 自然界和人體五行屬性表

五行與自然						五行	五行與人體					
五方	五味	五色	五化	氣候	時令		五臟	六腑	五官九竅	五液	五體	五志
東	酸	青	生	風	春	木	肝	膽	目	淚	筋	怒
南	苦	赤	長	暑	夏	火	心	小腸	舌	汗	脈	喜
中	甘	黃	化	濕	長夏	土	脾	胃	口	涎	肉四肢	思
西	辛	白	收	燥	秋	金	肺	大腸	鼻	涕	皮毛	悲憂
北	鹹	黑	藏	寒	冬	水	腎	膀胱	耳二陰	唾	骨	驚恐

簡介（如表5－1）。

㈡五行變化的基本規律

五行變化的基本規律包括相生規律，相剋規律，制化規律，相乘、相侮規律。

五行學說，主要是以五行相生、相剋來說明事物之間的相互關係。相剋，即相互滋生和促進；相剋，即相互制約和剋制。五行的生剋是事物運動變化的正常規律，在自然界屬於正常範疇，在人體則屬於生理現象。

1.相生規律

五行始於木而終於水，以木、火、土、金、水依次滋生，循環無盡。即木生火、火生土、土生金、金生水。

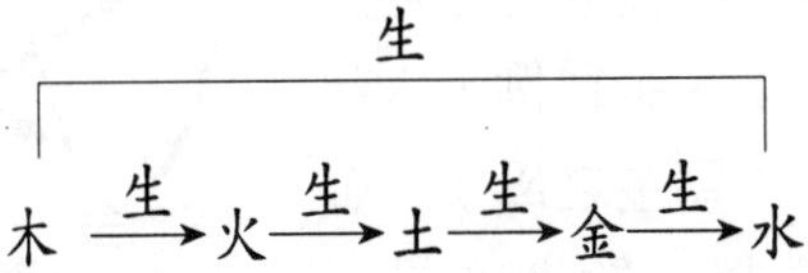

生（水→木）

木 —生→ 火 —生→ 土 —生→ 金 —生→ 水

在相生關係中，任何一行都具有「生我」和「我生」兩方面的關係，「生我」者爲母，「我生」者爲子。故五行的相生關係，又稱爲「母子」關係。以火爲例，生我者爲木，則木爲火之母；我生者爲土，則土爲火之子，餘可類推。

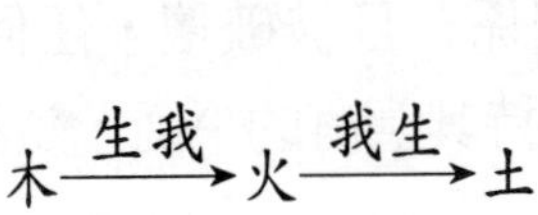

木 —生我→ 火 —我生→ 土

2.相剋規律

事物若沒有相互制約和牽制，就容易失去平衡，就不能有事物的協調變化及發展。因此這種相剋的關係，也是往復無窮，即木剋土、土剋水、水剋火、火剋金、金剋木。

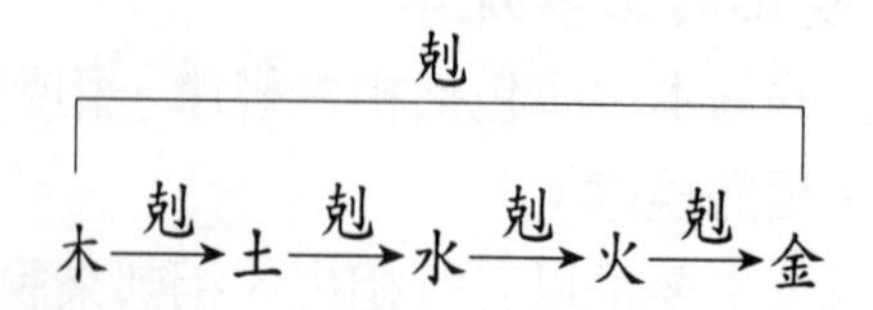

3.制化規律

五行的生剋關係是不可分割的兩個方面，沒有生和剋，就意味著事物沒有本源和發展。因此只有生中有制、制中有生、相反相成，事物才能保持動態平衡，運行不息。制化規律具體表現爲：如母被剋，所生之子必反過來成爲剋母之物的剋星。以木、土、金爲例，木剋土，土生金（土爲金之母），金反過來剋木救母。餘者亦是一理：火剋金，金生水，水剋火；土剋水，水生木，木剋土；金剋木，木生火，火剋金；水剋火，火生土，土剋水（如圖5－1）。

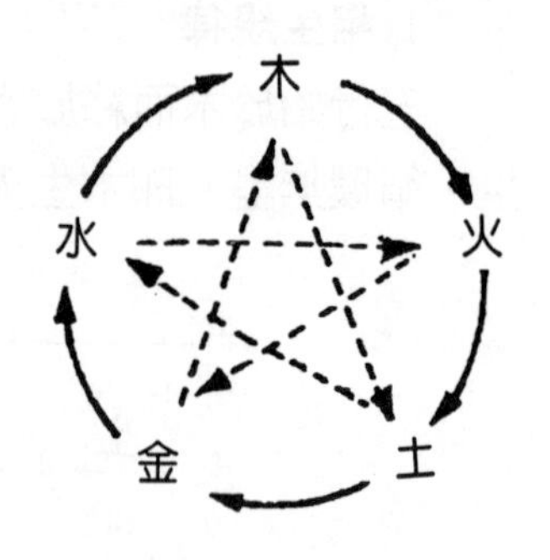

圖5－1　制化規律圖

4.相乘、相侮規律

五行的生剋關係一旦被破壞，任何一方的太過或不及，均影響事物保持其應有的平衡，這種反常狀態，就稱爲相乘或相侮。

【相乘】五行中的生剋所揭示的是事物發展的自然法則，只要不超過正常制約的程度，剋與被剋都是生態平衡的一種維持。但如果剋者過於強盛，對被剋者呈摧枯拉朽之勢，或被剋者過於虛弱，對剋者的進攻毫無招架之功，便形成了相乘的局面。「乘」有乘虛進犯、乘機打劫之意。如水剋火，本意是指兩種事物通過相互剋制以達到水不氾濫、火不蔓延的目的。但如果以汪洋之水與獨頭之火相剋制，則火必危急，這就叫作相乘。

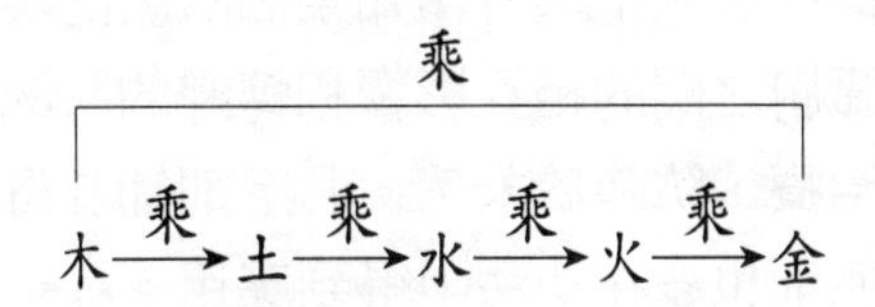

【相侮】即相剋的反向，又叫做「反剋」。指被剋者過於強盛，恃強凌弱，反而欺侮主剋的一方。就如我們平時所說的「打虎不成，反被虎傷」。成語中的「杯水車薪」即含有水火反剋的意思。現以木為例說明乘侮關係（如圖5－2）。

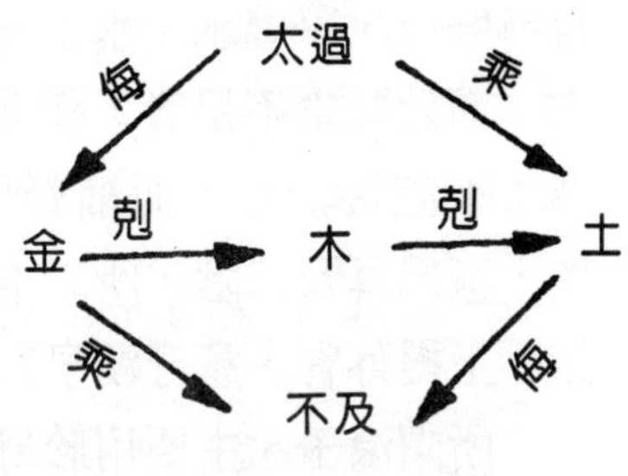

圖5－2　乘侮關係圖

二、五行學說在張式太極混元功中的應用

五行學說不僅闡述了人體臟腑組織之間的生理、病理的關係，而且還概括了人體與外界環境之間相互聯繫的統一性。所以本功應用五行學說防病治病、增進健康，能夠發揮重要的作用。

五行的歸屬和五行的生剋、制化規律認為，人體是一個有機的整體，內臟的病變可以反映到體表，如面見青色，喜食酸味，脈見弦象，可以診斷爲肝病；面見赤色，口味苦，脈象洪，可以診斷爲心火亢盛；脾虛的病人，面見青色，爲木來乘土；心臟病人，面見黑色，爲水來剋火，等等。內臟的病變也可以反映在本功的手診圖上，通過病理信息的接收，不僅可預知某個臟腑的疾病情況，而且還能掌握臟腑之間的相互影響和轉歸的狀況，及早控制傳變和指導治療，防範於未然。「虛則補其母，實則瀉其子」的治療原則也多在功法中得到應用。

所謂補母，主要用於母子關係的虛證。以肝腎爲例，腎爲肝母，腎屬水，水生肝木。如腎陰不足，不能滋養肝木，而致肝陰不足者，稱爲水不生木或水不涵木。其治法爲：不直接治肝，而補腎母之虛。五行認爲，腎主色爲黑，竅爲耳及二陰，所以本功通過運轉黑色意識球、鳴天鼓、上提外腎、意守湧泉穴等方法以補腎養肝。

所謂瀉子，主要用於母子關係的實證。以肝心爲例，肝木是母，心火是子。如肝火熾盛，有升無降，出現肝實證時，治療可採用瀉心法，即通過推運紅色意識球、意守內關穴而治之。

本功治療所採取的方法，主要應用的是五行的相生規律。不論是母病及子或子盜母氣，還是單純子病，均可用母子關係加強相生力量，按照「補母瀉子」的原則來辨證施功。

五行學說應用廣泛，它也指導著情志療法。情志療法主要治療情志方面的疾病。情志生於五臟，五臟之間有著生剋關係，所以情志之間也存在著這種關係。由於在生理上人的情志變化有著相互抑制的作用，在病理上和內臟有密切關係，故在臨床上可以用情志的相互制約關係來達到治療的目的。如悲爲肺志，屬金；怒爲肝志，屬木。金能剋木，所以悲勝怒。恐爲腎志，屬水；喜爲心志，屬火。水能剋火，所以恐勝喜。怒爲肝志，屬木；思爲脾志，屬土。木能剋土，所以怒勝思。喜爲心志，屬火；憂爲肺志，屬金。火能剋金，所以喜勝憂。思爲脾志，屬土；恐爲腎志，屬水。土能剋水，所以思勝恐。

可以看出，氣功在臨床上依據五行生剋規律確定治療方法，確有其一定的實用價值，而且五官、五體、五液的病變也可大體依照以上隸屬關係治療。但是，並非所有的疾病都能用五行的生剋規律來治療，不要機械地生搬硬套，須按具體病情辨證施功。

第三節　八卦與氣功

八卦，傳說是伏羲氏所創。孔子說，伏羲氏「仰則觀象於天，俯則觀法於地，觀鳥獸之文與地之宜，近取諸身，遠取諸物，於是始作八卦」。他作的八卦，叫伏羲八卦，又叫先天八卦（如圖5－3）。後來，周文王畫的八卦叫文王八卦，又叫後天八卦（如圖5－4）。八卦中的各卦是由三層陽爻（—）或陰爻（--）構成。許多事物，陰中有陽，陽中有陰，靠一爻難以說明究竟。因此，需要採用二爻、三爻或更多爻的卦。

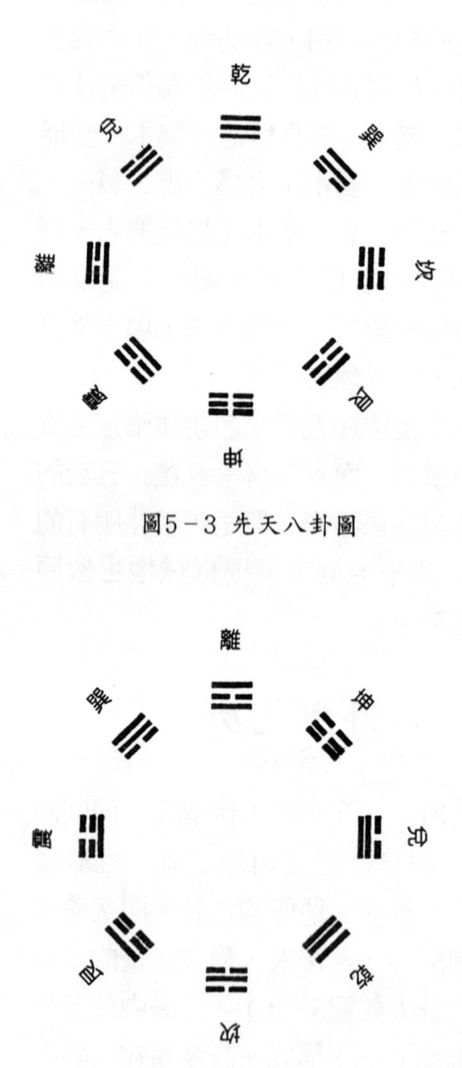

圖5－3 先天八卦圖

圖5－4 後天八卦圖

八卦在張式太極混元功中，主要應用的是後天八卦的坎離二卦和先天八卦的乾坤二卦。乾坤二卦象徵著內氣存在和周行變化的空間範圍，代表純陽之氣和純陰之氣。坎離二卦象徵著練功的藥物，代表腎氣和心氣。

八卦的主導方向是南北，坎離在後天八卦中位居南北方位，乾坤在先天八卦中也位居南北方位。張式太極混元功的修煉可使坎離變乾坤，所以又稱爲後天八卦返回先天八卦，有後天返先天之意。

後天八卦中的坎卦，在人體代表腎，腎居北方陰位，屬水，水具有潤下性寒的特性，但腎氣是熱的，是陰中之陽，故以坎中滿

（☵）來表示。離卦，在人體代表心，心居南方陽位，屬火，火具有炎上性熱的特性，但心氣是寒的，是陽中之陰，故以離中虛（☲）來表示。人體腎水和心火的升降相交，稱爲心腎相交或坎離相交。即將坎中帶有水性的陽爻，抽出去置換離中之陰爻，這樣腎水上升就可以抑制心火，使其不過於太熱，而交變成先天八卦的三陽爻之乾卦（☰），即變爲純陽之氣。同時又用離中帶有火性的陰爻，去置換坎中之陽爻，這樣心火下降就可以溫暖腎水，使其不過於太寒，而交變成先天八卦的三陰爻之坤卦（☷），即變爲純陰之氣。

這種水火互用的過程，稱爲水火相濟，也就是陰平陽秘。陰陽平衡了，心腎相交便會合一，產生和氣，從而補腎，補心，補全身。

在人的先天狀態中，任督二脈未斷，心腎常交，心氣和腎氣不分離，和氣充足，身心健康。在人的後天狀態中，任督二脈斷了，心腎不常交，陰陽分離，才使心中之陽氣到腎中，成爲陰中之陽，即坎中滿；並使腎中之陰氣到心中，成爲陽中之陰，即離中虛。修煉本功後，心腎常交，抽坎塡離，使坎離又逆變爲乾坤，即後天返先天。

第四節　臟腑與氣功

中國醫學的藏象學說，是研究人體各個臟腑的生理功能、病理變化及其相互關係的學說。

藏象學說，是以臟腑爲基礎。臟腑，是內臟的總稱。

臟，即心、肺、脾、肝、腎，合稱為「五臟」；腑，即膽、胃、小腸、大腸、膀胱、三焦，合稱為「六腑」。五臟具有化生和貯藏精氣的生理特點，六腑具有受納和傳化水穀的生理特點。

以五臟為中心的整體觀認為，臟腑是一個整體，五臟與形體諸竅也是一個整體，五臟的生理活動與精神情志密切相關。因此，臟腑生理功能之間的平衡協調，是人體身心健康的重要保證。如臟腑生理功能之間的平衡失調，則會使人失去健康，導致疾病。所以氣功防病治病的機轉，乃可通過調整臟腑生理功能而得以實現。

一、五　臟

五臟的生理功能雖然各有專司，但心臟的生理功能是起著主宰的作用。五臟之間各種生理功能活動的相互依存、相互制約和相互協調平衡，主要是以陰陽、五行學說的理論為基礎進行闡釋的。

㈠心

心居於胸腔，膈膜之上，圓而尖長，形似倒垂的未開蓮蕊，有心包衛護於外。心為神之居、血之主、脈之宗，在五行屬火，起著主宰生命活動的作用。心的生理功能主要有兩方面，一是主血脈，二是主神志。心開竅於舌，其華在面，在志為喜，在液為汗。心與小腸互為表裡。

1.**主血脈**：心主血脈，包括主血和主脈兩個方面。全身的血，都在脈中運行，依賴於心臟的搏動而輸送到全身，發揮其濡養的作用。脈，即血脈，又可稱經脈，為血之府。脈是血液運行的通道，脈道的通利與否，營氣和血液的功能健全與否，直接影響著血液的正常運行。其中心臟的搏動是否正常，起著十分關鍵的作用。

心臟的正常搏動，依賴於心氣。心氣充沛，才能維持正常的心力、心率和心律，血液才能在脈內正常地運行。血液的正常運行，也有賴於血液本身的充盈。

修煉本功，可使心氣充沛，血液充盈，脈道通利，血液在脈內周流不息，營養全身，而見面色紅潤光澤、脈象和緩有力等外在的表現。

2.主神志：心主神志，就是心主神明，或稱心藏神。神有廣義和狹義之分。廣義的神，是指整個人體生命活動的外在表現，也就是通常所說的「神氣」。狹義的神，就是指心所主之神志，是指人的精神、意識、思維活動。心主神明的生理功能與心主血脈的生理功能密切相關。血液是神志活動在物質基礎。正因爲心具有主血脈的生理功能，所以才具有主神明的生理功能。

修煉本功，「全憑心意練功夫」。通過頤養心神，使心主神志的生理功能正常，其表現爲：精神振奮，神志清晰，思考敏捷；對外界信息的反應敏感和正常；心情舒暢，喜從心出；舌體紅活榮潤，柔軟靈活，味覺靈敏，語言流利；練功後，微微汗出。

㈡肺

肺位於胸腔，左右各一。由於肺位最高，故稱「華蓋」。因肺葉嬌嫩，不耐寒熱，易被邪侵，故又稱「嬌藏」。爲魄之處、氣之主，在五行屬金。肺的主要生理功能是：主氣、司呼吸，主宣發肅降，通調水道，朝百脈而主治節，以輔佐心臟調節氣血的運行。肺上通喉嚨，外合皮毛，開竅於鼻，在志爲憂，在液爲涕。肺與大腸互爲表裡。

1.主氣、司呼吸：肺的主氣功能包括主一身之氣和呼吸之氣。肺主一身之氣，是指一身之氣都歸屬於肺，由肺所主。肺主一身之氣，首先體現於氣的生成方面，特別是宗氣的生成。其次，還體現於對全身的氣機具有調節作用。

肺主呼吸之氣，是指肺是身體內外氣體交換的場所，通過肺的呼吸，吸入自然界的清氣，呼出體內的濁氣，實現了體內外氣體的交換。

肺主一身之氣和呼吸之氣，實際上都隸屬肺的呼吸功能。

修煉本功，可使肺的呼吸均勻和調，爲氣的生成和氣機調暢創造必要的條件，從而保證人體新陳代謝的正常進行。

2.主宣發和肅降：所謂「宣發」，是宣發和布散，也就是肺氣向上的升宣和向外周的布散。所謂「肅降」，是清肅、潔淨和下降，也就是肺氣向下的通降和使呼吸道保持潔淨的作用。

肺的宣發和肅降，是相反相成的矛盾運動。在生理情況下相互依存和相互制約，在病理情況下則又常常相互影響。所以說，沒有正常的宣發，就沒有很好的肅降；沒有很好的肅降，也必然會影響正常的宣發。

修煉本功，可使呼吸道通暢，呼吸調勻，體內外氣體得以正常交換，宣發與肅降正常。

3.**通調水道**：通，即疏通；調，即調節；水道，是水液運行和排泄的道路。肺的通調水道功能，是指肺的宣發和肅降對體內水液的輸布、運行和排泄起著疏通和調節的作用。

4.**朝百脈、主治節**：朝，即聚會的意思。肺朝百脈，是指全身的血液，都通過經脈而聚會於肺，通過肺的呼吸，進行氣體的交換，然後再輸布到全身。

治節，即治理和調節。肺主治節，實際上是對肺的主要生理功能的高度概括。

本功的呼吸鍛鍊，促進了氣的升降出入運動，因而輔助心臟，推動和調節血液的運行，並有利於津液的輸布、運行和排泄。肺氣強壯，則人的皮、毛潤澤，嗅覺靈敏，呼吸有利，還能抵禦悲憂等不良情志給人帶來的傷害。

㈢脾

脾位於中焦，在膈之下。它的主要生理功能是主運化、升清和統攝血液。脾開竅於口，其華在唇，在五行屬土，在志爲思，在液爲涎，主肌肉與四肢。脾和胃互爲表裡。

1.**主運化**：運，即轉運輸送；化，即消化吸收。脾主運化，是指脾具有把水穀化爲精微，並將精微物質轉輸至全身的生理功能。脾的運化功能，可分爲運化水穀和運化水液兩個方面。

運化水穀，是對飲食物的消化和吸收。飲食入胃後，必須依賴於脾的運化功能，才能將水穀化爲精微。同樣，也有賴於脾的轉輸和散精功能，才能把水穀精微「灌漑四旁」和布散至全身。

運化水液，是指對水液的吸收、轉輸和布散。所謂運化水液的功能，就是對被吸收的水穀精微中多餘水分，能及時地轉輸至肺和腎，通過肺、腎的氣化功能，化爲汗和尿排出體外。

運化水穀和水液，是脾主運化功能的兩個方面，二者可分而不可離。脾的運化功能，不僅是脾的主要生理功能，而且對於整個人體的生命活動至關重要，故稱脾胃爲「後天之本」，氣血生化之源。

氣功修煉借助特定的腹式呼吸形式，通過膈肌大幅度的升降運動和腹壁收縮、隆起活動，對脾胃進行柔和而有節奏的按摩，這無疑對調整脾胃的功能活動具有重要意義。

2.主升清：脾的運化功能，是以升淸爲主。「升淸」，是指水穀精微等營養物質的吸收和上輸於心、肺、頭、目，通過心肺的作用化生氣血，以營養全身。

氣功修煉可使脾的升淸功能正常。元氣充沛，人體始有生生之機。

3.主統血：脾主統血。統，是統攝、控制的意思，就是脾有統攝血液在經脈之中流行、防止逸出脈外的功能。

本功的修煉，能夠使脾的運化功能健旺。脾氣升發，氣血充盈，氣的固攝作用健全，則涎液上行於口，潤澤口腔，使口味正常而增強食慾，利消化，口唇色澤紅潤。還可調整由於思慮過度給人體帶來的氣滯和氣結等不良後果。

㈣肝

肝位於腹部，橫膈之下，右脇之內。肝爲魂之處，血之藏，筋之宗。肝在五行屬木，主動，主升。肝的主要生理功能是主疏泄和主藏血。肝開竅於目，主筋，其華在爪，在志爲怒，在液爲淚。肝與膽互爲表裡。

1. **主疏泄：**肝主疏泄。疏，即疏通；泄，即發泄、升發。肝的疏泄功能，主要表現在以下三個方面：

調暢氣機：氣機，即氣的升降出入運動。肝的疏泄功能正常，則氣機調暢，氣血和調，經絡通利，臟腑、器官等的活動也就正常。

促進脾胃的運化功能：脾胃的運化功能正常與否的一個極重要環節，是脾的升淸與胃的降濁之間是否協調平衡，而肝的疏泄功能，又和脾胃的升降密切相關。肝的疏泄功能正常，是脾胃正常升降的一個重要條件。肝的疏泄有助於脾胃的運化功能，還體現於膽汁的分泌與排泄：肝的疏泄正常，膽汁就能正常地分泌和排泄；肝氣鬱結，則可影響膽汁的分泌與排泄。

調暢情志：情志活動，是屬於心主神明的生理功能，但亦與肝的疏泄功能密切相關。這是因爲，正常的情志活動，主要依賴於氣血的正常運行，情志異常對機體生理活動的重要影響，也在於干擾正常的氣血運行。肝的疏泄功能正常，則氣機調暢，氣血和調，心情就易於開朗。

修煉本功，使人進入恬淡虛無、舒適自然的入靜狀態，有助於肝臟發揮正常的疏泄功能。

2.**主藏血：**肝藏血是指肝有貯藏血液和調節血量的生理功能。肝的藏血功能，主要體現於肝內必須貯存一定的血量，以制約肝的陽氣升騰，勿使過亢，以維護肝的疏泄功能，使之沖和條達。肝的藏血，亦有防止出血的重要作用。另外，還包含著調節人體各部分血量的分配，特別是對外周血量的調節起著主要的作用。

修煉本功，可使肝藏血的功能正常。藏血與疏泄相平衡，則「魂有所舍」，情緒開朗、平抑怒氣，淚液濡潤、分泌正常，筋有所養、運動有力而靈活，爪甲堅韌明亮、紅潤光澤，目光炯炯有神。

㈤腎

腎位於腰部，脊柱兩旁，左右各一。由於腎藏有「先天之精」，爲臟腑陰陽之本，生命之源，故稱腎爲「先天之本」。腎在五行屬水。它的主要生理功能爲藏精，主生長、發育、生殖和水液代謝；腎主骨生髓，外榮於發，開竅於耳和二陰，在志爲恐與驚，在液爲唾。腎與膀胱互爲表裡。

1.**藏精，主生長、發育和生殖：**藏精，是腎的主要生理功能。就是說，腎對於精氣具有閉藏的作用。腎對於精氣的閉藏，主要是爲精氣在體內能充分發揮其應有的生理效應，創造良好的條件，不使精氣無故流失，影響機體的生長、發育和生殖能力。腎所藏的精氣包括「先天之精」和「後天之精」，二者相互依存，相互爲用。

腎中精氣的主要生理效應是促進機體的生長、發育和逐步具備生殖能力。《素問·上古天眞論》說：「女子七歲，腎氣盛，齒更，髮長；二七而天癸至，任脈通，太衝脈盛，月事以時下，故有子；三七，腎氣平均，故眞牙生而長極；四七，筋骨堅，髮長極，身體盛壯；五七，陽明脈衰，面始焦，髮始墮；六七，三陽脈衰於上，面皆焦，髮始白；七七，任脈虛，太衝脈衰少，天癸竭，地道不通，故形壞而無子也。丈夫八歲，腎氣實，髮長齡更；二八，腎氣盛，天癸至，精氣溢瀉，陰陽和，故能有子；三八，腎氣平均，筋骨勁強，故眞牙生而長極；四八，筋骨隆盛，肌肉滿壯；五八，腎氣衰，髮墮齒槁；六八，陽氣衰竭於上，面焦，髮鬢頒白；七八，肝氣衰，筋不能動，天癸竭，精少，腎臟衰，形體皆極；八八，則齒髮去。」

《素問·上古天眞論》的這一段論述，明確地指出了機體生、長、壯、老、已的自然規律，與腎中精氣的盛衰密切相關。

修煉本功能夠強壯腎中精氣，使腎陰發揮滋養、濡潤機體各個臟腑組織器官的作用，使腎陽增強推動、溫煦機體各個臟腑組織器官的功能。

2.主水：腎主水液，主要是指腎中精氣的氣化功能對於體內津液的輸布和排泄、維持體內津液代謝的平衡，起著極爲重要的調節作用。

修煉本功，能加強腎中精氣的蒸騰氣化作用，氣化正常，則開合有度。開，是指代謝的產物排出體外；合，是指機體所需要的津液能在體內得以輸布。

3.主納氣：納，即固攝、受納的意思。腎主納氣，是指腎有攝納肺所吸入的清氣、防止呼吸表淺的作用，保證體內外氣體的正常交換。

修煉本功，可增強腎的納氣功能，使呼吸均勻和調，細長深緩。

修煉本功，可使腎中精氣充沛。例如舌抵上腭，則津唾滿口，咽之可養腎精；叩齒，則牙齒堅固而不易脫落；鳴天鼓，則髓海得養，聽覺靈敏，分辨力提高；精血充盈，則髮長而光澤；腎氣足，則無所畏懼，不受驚恐之擾。骨堅髓盈。二便功能正常。

三、六　腑

六腑以受納和傳化水穀爲其生理特點，故有實而不能滿、以降爲順、以通爲用之說。

㈠膽

膽，居六腑之首。膽的主要生理功能是貯存和排泄膽汁。膽汁的化生和排泄，由肝的疏泄功能控制和調節。

修煉本功，可使肝的疏泄功能正常，膽汁排泄暢達，脾胃運化功能健旺。

㈡胃

胃，又稱胃脘，分上、中、下三部。胃的上部稱上脘，包括賁門；胃的中部稱中脘，即胃體的部位；胃的下部稱下脘，包括幽門。胃的主要生理功能是受納與腐熟水穀，以降爲和。

1.主受納、腐熟水穀：受納，是指接受和容納之意。腐熟，是指飲食物經過胃的初步消化，形成食糜之意。飲食入口，經過食管，容納於胃，經過胃的腐熟後，下傳於小腸，其精微經脾之運化而營養全身。

2.主通降，以降爲和：胃爲「水穀之海」，飲食物入胃後，必須下行入小腸，進一步消化吸收，所以說胃主通降，以降爲和。由於在藏象學說中以脾升胃降來概括機體整個消化系統的生理功能，因此胃的通降作用，還包括小腸將食物殘渣下輸於大腸及大腸傳化糟粕的功能在內。

修煉本功，可出現腸鳴音增強、胃腸蠕動加快、食慾改善、大便通暢等表現，這是脾胃共同作用的結果。胃氣壯，五臟六腑、四肢百骸就會得到充足的營養，從而爲全面增強體質提供了物質保障。

㈢小腸

小腸，是一個相當長的管道器官，位於腹中，其上口在幽門處與胃之下口相接，其下口在闌門處與大腸之上口相連。小腸的主要生理功能是受盛、化物和泌別清濁。

1.主受盛和化物：受盛，是接受、以器盛物的意思。化物，具有變化、消化、化生的意思。受盛和化物，是指飲食物經胃入小腸後，在小腸內必須有相當時間的停留，以利於進一步消化和吸收。

2.泌別清濁：泌，即分泌；別，即分別。小腸的泌別清濁功能，主要體現於三個方面：⑴將消化後的飲食物，分別爲水穀精微和食物殘渣兩部分；⑵將水穀精微吸收，把食物殘渣向大腸輸送；⑶吸收水穀精微的同時，也吸收了大量的水液。

修煉本功，可使小腸受盛、化物和泌別清濁的功能加強，精微物質吸收得好，二便正常。

㈣大腸

大腸亦居腹中，其上口在闌門處緊接小腸，其下端緊接肛門。大腸的主要生理功能是傳化糟粕。

大腸接受經過小腸泌別清濁後所剩下的食物殘渣，再吸收其中多餘的水液，形成糞便，經肛門而排出體外。

修煉本功，可使大腸傳化糟粕的功能加強，大便通暢。

㈤膀胱

膀胱位於小腹中央，爲貯尿的器官。其主要生理功能是貯尿和排尿。

尿液爲津液所化，在腎的氣化作用下生成，下輸於膀胱。尿液在膀胱內瀦留至一定程度時，即可及時自主地排出體外。

膀胱的貯尿和排尿功能，全賴於腎的氣化功能。所謂膀胱氣化，實際上隸屬於腎的蒸騰氣化。

修煉本功，加強了腎的氣化作用，從而使膀胱能夠正常發揮貯尿和排尿的功能。

㈥三焦

三焦是上焦、中焦、下焦的合稱，三焦的主要生理功能是主持諸氣，通行水道。

1.**主持諸氣，總司全身的氣機和氣化**：三焦是氣的升降出入的通道，又是氣化的場所，故有主持諸氣、總司全身氣機和氣化的功能。人體的氣，通過三焦而輸布到五臟六腑，充沛於全身。

2.**爲水液運行之道路：**三焦有疏通水道、運行水液的作用，是水液升降出入的通路。

3.**上焦、中焦、下焦的部位劃分及其各自的生理功能特點：**

上焦：一般都將橫膈以上的胸部，包括心、肺兩臟和頭面部稱作上焦。上焦的生理功能特點是主氣的升發和宣散，其生理功能，不是有升無降，而是「升已而降」，故說「若霧露之溉」。《靈樞·營衛生會》也因此而概括爲「上焦如霧」。

中焦：中焦的部位，是指膈以下、臍以上的上腹部。其所屬的臟腑，從解剖部位來說，包括脾、胃、肝、膽。中焦的生理功能特點，包括脾和胃的整個運化功能。《靈樞·營衛生會》概括爲「中焦如樞」。

下焦：下焦的部位，一般都將胃以下的部位和臟器，如小腸、大腸、腎和膀胱等稱作下焦。下焦的生理功能特點在《內經》中說是排泄糟粕和尿液，如《靈樞·營衛生會》概括爲「下焦如瀆」，但後世對藏象學說有了發展，將肝腎精血、命門原氣等都歸屬於下焦，因而擴大了下焦的生理功能特點。

修煉本功，可更好地發揮三焦的生理功能，尤其是可增強三焦的氣化功能。三焦是氣的機樞，上焦的氣化作用加強，則心肺氣血流暢，肺氣能更好地發揮霧露之溉的作用，將精微物質，通過「百脈」充養全身；中焦氣機暢達，增強了脾胃之氣，因此食慾旺盛，精力充沛；下焦氣機溫運，就能更好地發揮泌別淸濁、通調水道的作用。

總之，修煉本功能夠使諸氣參與的物質與功能相互轉化的氣化過程，得以順利正常的完成，則三焦通行元氣運行水穀、疏通水道的功能得到正常發揮，新陳代謝正常，生命運動必然旺盛。

第五節　經絡學說與氣功

經絡學說是古人在長期的醫療實踐中，從針灸、推拿、氣功等各個方面積累了經驗，並結合當時的解剖知識，逐步上升為理論的基礎上而產生的。

經絡學說涉及人體的生理功能、病理變化以及診斷和治療等各個領域。千百年來，它不僅有效地指導著中醫學的臨床實踐，而且又促進著氣功的不斷發展。所以，歷代醫學家都十分重視經絡學說，甚至有「不誦十二經絡，開口動手便錯」之說。

經絡學說與氣功關係密切，氣功鍛鍊的一個重要效應，就是通過練功來疏導經絡、平衡經絡之氣，使氣血和利，從而達到防病治病、增進身心健康的目的。因而具備經絡學說的知識，了解經絡學說的理論和內容是十分必要的。

一、經絡的概念和經絡系統的組成

㈠經絡的概念

經絡是人體組織結構的重要組成部分，是運行氣血，聯絡臟腑，溝通表裡上下，調節機體各部功能的通路。

經絡，是經脈和絡脈的總稱。經脈是主幹，絡脈是分支。經，有路徑的意思；絡，有網絡的意思。經脈大多循行於深部，絡脈循行於較淺的部位，有的絡脈還顯現於體表。經脈有一定的循行徑路，而絡脈則縱橫交錯，網絡全身，把人體所有的臟腑、器官、孔竅以及皮肉筋骨等組織聯結成一個統一的有機整體。

㈡經絡系統的組成

經絡系統，是由經脈和絡脈組成。在內連屬於臟腑，在外連屬於筋肉、皮膚。

經脈可分爲正經和奇經兩類。正經有十二，即手足三陰經和手足三陽經，合稱「十二經脈」。十二經脈有一定的起止、一定的循行部位和交接順序，有肢體的分布和走向有一定的規律，同體內臟腑有直接的絡屬關係。奇經有八條，即督、任、沖、帶、陰蹻、陽蹻、陰維、陽維，合稱「奇經八脈」，有統率、聯絡和調節十二經脈的作用。

絡脈是經脈的分支，有別絡、浮絡和孫絡之分。別絡較大，共有「十五別絡」；浮絡是循行於人體淺表部位而常浮現的絡脈；孫絡是最細小的絡脈。此外，還有十二經筋及十二皮部。

二、十二經脈

㈠名稱

十二經脈對稱地分布於人體的兩側，分別循行於上肢或下肢的內側或外側，每一經脈分別屬於一個臟或一個腑，因此，十二經脈中每一經脈的名稱，包括手或足、陰或陽、臟或腑三個部分。手經行於上肢，足經行於下肢。陰經行於四肢內側，屬臟；陽經行於四肢外側，屬腑（如表5－2）。

表5－2 十二經脈名稱分類表

	陰經（屬臟）	陽經（屬腑）	循行部位（陰經行於內側，陽經行於外側）	
手	太陰肺經	陽明大腸經	上肢	前　線
	厥陰心包經	少陽三焦經		中　線
	少陰心經	太陽小腸經		後　線
足	太陰脾經*	陽明胃經	下肢	前　線
	厥陰肝經*	少陽膽經		中　線
	少陰腎經	太陽膀胱經		後　線

* 在小腿下半部和足背部，肝經在前緣，脾經在中線。至內踝上八寸處交叉之後，脾經在前緣，肝經在中線。

表5－3 十二經脈流注次序表

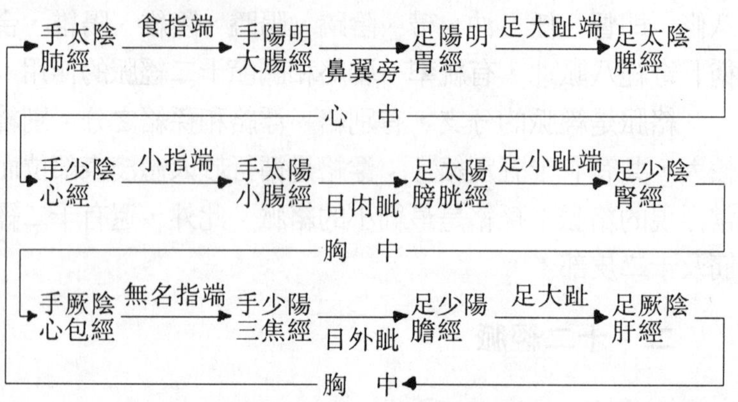

㈡走向、交接及流注次序

走向和交接規律：十二經脈的走向和交接是有一定規律的。《靈樞·逆順肥瘦》篇說：「手之三陰，從臟走手；手之三陽，從手走頭；足之三陽，從頭走足；足之三陰，從足走腹」（如圖5－5）。這樣，就構成一個「陰陽相貫，如環無端」的循環徑路。

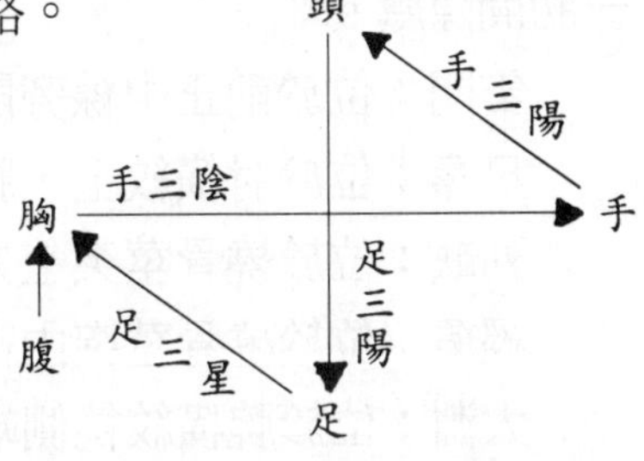

圖5－5　手足陰陽經脈走向交接規律示意圖

流注次序：十二脈分布在人體內外，經脈中的氣血運行是循環貫注的，即從手太陽肺經開始，依次傳至足厥陰肝經，再傳至手太陰肺經，首尾相貫，如環無端。其流注次序如表5－3所示。

㈢循行部位及主要穴位

手太陰肺經：起於中焦，下絡大腸，還循胃口（下口幽門，上口賁門），通過橫膈肌，屬肺，至喉部，橫行至胸部外上方（中府穴），出腋下，沿上肢內側前緣下行，過肘窩入寸口上魚際，直出拇指之端（少商穴）（如圖5－6）。

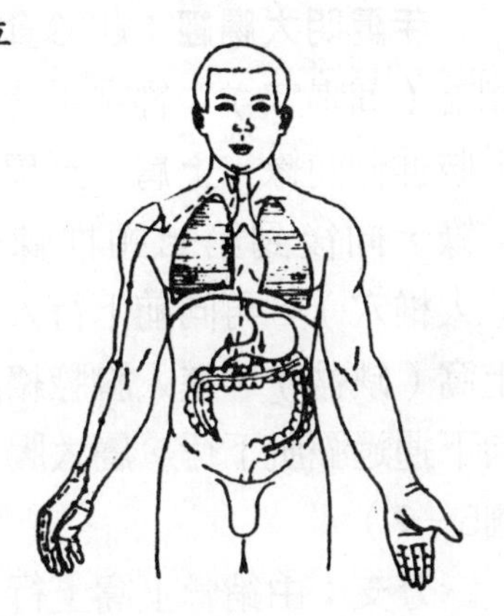
圖5－6　手太陰肺經

分支：從手腕的後方（列缺穴）分出，沿掌背側走向食指橈側端（商陽穴），交於手陽明大腸經。

病證：胸悶脹滿，缺盆疼痛，喘咳，氣逆，煩心，掌心熱，中風小便數而欠，喘渴，橈臂痛，咽喉腫痛，肩背痛等。

主要穴位：

中府：位於胸前壁外上方，前正中線旁開6寸，平第一肋間隙處。

雲門：位於前正中線旁開6寸，鎖骨外端下緣處。

尺澤：位於肘橫紋上，肱二頭肌腱的橈側緣。

列缺：位於橈骨莖突上方，腕橫紋上1.5寸。

經渠：位於橈骨莖突內緣，腕橫紋上1寸。

太淵：位於腕橫紋橈側端，橈動脈橈側凹陷中。

魚際：位於第一掌骨中點，赤白肉際處。

少商：位於拇指橈側，距指甲角約0.1寸處。

手陽明大腸經：起於食指橈側端（商陽穴），經過手背行於上肢伸側前緣，上肩，至肩關節前緣，向後到第七頸椎棘突下（大椎穴），再向前下行入鎖骨上窩（缺盆），進入胸腔絡肺，向下通過膈肌下行，屬大腸（如圖5－7）。

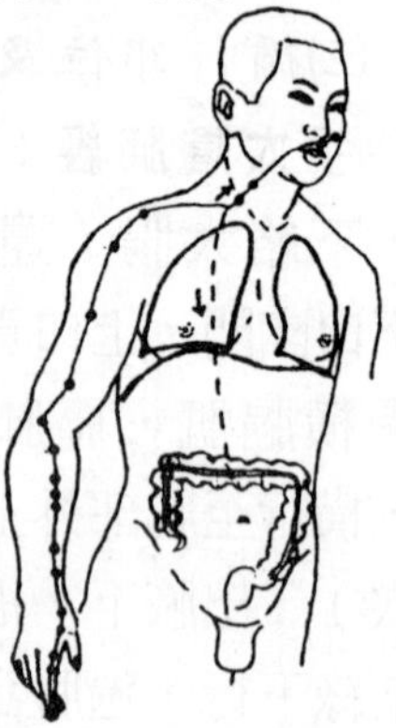

圖5－7　手陽明大腸經

分支：由銷骨上窩上行，經頸部至面頰，進入下齒中，回出挾口兩旁，左右交叉於人中，至對側鼻翼旁（迎香穴），交於足陽明胃經。

病證：下牙痛，咽喉腫痛，鼻衄，鼻流清涕，口乾，目黃，頸腫，上肢伸側前緣及肩部疼痛或運動障礙等。

主要穴位：

商陽：位於食指橈側緣，距指甲角0.1寸處。

二間：位於第二掌指關節橈側前緣，當赤白肉際處。

合谷：位於第一、二掌骨之間，約當第二掌骨橈側之中點。

陽谿：位於腕背横紋橈側，拇指翹起時，掌拇短伸肌腱與拇長伸肌腱之間的凹陷中。

手三里：位於陽谿與曲池的連線上，曲池下2寸。

曲池：屈肘，在肘橫紋橈側端凹陷中。

肩髃：位於肩峰前下方，當肩峰與肱骨大結節之間。上臂平舉時，肩部出現兩個凹陷，前方的凹陷就是此穴。

迎香：位於鼻翼旁0.5寸，鼻翼外緣中部的鼻唇溝中。

足陽明胃經：起於鼻旁（迎香穴），挾鼻上行，左右側交會於鼻根部，旁行入目內眦，與足太陽經相交，向下沿鼻柱外側，入上齒中，還出，挾口兩旁，環繞嘴唇，在頦唇溝承漿穴處左右相交，分別沿下頷的後下方，經大迎，過耳前，沿髮際，到額前（如圖5－8）。

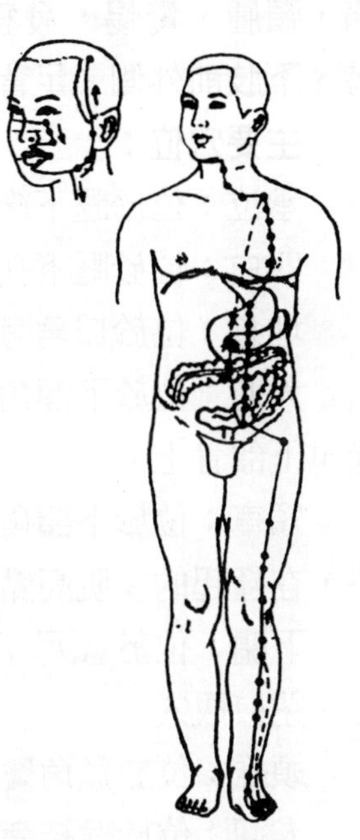

圖5－8 足陽明胃經

【分支】從大迎穴前方下行到人迎穴，沿喉嚨向下後行至大椎，折向前行，入缺盆，深入體腔，下行穿過膈肌，屬胃，絡脾。

【直行者】從缺盆出體表，沿乳中線下行，挾臍兩旁（旁開2寸），下行至腹股溝處的氣街穴。

分支：從胃下口幽門處分出，沿腹腔內下行到氣街穴，與直行之脈會合，而後下行大腿前側，至膝臏，沿下肢脛骨前緣下行至足背，入足第二趾外側端（厲兌穴）。

【分支】從膝下3寸處（足三里穴）分出，下行入中趾外側端。

【分支】從足背上衝陽穴分出，前行入足大趾內側端（隱白穴），交於足太陰脾經。

病證：高熱汗出，鼻衄，唇疹，口喎，頭痛，咽喉腫痛，頸腫，驚惕，發狂，脘腹脹滿，腸鳴，腹水，腹股溝、下肢前外側、足背及第三足趾疼痛或運動障礙。

主要穴位：

承泣：位於眶下緣與眼球之間。

四白：位於眶下孔凹陷中。

地倉：位於口角旁0.4寸。

大迎：位於下頜角前下方1.3寸，當咬肌附著部的前緣，下頜骨上。

頰車：位於下頜角前上方一橫指凹陷中。上下齒咬緊時，在隆起的咬肌高點處。

下關：位於顴弓下緣凹陷處，當下頜骨髁狀突的前方。閉口取穴。

頭維：位於額角鬢髮前緣直上，距髮際0.5寸。

人迎：位於喉結旁開1.5寸，胸鎖乳突肌前緣。

缺盆：位於乳中線直上，鎖骨上窩中點處。

天樞：位於臍旁2寸。

犢鼻：位於髕骨下方，髕韌帶外側凹陷中。

足三里：位於犢鼻下3寸，距脛骨前嵴外側一橫指。

解谿：位於足背的踝關節橫紋中點。

厲兌：位於第二趾外側距趾甲角約0.1寸處。

足太陰脾經：起於足大趾內側端（隱白穴），沿內側赤白肉際，上行過內踝的前緣，沿小腿內側正中線上行，在內踝上8寸處，交出足厥陰肝經之前，上行沿大腿內側前緣進入腹部，屬脾，絡胃。向上穿過膈肌，沿食道兩旁，連舌體，散舌下（如圖5－9）。

【分支】從胃別出，上行通過膈肌，注入心中，交於手少陰心經。

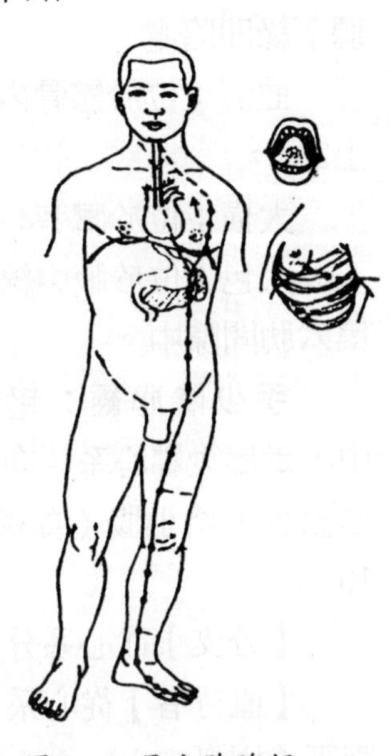

圖5－9 足太陰脾經

病證：舌本強，食則嘔，善噫，倦怠乏力，脘腹脹痛，大便溏泄，下肢內側腫痛或厥冷，足大趾運動障礙。

主要穴位：

隱白：位於足大趾內側，距趾甲角0.1寸處。

大都：位於足大趾內側，第一跖趾關節前緣，赤白肉際處。

太白：位於第一跖趾關節後緣，赤白肉際處。

商丘：位於內踝前下方凹陷中，當舟骨結節與內踝高點連線之中點。

三陰交：位於內踝上3寸，脛骨內後緣。

陰陵泉：位於脛骨內側髁下緣凹陷處。

血海：位於髕骨內上緣上2寸。

大橫：位於臍旁4寸。

大包：位於腋中線上，第六肋間隙中。

手少陰心經：起於心中，走出後屬心系，向下穿過膈肌，絡小腸（如圖5－10）。

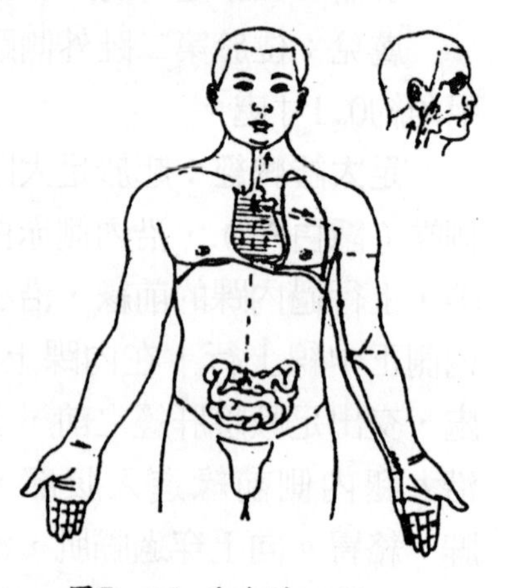

圖5－10 手少陰心經

【分支】從心系分出，挾食道上行，連於目系。

【直行者】從心系出來，退回上行經過肺，向下淺出腋下（極泉穴），沿上肢內側後緣，過肘中，經掌後銳骨端，進入掌中，沿小指橈側，出小指橈側端（少衝穴），交於手太陽小腸經。

病證：心痛，咽乾，口渴，胸脇痛，厥冷，手心熱，目黃，上肢屈側後緣疼痛。

主要穴位：

極泉：位於腋窩正中，在腋動脈旁側。

少海：位於肘橫紋尺側端與肱骨內上髁間。

神門：位於腕橫紋上，當尺側腕屈肌腱的橈側。

少府：握舉時小指與無名指的指尖之間所對的掌心中，當第四五掌骨之間。

少衝：在小指橈側，距指甲角約0.1寸。

手太陽小腸經：起於小指外側端（少澤穴），沿手背、上肢外側後緣，過肘部，到肩關節後面，繞肩胛部，交肩上（大椎穴），前行入缺盆，深入體腔，絡心，沿食道，穿過膈肌，到達胃部，下行，屬小腸（如圖5－11）。

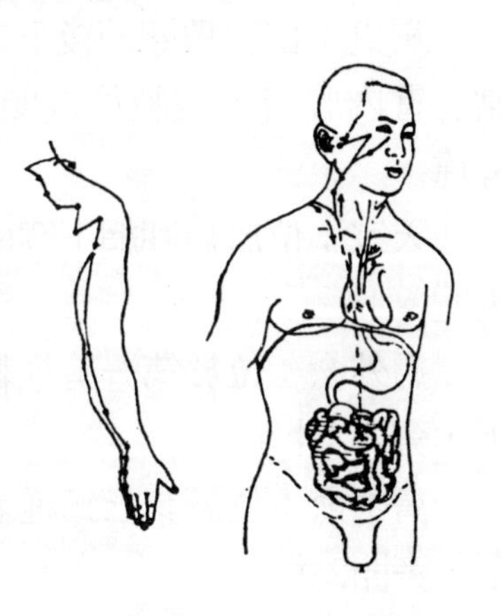

圖5－11　手太陽小腸經

【分支】從缺盆出來，沿頸部上行到面頰，至目外眦後，退行進入耳中（聽宮穴）。

【分支】從面頰部分出，向上行於眼下，至目內眦（睛明穴），交於足太陽膀胱經。

病證：耳聾，目黃，咽痛，下頷及頸部腫痛以至頭不能轉動，肩、臂及上肢伸側後緣疼痛。

主要穴位：

少澤：位於小指尺側，距指甲角約0.1寸處。

後谿：握拳，在第五指掌關節尺側後方赤白肉際，紋頭凹陷中。

腕骨：位於手掌尺側，當第五掌骨的基底與三角骨之間凹陷中。

陽谷：位於腕關節尺側，尺骨莖突與三角骨之間，赤白肉際處取穴。

小海：屈肘，當尺骨鷹嘴與肱骨內上髁之間取穴。

肩貞：位於肩關節後下方，當上臂內收時，在腋後紋頭上1寸處。

天宗：位於肩胛網下窩的中央處。

肩外俞：位於第一胸椎棘突下，旁開3寸。

肩中俞：位於第七頸椎棘突下，旁開2寸。

聽宮：位於耳屏與下頷關節之間，微張口呈凹陷處取穴。

足太陽膀胱經：起於目內眦（睛明穴），向上到達額部，左右交會於頭頂部（百會穴）（如圖5－12）。

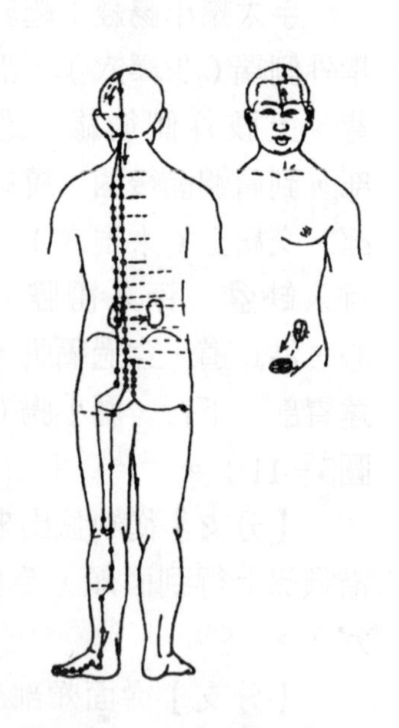

圖5－12 足太陽膀胱經

【分支】從頭頂部分出，到耳上角部。

【直行者】從頭頂部分別向後行至枕骨處，進入顱腔，絡腦，回出分別下行到項部（天柱穴），下行交會於大椎穴，再分左右沿肩胛內側、脊柱兩旁（1.5寸）到達腰部（腎俞穴），進入脊柱兩旁的肌肉（膂），深入體腔，絡腎，屬膀胱。

【分支】從腰部分出，沿脊柱兩旁下行，穿過臀部，從大腿後側外緣下行至膕窩中（委中穴）。

【分支】從項分出下行，經肩胛內側，從附分穴挾脊（3寸）下行至髀樞，經大腿後側至膕窩中與前一支脈會合，然後下行穿過腓腸肌，出走於足外踝後，沿足背外側緣至小趾外側端（至陰穴），交於足少陰腎經。

病證：頭項強痛，痔、瘧、狂、癲疾，目黃，淚出，腰脊痛及運動障礙，半身不遂，膕窩、腓腸肌、足小趾等處疼痛或運動障礙。

主要穴位：

睛明：位於目內眦旁開0.1寸處。

攢竹：位於眉毛內側端凹陷處。

玉枕：位於腦戶旁1.3寸，當枕外粗隆上緣之外側處。

天柱：位於後髮際上0.5寸，當斜方肌的外側緣。

大杼：位於第一胸椎棘突下陶道旁1.5寸處。

肺俞：位於第三胸椎棘突下，旁開1.5寸。

心俞：位於第五胸椎棘突下，旁開1.5寸。

膈俞：位於第七胸椎棘突下，旁開1.5寸。

肝俞：位於第九胸椎棘突下，旁開1.5寸。

膽俞：位於第十胸椎棘突下，旁開1.5寸。

脾俞：位於第十一胸椎棘突下，旁開1.5寸。

胃俞：位於第十二胸椎棘突下，旁開1.5寸。

三焦俞：位於第一腰椎棘突下，旁開1.5寸。

腎俞：位於第二腰椎棘突下，旁開1.5寸。

氣海俞：位於第三腰椎棘突下，旁開1.5寸。

大腸：位於第四腰椎棘突下，旁開1.5寸。

關元俞：位於第五腰椎棘突下，旁開1.5寸。

小腸俞：平第一骶後孔，後正中線旁開1.5寸。

膀胱俞：平第二骶後孔，後正中線旁開1.5寸。

八髎：位於第一、二、三、四骶後孔中（分別稱爲上髎、次髎、中髎、下髎）。

承扶：位於臀橫紋正中處。

委中：位於膕窩橫紋中央。

承山：位於腓腸肌兩側下方。伸直小腿時，當肌腹下出現人字紋處。

崑崙：位於跟腱與外踝之間的凹陷中。

至陰：位於足小趾趾甲角外側，距甲角約0.1寸。

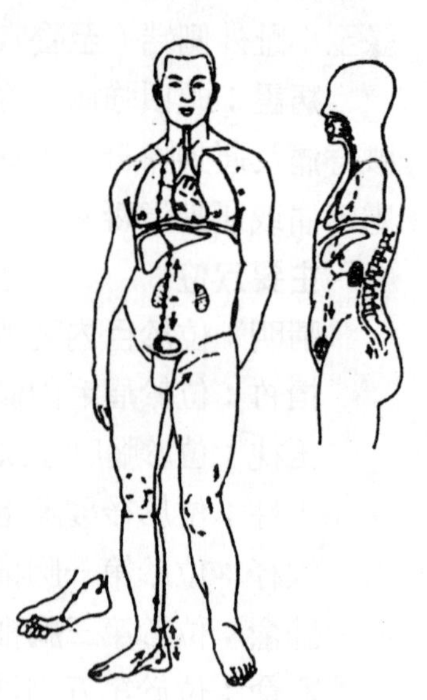

圖5－13 足少陰腎經

足少陰腎經：起於足小趾下，斜行於足心（湧泉穴），出行於舟骨粗隆之下，沿內踝後，分出進入足跟，向上沿小腿內側後緣，至膕內側，上股內側後緣入脊內（長強穴），穿過脊柱，屬腎，絡膀胱（如圖5－13）。

【直行者】從腎上行，穿過肝和膈肌，進入肺，沿喉嚨，到舌根兩旁。

【分支】從肺中分出，絡心，注於胸中，交於手厥陰心包經。

病證：氣短喘促，咳嗽咯血，頭昏目眩，心如懸，驚恐，口舌乾燥，咽乾腫痛，心煩胸悶，心痛，黃疸，腹瀉，腰脊疼痛，下肢無力，厥冷，足心發熱。

主要穴位：

湧泉：位於足底前三分之一的足心處。

太谿：位於內踝與跟腱之間的凹陷中。

腹溜：位於太谿上2寸，當跟腱之前緣。

陰谷：位於膕窩的內側，當半腱肌腱與半膜肌腱之間。

俞府：位於鎖骨下緣，前正中線旁開2寸。

手厥陰心包經：起於胸中，出屬心包絡，向下寄過膈肌，依次絡於上、中、下三焦（如圖5－14）。

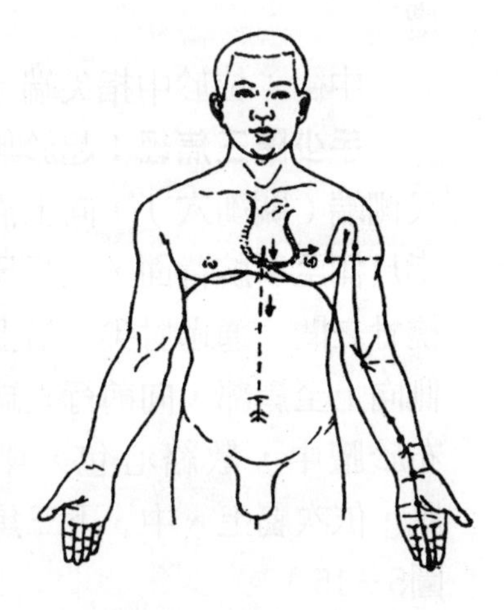

圖5－14　手厥陰心包經

【分支】從胸中分出，沿胸淺出脇部當腋下3寸處（天池穴），向上至腋窩下，沿上肢內側中線入肘，過腕部，入掌中(勞宮穴)，沿中指橈側，出中指橈側端(中衝穴)。

【分支】從掌中分出，沿無名指出其尺側端（關沖穴）。交於手少陽三焦經。

病證：心悸，心煩，胸脇支滿，心痛，精神失常，上肢痙攣，手心熱，腋腫，面赤。

主要穴位：

天池：位於第四肋間隙中，乳頭外側1寸。

曲澤：位於肘橫紋上，肱二頭肌腱的尺側緣。

內關：位於腕橫紋上2寸，橈側腕屈肌腱與掌長肌腱之間。

大陵：位於腕橫紋正中，當橈側腕屈肌腱與掌長肌腱之間。

勞宮：位於第三掌骨的橈側，自然屈指握拳時中指尖所達處。

中衝：位於中指尖端。

手少陽三焦經：起於無名指尺側端（關衝穴），向上沿無名指尺側至手腕背面，上行尺骨、橈骨之間，通過肘尖，沿上臂外側向上至肩部，向前行入缺盆，布於膻中，散絡心包，穿過膈肌，依次屬上、中、下三焦（如圖5－15）。

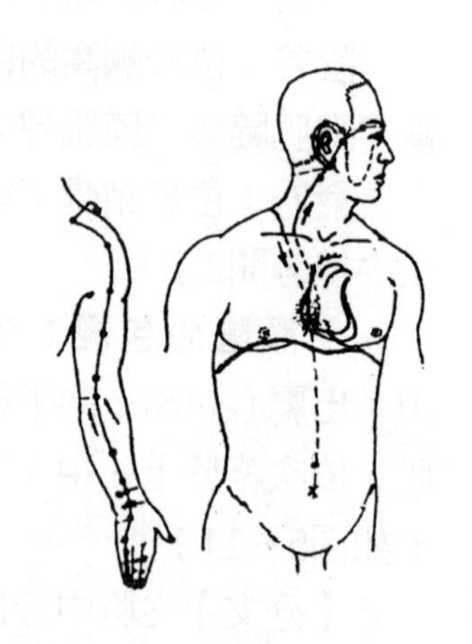

圖5－15 手少陽三焦經

【分支】從膻中分出，上行出缺盆，至肩部，左右交會於大椎，上行到項，沿耳後（翳風穴），直上出耳上角，然後屈曲向下經面頰部至目眶下。

【分支】從耳後分出，進入耳中，出走耳前，經上關穴前，在面頰部與前一分支相交，至目外眦（瞳子髎穴），交於足少陽膽經。

病證：耳聾，咽喉腫痛，頰腫，耳後、肩、臂外痛，無名指和小指運動障礙。

主要穴位：

關衝：位於無名指尺側，距指甲角約0.1寸。

中渚：位於手背第四、第五掌骨間。

陽池：位於手背腕橫紋上，當指總伸肌腱尺側凹陷中。

外關：位於手背腕橫紋上2寸，橈、尺骨之間。

支溝：外關穴上1寸。

天井：位於尺骨鷹嘴後上方，屈肘呈凹陷處。

翳風：位於耳垂後方的凹陷中。

絲竹空：位於眉毛外端凹陷中。

足少陽膽經：起於目外眦（瞳子髎穴），上至頭角（頷厭穴）再向下到耳後(完骨穴)，再折向上行，經額部至眉上（陽白穴），又向後折至風池穴，沿頸下行至肩上，左右交會於大椎穴，前行入缺盆(如圖５－16)。

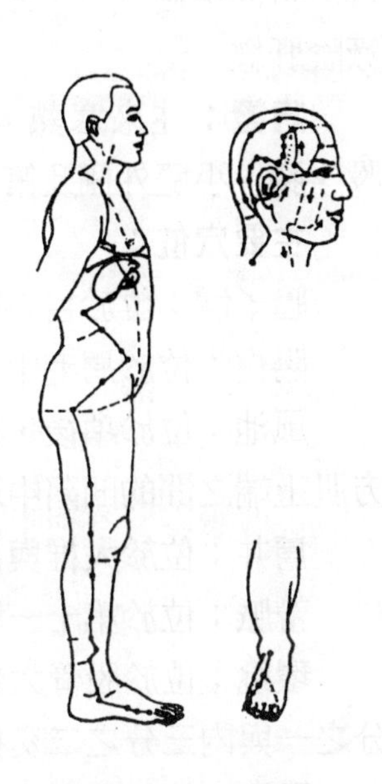

圖5－16　足少陽膽經

【分支】從耳後進入耳中，出走於耳前，至目外眦後方。

【分支】從目外眦分出，下行至大迎穴，同手少陽經分布於面頰部的支脈相合，行至目眶下，向下的經過下頷角部下行至頸部，與前脈會合於缺盆後，進入體腔，穿過膈肌，絡肝，屬膽，沿脇裡淺出氣街，繞毛際，橫向至環跳穴處。

【直行者】從缺盆下行至腋，沿胸側，過季肋，下行至環跳穴處與前脈會合，再向下沿大腿外側、膝關節外緣，行於腓骨前面，直下至腓骨下端，淺出外踝之前，沿足背行出於足第四趾外側端（竅陰穴）。

【分支】從足背（臨泣穴）分出，前行出足大趾外側端，折回穿過爪甲，分布於足大趾爪甲後叢毛處，交於足厥陰肝經。

病證：往來寒熱，口苦，善太息，脇痛，偏頭痛，股、膝、小腿外側及第四足趾等處疼痛或運動障礙。

主要穴位：

瞳子髎：位於目外眦外側，眶骨外側緣凹陷中。

陽白：位於眉毛中點上1寸。

風池：位於項後，與風府穴相平，當胸鎖乳頭肌與斜方肌上端之間的凹陷中取穴。

肩井：位於大椎與肩峰連線的中點。

帶脈：位於第十一肋游離端直下與臍相平處。

環跳：位於股骨大轉子最高點與骶管裂孔連線的外三分之一與內三分之二交接點處。

居髎：位於髂前上棘與股骨大轉子最高點連線的中點。

陽陵泉：位於腓骨小頭前下方凹陷中。

光明：位於腓骨前緣，外踝尖直上5寸。

陽輔：位於腓骨前緣，外踝尖上4寸。

懸鍾：位於腓骨後緣，外踝尖上3寸。

丘墟：位於外踝前下方，當趾長伸肌腱外側凹陷處。

足臨泣：位於第四、五跖骨結合部之前的凹陷處，當小趾伸肌腱外側。

俠谿：位於第四、五跖趾關節前凹陷中。

足竅陰：位於第四趾外側，距趾甲角約0.1寸。

足厥陰肝經：起於足大趾爪甲後叢毛處，向上沿足背至內踝前1寸處（中封穴），向上沿脛骨內緣，在內踝上8寸處交出足太陰脾經之後，上行過膝內側，沿大腿內側中線進入陰毛中，繞陰器，至小腹，挾胃兩旁，屬肝，絡膽，向上穿過膈肌，分布於脇肋部，沿喉嚨的後邊，向上進入鼻咽部，上行連接目系，出於額，上行與督脈會於頭頂部（如圖5－17）。

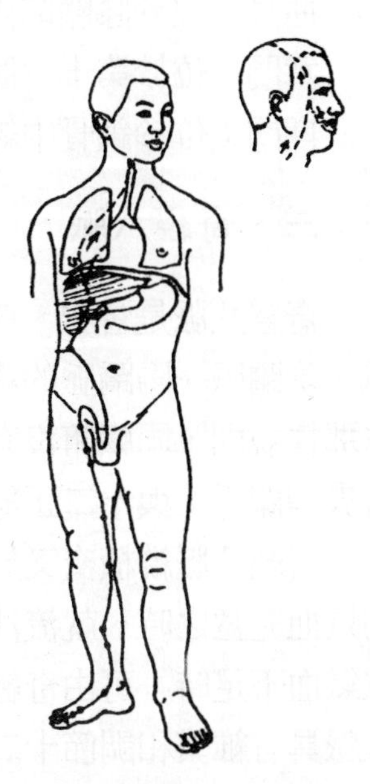

圖5－17　足厥陰肝經

【分支】從目系分出，下行於頰裡，環繞在口唇的裡邊。

【分支】從肝分出，穿過膈肌，向上注入肺，交於手太陰肺經。

病證：脇脹痛，胸滿，腰痛，潰疝，婦人少腹腫，嘔逆，餐泄，狐疝，遺尿，癃閉。

主要穴位：

大敦：位於足大趾外側，距趾甲角約0.1寸。

行間：位於第一、二跖趾關節之前凹陷中。

太衝：位於足背第一、二跖骨結合部之前凹陷中。

曲泉：位於膝關節內側橫紋上方的凹陷中。

章門：位於第十一肋骨游離端下緣處。

期門：位於鎖骨中線，第六肋間隙。

三、奇經八脈

奇經八脈是督脈、任脈、沖脈、帶脈、陰維脈、陽維脈、陰蹻脈、陽蹻脈的總稱。由於它們的分布不像十二經脈那樣規則，同臟腑沒有直接的相互絡屬，相互之間也沒有表裡關係，與十二正經不同，故稱「奇經」。

奇經八脈縱橫交叉於十二經脈之間，當十二經脈運行的氣血充盈之時，就流注於奇經八脈，蓄以備用；十二經脈氣血不足時，可由奇經「溢出」，給予補充。可見奇經八脈具有維繫和調節十二經脈氣血的作用。

奇經八脈也是氣血運行的通道，其所蓄氣血，同樣起著營養體內組織，內溫臟腑、外濡腠理的作用。

奇經八脈密切了十二經脈之間的聯繫。如「陽維維於陽」，組合所有的陽經，「陰維維於陰」，組合所有的陰經；帶脈「約束諸經」，溝通腰腹部的經脈；沖脈通行上下，滲灌三陰、三陽；督脈「總督諸陽」，任脈爲「諸陰之海」等。

奇經八脈還與肝、腎等臟及奇恆之腑的關係較爲密切，相互之間在生理、病理上均有一定的聯繫。

督脈：起於胞中，下出會陰，沿脊柱裡面上行，至項後風府穴處進入顱內，絡腦，並由項沿頭部正中線，經頭頂、額部、鼻部、上唇，到上唇系帶處（如圖5－18）。

【分支】從脊柱裡面分出，屬腎。

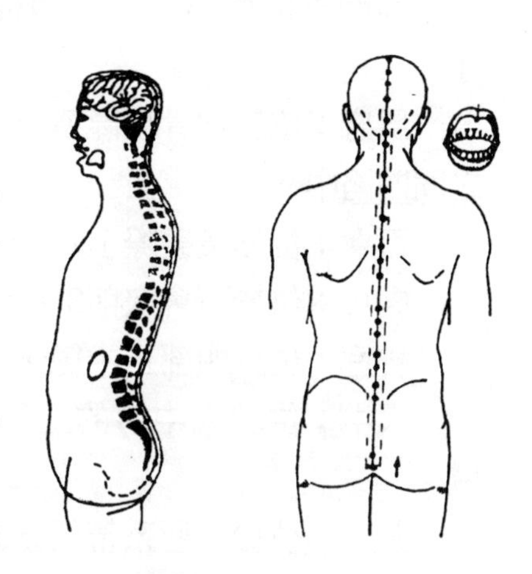

圖5－18 督脈

【分支】從小腹內部直上，貫臍中央，上貫心，到喉部，再向上到下頜部，環繞口唇。向上至兩眼下部的中央。

基本功能：督，有總管、統率的意思。督脈行於背部正中，其脈多次與手足三陽經及陽維脈交會，能總督一身之陽經，故又稱爲「陽脈之海」。其次，督脈行於脊裡，上行入腦，並由脊裡分出屬腎，它與腦、脊髓和腎有密切的聯繫。

病證：脊柱強直，角弓反張，脊背疼痛，精神失常，小兒驚厥。

主要穴位：

長強：位於尾骨尖端與肛門之間。

命門：位於第二腰椎棘突下。

大椎：位於第七頸椎與第一胸椎棘突間。

瘂門：位於第一、二頸椎之間，約當後髮際上0.5寸。

風府：位於枕骨粗隆直下入後髮際1寸，兩側斜方肌之間凹陷中。

百會：位於後髮際上7寸，約當兩耳尖連線中點。

囟會：位於百會穴前3寸，入前髮際2寸。

神庭：位於頭部正中線，入前髮際0.5寸。

人中：位於人中溝的上三分之一與下三分之二交界處。

齦交：位於上唇系帶與齒齦的連接處。

任脈：起於胞中，下出會陰，經陰阜，沿腹部和胸部正中線上行，至咽喉，上行至下頜部，環繞口唇，沿面頰，分行至目眶下（如圖5－19）。

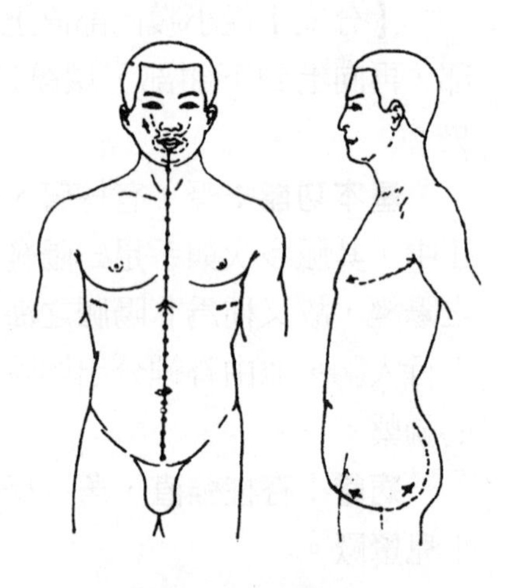

圖5－19 任脈

基本功能：任，有擔任、任受的意思。任脈行於腹面正中線，多次與手足三陰及陰維脈交會，能總任一身之陰經，故又稱「陰脈之海」。任，又與「妊」意義相通。其脈起於胞中，與女子妊娠有關，稱「任主胞胎」。

病證：疝氣，帶下，少腹腫塊，月經不調，流產，不孕。

主要穴位：

會陰：位於會陰部中心。

關元：位於前正中線，臍下3寸。

氣海：位於前正中線，臍下1.5寸。

神闕：位於臍窩正中。

下脘：位於前正中線，臍上2寸。

中脘：位於前正中線，臍上4寸。

上脘：位於前正中線，臍上5寸。

巨闕：位於前正中線，臍上6寸。

膻中：位於胸骨中線，平第四肋間隙正當兩乳之間。

天突：位於胸骨上窩正中。

廉泉：位於喉結上方，當舌骨上緣凹陷中。

承漿：位於頦唇溝正中凹陷處。

沖脈：起於胞中，下出會陰後，從氣街部起與足少陰經相併，挾臍上行，散布於胸中，再向上行，經喉，環繞口唇，到目眶下（如圖5－20）。

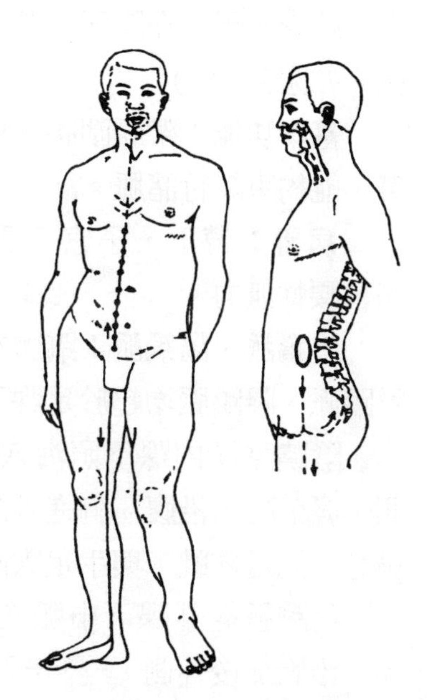

圖5－20 沖脈

【分支】與足少陰之大絡同起於腎，向下從氣街部淺出體表，沿大腿內側進入膕窩，再沿脛骨內緣，下行到足底；又有支脈從內踝後分出，向前斜入足背，進入足大趾。

【分支】從胞中出，向後與督脈相通，上行於脊柱內。

基本功能：沖，有要衝的意思。沖脈上至於頭，下至於足，貫串全身，成爲氣血的要衝，能調節十二經氣血，故有「十二經脈之海」之稱。沖脈又稱「血海」，同婦女的月經有密切關係。

病證：月經不調，經閉，崩漏，乳少，吐血，氣逆。

帶脈：起於季脇，斜向下行到帶脈穴，繞身一周。在腹面的帶脈下垂到少腹（如圖5－21）。

基本功能：帶脈圍腰一周，猶如束帶，能約束縱行諸脈。

病證：帶下，子宮下垂，腹部脹滿，腰軟無力。

陰蹻脈、陽蹻脈：蹻脈左右成對。陰蹻脈、陽蹻脈均起於足踝下。

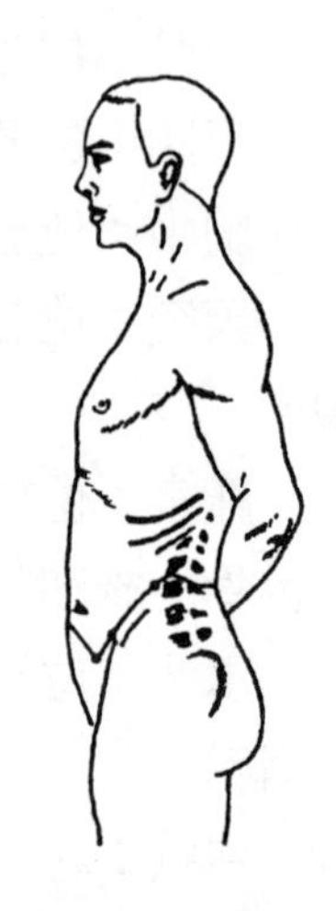

圖5－21　帶脈

陰蹺脈從內踝下照海穴分出，沿內踝後直上下肢內側，經前陰，沿腹、胸進入缺盆，出行於人迎穴之前，經鼻旁，到目內眦，與手足太陽經、陽蹻脈會合。

陽蹻脈從外踝下申脈穴分出，沿外踝後上行，經腹部，沿胸部後外側，經肩部、頸外側，上挾口角，到達目內眦，與手足太陽經、陰蹻脈會合，再上行入髮際，向下到達耳後，與足少陽膽經會於項後。

基本功能：蹻，有輕健蹺捷的意思。有濡養眼目、司眼瞼之開合和下肢運動的功能。古人還有陰陽蹻脈「分主一身左右之陰陽」之說。

病證：陰蹻爲病，肢體外側肌肉弛緩而內側肌肉拘急，喉痛，嗜睡；陽蹻爲病，肢體內側肌肉弛緩而外側肌肉拘急，癲狂，不眠，目內眦赤痛。

陰維脈、陽維脈：陰維脈起於小腿內側足三陰經交會之處，沿下肢內側上行，至腹部，與足太陰脾經同行，到脇部，與足厥陰經相合，然後上行至咽喉，與任脈相會。

陽維脈起於外踝下，與足少陽膽經並行，沿下肢外側向上，經軀幹部後外側，從腋後上肩，經頸部、耳後，前行到額部，分布於頭側及項後，與督脈會合。

基本功能：維，有維繫的意思。陰維脈的功能是「維絡諸陰」；陽維脈的功能是「維絡諸陽」。

病證：陰維脈發生病變時，常患胸痛，心痛，胃痛等；陽維脈發生病變時，常患寒熱反覆發作等。

四、奇　穴

奇穴，或叫做「經外奇穴」，是指既有明確位置，又有專用穴名，但還沒有列入正經系統的腧穴，例如：

四神聰：位於百會四面，各相去1寸。

天目：位於兩眉頭連線中點向上1寸。

太陽：位於眉梢與目外眦連線中點外開1寸的凹陷中。

金津玉液：位於舌系帶兩旁的靜脈上。

夾脊：從第一頸椎到第五腰椎每椎棘突兩旁離正中線0.5寸～1寸。

腰眼：第四腰椎棘突旁開3寸～4寸。

子宮穴：位於前正中線，臍下4寸的中極穴旁開3寸處。

定喘：位於大椎穴旁開0.5寸處。

十宣：位於兩手的十指尖端。

八邪：位於手指的岐縫中。

外勞宮：位於手背第二、三掌骨間、掌指關節後約0.5寸處。

四縫：手食、中、無名和小指近掌第二節關節掌面橫紋中點。

膝眼：位於髕骨下緣，髕韌帶內、外側凹陷中。

八風：位於足背趾縫間，左右共8穴。

闌尾穴：位於足三里下2寸稍前之處。

膽囊穴：位於陽陵泉下2寸左右之壓痛點。

五、經絡的作用

經絡是人體組織結構的重要組成部分。經絡的理論，對於說明人體的生理功能、病理變化以及指導臨床診斷與治療，有著重要的意義。

㈠經絡的生理功能

1.溝通內外，聯繫上下：經絡把人體構成一個有機的整體。人體的五臟六腑、四肢百骸、五官九竅、皮肉筋骨等組織器官，依靠經絡溝通內外，聯繫上下，保持機體的協調統一，維持正常的生命活動。

2.運行氣血，營養周身：經絡是運行氣血的通路，氣血是維持人體正常生理活動的物質基礎。氣血之所以能通達全身，必須依賴經絡的傳注，在元氣和宗氣的參與和推動下，才能發揮溫煦臟腑、營養周身的作用。

3.抗禦外邪，保衛機體：經絡中的絡脈，分布範圍最廣，可最先接觸到外界傳遞的信息，同時有護衛肌表作用的衛氣，也是通過絡脈中的孫絡布散全身的。所以，經絡具有抗禦外邪、保衛機體的功能。

㈡經絡的病理反應

機體在發生病變時，經絡就成為傳遞病邪和反映病變的途徑。外邪可首先侵犯皮膚，傳入孫絡，再傳入經脈，最後再傳入臟腑；臟腑有病，也可以通過經絡而反映於外表，表現於某些特定的部位或與其相應的孔竅。如肝氣鬱結常見兩脇、少腹脹痛，就是因為足厥陰肝經抵小腹、布脇肋；眞心痛，不僅表現為心前區疼痛，且常放射至上肢內側尺側緣，就是因為手少陰心經行於上肢內側後緣之故。其它如胃火見牙齦腫痛，肝氣淤滯見目赤，心火可下移小腸，肝病可犯胃、犯肺等等，都是經絡的病理反應。

六、經絡學說在張式太極混元功中的應用

經絡學說與張式太極混元功關係密切，本功重要的丹、道之說的理論，就源於經絡學說的有關內容。經絡學說在張式太極混元功中的應用，不僅體現在功法的編排上，而且還表現在練功、診斷和治療等方面。

經絡學說在練功中應用廣泛，如通過加強任、督二脈循環不息的運行，改善經脈阻塞，促進氣血暢通，提高修煉層次，從而發揮小周天運行的重要作用；再如通過溝通上起於百會穴、下止於會陰穴之間的氣道，使氣血一步一步地得以充盈，從而形成大周天運行。練功的意守部位，大多選擇的是經絡穴竅的部位，這樣不僅可發揮穴位本身所具有的主治作用，而且還有利於加強與其連屬的經絡、臟腑的功能，獲得更好的療效。

本功應用經絡學說診斷疾病時，以疾病在經絡循行部位及分布上表現出的症狀，作爲診斷依據。如頭痛，即可根據頭痛的部位，按照經脈的循行和分布，診斷病屬何經。頭項痛，屬「太陽經」頭痛；巔頂痛，屬「厥陰經」頭痛；兩側痛，屬「少陽經」頭痛；前額痛，屬「陽明經」頭痛。再如肺臟有病時可在肺俞穴出現結節或中府穴有壓痛；長期消化不良的病人可在脾俞穴見到異常變化等等。

經絡學說被廣泛地用於臨床各科的治療，特別是對氣功針灸、氣功點穴和氣功按摩，更具有較大的指導意義。

氣功針灸、點穴、按摩療法，主要是對於某一經或某一臟腑的病變，在其病變的鄰近部位或經絡循行的遠隔部位上取穴，通過氣功針灸、點穴、按摩的方法，調整經絡氣血的功能活動，從而達到治療的目的。如胃腸疾病，可選擇足三里穴；陰虛陽亢型的高血壓、頭痛，可選擇三陰交、湧泉穴；臟腑疾病，也可選擇與其相關的俞穴等等。

第六章

張式太極混元功對意識、呼吸、形體的要求

意識、呼吸、形體是張式太極混元功修煉的三個主要內容，它們在本功的修煉中，發揮著極為重要的作用。

第一節　對意識的要求

意識在人的生命運動中佔有重要位置。人的生命運動都是在意識的指導、統帥下完成的，修煉張式太極混元功，就是通過運用意識，實現精神駕馭形體的能力。所以，修煉者應對什麼是意識、如何運用意識等等，有所了解和掌握。

一、什麼是意識

意識就是思維，稱爲「心」，也叫做「神」。「神」，包括元神和識神，元神就是「潛意識」，識神就是「淺意識」。意識是人類大腦的特殊功能，也是具有特殊結構的大腦內部的運動狀態。

人的意識活動，是從簡單向複雜發展的。《靈樞·本神篇》中說：「所以任物者謂之心，心有所憶謂之意，意有所存謂之志，因志而存變謂之思，因思而遠慕謂之慮，因慮而處物謂之智。」這段話，描述的就是人類已知的覺察和體驗到的那部分大腦內部的精神活動。而，《管子》中的「以心藏心，心之中又有心」的描述，就是人類尚未完全覺察和體驗到的那部分大腦內部的精神活動。

不論是否覺察和體驗到大腦內部一系列的精神活動，它們的作用都是積極而主動的。尤其是尚未明瞭的部分意識活動，因爲它最原始、最簡單、最具有自然之本能，所以在遠古時期，古人就自覺地應用之。如在沒有醫藥的情況下，靠符咒、氣禁等手段與疾病作鬥爭；在某些自然災害來臨前，靠預知、預測等功能避免災難；在沒有明確的語言之前，靠思維感傳統一氏族的步調和行動等等。由此可見，意識的作用是巨大的。

恩格斯在《自然辯證法（摘錄）》《導言》的一段話中說：「物質的運動，不僅是粗糙的機械運動、單純的位置移動，而且還是熱和光、電壓和磁壓、化學的化合和分解、生命和意識」（見《馬克思恩格斯選集》第三卷，人民出版社1972年8月，第1版第2次第459頁）。物質的運動包括意識，這個觀點已得到了科學界的證實，也爲許多科學家所贊成。如傑出的物理學家威廉·馬克斯就認爲，世界上存在著「精神能量」，這是一種能量的形式。它的出現，無疑擴大了物理學和生物學的界限。

物質不滅定律和能量轉化、守恆定律明確指出：「物質是不能憑空地產生和憑空地被消滅，只能互相轉化，或者從一個物體轉移到另一個物體。」意識就是物質運動的一種形式。

綜上所述，使我們進一步加深了對意識的認識和瞭解，有利於在氣功修煉中發揮意識的作用。

二、如何運用意識

在日常生活中，人們也經常主動地運用意識，但運用意識的對象，大都是人體自身之外的內容，我們把這種外向性運用意識獲得知識的方法，稱爲「外求法」。而修煉氣功運用意識的對象，則是人體自身，我們把這種內向性運用意識，獲得對人體生命運動規律的認識的方法，稱爲「內求法」。這種通過運用意識對人體進行的鍛鍊，是修煉氣功最根本的特徵。

張式太極混元功對意識的運用，是通過意念、意守、無意等三種意識調控的技術實施的。意識調控的技術運用合理，就可以加強對人體生命的自我調節和自我控制的能力。

意念和意守應用的是「想像」和「體會」的調控技術。所謂想像，就是形象的「想」；所謂體會，就是「想」的具體化。無意，是指在修煉過程中的無意識狀態。這種狀態，無分析、無概念。愛因斯坦所說的可以不借助概念來完成的意識活動，恐怕就指此而言。

在張式太極混元功的修煉中，意念和意守這兩種意識調控的技術，應用得較爲廣泛，而無意，則是一種較高的意識調控的技術，修煉者需達到一定層次時，才能自覺應用。

㈠意念法

意念法，多適用於動功的修煉，它是一種隨肢體運動而運動的想像和體會的思維活動。在練功中，最簡單的應用就是「意隨形動」或「形隨意動」，即動作在哪裡，就「想」到哪裡，或者「想」在哪裡，動作就到哪裡。

㈡意守法

意守法，多適用於靜功的修煉，它是一種把想像和體會固定在某一位置或物體上的思維活動。應用時，它可把游離、紊亂的意識活動，逐漸地集中於所守的一個念頭上，即所謂的以一念代萬念。這時，大腦除了所守之處的想像和體會外，其它意識活動均被暫時地壓抑或排除。眞意，即元神之性才有可能被調動出來發揮作用。

守一的內容很多，在體內，凡能夠促進練功入靜的部位均可應用，如頂、目、心、臍、脊、腎、丹田、氣道、手足心等等。在體外，凡能夠帶來良性信息的物體均可應用，如日月星辰、樹木花草、山河湖海以及心目中的氣功形象等等。

㈢無意法

無意法，是練功有素者在修煉動、靜功的過程中，進入高深氣功態時的一種特異思維活動。這時，意念和意守已經似有似無了，意識活動趨於寧靜，人的識神被壓抑和排除，而元神則被充分調動出來發揮作用，練功有素者進入「無爲」「忘我」「虛無」的高級境界。

運用意識修煉時，可將意識和目光合而爲一，寄於意念或意守對象上。還可採取意識想著意守對象，眼睛內視意守對象，耳朵聽著意守對象，三者合一的方法。以此可加強意識調控的作用。

三、運用意識的原則

運用意識修煉，要按照輕重有別、可聚可散、似守非守、心守如一的原則，才能事半而功倍。

㈠輕重有別

輕重有別，是指在修煉本功時，爲了治病的需要，運用想像和體會的意念，就要相對地重；待有了一定的功夫，身體也逐漸康復時，運用想像和體會的意念，就要相對地輕。

㈡可聚可散

可聚可散，是指在修煉本功的過程中，當出現雜念紛生、難以入靜時，即可把想像和體會的意念，引導至所意守的對象之處，此爲聚；當雜念排除、逐漸入靜時，即可把想像和體會的意念放鬆，此爲散。

㈢似守非守

似守非守，是指在修煉本功的過程中，當進入一定的氣功層次時，對意守對象不要用意太重，只要有一個意守的念頭就行了，隨著功夫的長進，就可以進入似守非守的狀態。

㈣心守如一

心守如一，是指在修煉本功的過程中，意識逐漸排除了雜念，心神寧靜得與所守之物混爲一體，了無分別，心守如一，就能進入物我兩忘的清靜虛無的境界。

第二節　對呼吸的要求

人的生命運動離不開呼吸。呼吸是由結構嚴密、功能完善的呼吸系統完成的。呼吸包括內呼吸和外呼吸，所謂內呼吸，是指血液與組織細胞的氣體交換，也稱爲組織呼吸；所謂外呼吸，是指在肺臟內部所進行的外界空氣與血液的氣體交換，也稱爲肺呼吸。不論是內呼吸還是外呼吸，都需要血液與氣體結合並進行運輸，從而構成了內、外呼吸的統一。張式太極混元功通過對呼吸的調控，使呼吸達到細、長、匀，甚至「胎息」的程度，從而對內、外呼吸產生更加良好的影響。

一、呼吸調控的作用

運用意識對呼吸進行調整和控制，使意、氣相合，稱爲呼吸調控。呼吸調控在本功的修煉中，發揮著積極的作用。

㈠呼吸頻率的改變

呼吸調控的鍛鍊，可使呼吸頻率逐漸放慢，由正常人的每分鐘十六次至十八次，減少到每分鐘八次甚至還要少些。

㈡促進血液循環，建立內臟按摩

呼吸調控的鍛鍊，可使胸腔負壓加大，回心血流量增加。腹式呼吸的形式，又使小腹與內臟的血流量增加，促進了血液循環。同時，橫膈上下活動幅度的加大，對內臟產生了柔和、規律的按摩，從而改善和加強了內臟的功能。

㈢加快調心入靜

呼吸調控的鍛鍊，有利於全身放鬆，有利於神態安詳、精神愉快、心平氣和、清心寡欲地進入入靜狀態。

㈣增強眞氣運行

呼吸調控的鍛鍊，可促進全身氣道和經絡的暢通，增強眞氣的運行，使眞氣敷布全身。

二、呼吸調控的方法

張式太極混元功呼吸調控的鍛鍊，包括自然呼吸、療疾呼吸、長功呼吸三種方法。

㈠自然呼吸

自然呼吸就是腹式呼吸，它要求鼻吸鼻呼。自然呼吸適合本功的動功修煉。

1.**腹式順呼吸**：即吸氣隆腹，呼氣收腹。

2.**腹式逆呼吸**：即吸氣收腹，呼氣隆腹。

3.**隱呼吸**：隨著小腹的微微起伏，進行柔和的腹式呼吸。

㈡療疾呼吸

療疾呼吸就是通過呼吸調控，發揮單呼、單吸、提肛、吐字、口型治療疾病的作用。

1.**單呼、單吸**：所謂單呼，是指強調呼氣，而不注重吸氣；所謂單吸，是指強調吸氣，而不注重呼氣。呼與吸能夠分別影響交感神經和副交感神經，從而對內臟產生不同的作用。單呼對頭痛、頭暈、高血壓、胸腹脹滿等上實下虛的病症有較好的防治療效；單吸對低血壓、貧血、胃腸功能紊亂、陰虛怕冷等病症有較好的防治療效。

2.**提肛呼吸**：是指吸氣時上提外腎、肛門；呼氣時放鬆外腎、肛門。提肛呼吸對胃下垂、腎下垂、子宮下垂等病症有較好的防治效果。

3.**吐字呼吸**：是指通過呼氣時發出某一字的聲音，達到防治疾病的目的。如可選用手印功中用於誦念的練功口訣，也可選用六字口訣的「噓」「呵」「呼」「呬」「吹」「嘻」等等。

4.口型呼吸：是指在口字呼吸的基礎上，不誦念出聲音，而只默念，但要形成某一字的口型，通過這些口型，治療疾病。

㈢長功呼吸

長功呼吸就是通過數息、聽息、隨息、止息、觀息、胎息的呼吸手段，增長功能功力的方法。

1.數息：調和氣息，徐徐而數，從一至十、從十至百，周而復始。或數出息，或數入息，數息日久，極其輕微，即可進入似數非數的境界。

2.聽息：默聽自己的氣息，進入聽氣、聽神的境界。

3.隨息：心隨息的出入，息也隨於心，心息相依，綿綿密密。久而久之，心息合一，便可進入凝靜境界。

4.止息：把心若有意、若無意地止於鼻端，修至止息後，全身就好像沒有了。

5.觀息：細細審視微細的息出、息入，觀久，心眼開明，徹見息的出入已周流全身。

6.胎息：臍部幾乎不動，而只想其氣，出自臍出，入從臍入，調得極細，綿綿若存，如同嬰兒在母胎中的呼吸。

三、呼吸調控的注意事項

修煉者應對呼吸調控中需要注意的幾個問題給予必要的重視，以更好地發揮呼吸調控的作用。

㈠舌抵上腭、似抵非抵

張式太極混元功，在呼吸調控中要求舌抵上腭、似抵非抵，這是本功對呼吸的一個基本要求。舌抵上腭，有利於腹式呼吸的建立；似抵非抵，有利於小周天的運行。舌抵上腭、似抵非抵時，應以自然爲主，舌尖不要用力上抵，只要有抵的意識，就可以做到鼻吸鼻呼，就可以保證意識調控的正常進行。

㈡呼吸要順其自然

張式太極混元功，在呼吸調控中要求呼吸達到細、長、勻。所謂細，是指息出、息入要極細、極微、極輕，不要出入有聲，最好聽不到一點呼吸的聲音；所謂長，是指息出、息入的氣息深而長、柔和自然，呼吸的頻率放慢，但仍感自然舒適，並無胸悶、憋氣等不良反應；所謂勻，是指息出、息入要保持均勻沉靜的狀態，不要忽快忽慢。細、長、勻三者關係密切，相互影響，相互補充。這種調柔入細，引短會長，吐之細細、納之綿綿的平靜呼吸，是在自然的狀態中獲得的，這就是順其自然的結果。反之，則會出現呼吸短促、不勻不細、不穩不靜，這就是不自然的結果。

㈢呼吸方法的應用要因人而異

不同的呼吸調控的方法，都有其不同的應用價值。不同的人，應該選擇不同的呼吸方法，並隨時調整這種呼吸方法，以適應自身機體的需要，這樣才能使之在修煉張式太極混元功的過程中發揮積極的作用，這也是掌握呼吸調控方法的基本法則。反之，若運用不當，讓機體機械地去適應某一種呼吸方法，則往往會在修煉中走彎路或出現嚴重的副作用。因此，呼吸方法的應用要因人而異，這才是最合理想的。

第三節　對形體的要求

運用意識對形體進行調整、控制，使身體的姿勢符合修煉要求，稱爲形體調控。形體調控在張式太極混元功中被廣泛應用。

一、形體調控的意義

在張式太極混元功的修煉中，雖然無形的「神」位於主導，但離開了人的形體，「神」便無所依托，人的生命也就沒有意義了。所以，形體是人的生命運動的基礎，只有更好地運用形體調控的方法，發揮形體在修煉中的作用，才能使形神合一，相互滲透，彼此促進，相得益彰。

㈠形體調控有利於提高修煉層次

形體調控的關鍵在於姿勢放鬆。不論是站、坐、臥，還是蹲、跪、行都離不開姿勢的放鬆。鬆，是指人體自上而下地自然放鬆。這種放鬆，能夠促進經絡臟腑、組織器官、四肢百骸的氣血通暢，有利於氣機升降有序、開合有度，有利於進入心意凝靜的氣功能，有利於提高張式太極混元功修煉層次。

㈡形體調控適合於不同的修煉者選練

張式太極混元功中的站、坐、臥、蹲、跪、行等六種姿勢都以舒適自然爲準。所以，形體調控，適合於不同的修煉者選練。修煉者只要根據自身不同的條件和體質，靈活應用，就能較好地發揮姿勢在修煉中的作用。如體質較弱者，要以靜功爲主，輔以動功修煉；體質較好者，要以動功爲主，輔以靜功修煉；體質強壯者，要以動、靜功兼練爲主要內容進行修煉。但不論運用何種動、靜功的姿勢修煉，都要以有利於身心健康、有利於修煉爲前提。

不要過分地強調姿勢而不顧自身的條件、體質死搬硬套地運用，那樣做是不恰當的，對氣功修煉層次的提高也是有影響的。

㈢形體、呼吸、意識三者之間的關係

張式太極混元功的動、靜功的修煉，都是由形體、呼吸和意識三方面的內容組成的，三者之間存在著相互依存、相互爲用的關係。

形體調控的方法運用得當，則呼吸能達到細、長、勻，有助於入靜而進入氣功態。反之，姿勢緊張，必然出現呼吸不暢，導致心緒散亂、雜念叢生而有礙入靜，難以進入氣功狀態。只有以意爲主導的作用發揮得好，入靜效果才會好，修煉層次也就越高，姿勢也就越發放鬆舒適，呼吸也就越發勻暢調和，這就是姿勢、呼吸、意識三者和合的具體表現。

二、形體調控的要領

形體調控的要領包括：「上下相隨、周身協調」「虛實分明、連貫均勻」「柔和輕鬆、圓活自然」。這些要

領，不僅是對運動姿勢的要求，而且也是對靜止姿勢的要求。

㈠上下相隨、周身協調

人體的手、肘、肩爲上三合，足、膝、胯爲下三合，合稱六合。本功法的姿勢，要求手與足合、肘與膝合、肩與胯合，上下相隨，周身一體。有一動無有不動，逐漸使全身的動作既協調又完整，從而使身體各個部位都得到均衡的鍛鍊。

㈡虛實分明、連貫均勻

本功法的形體調控，要求姿勢中正、平衡、穩定。但在動作的運動過程中，人體的重心應隨著姿勢的變化而變化，姿勢不論由虛到實還是由實到虛，其移動，既要分明，又要使動作連綿不斷、速度均勻，這樣才能做到一氣呵成。

㈢柔和輕鬆、圓活自然

張式太極混元功是圓的運動，練功的姿勢，不論是靜止的還是運動的，處處都帶有弧形。靜止不動時，姿勢鬆柔圓活。運動起來，姿勢柔和輕鬆，以腰爲軸，貫穿上下，諸關節如蛇行、蛹動，靈活圓滑，自然流暢。

三、對身體各部位的要求

張式太極混元功對身體各個部位都有具體的要求，這些要求，不僅適合靜功的修煉，而且也適合動功的修煉。

㈠頭頸

懸頂弛項：即頭微微前低，下頦內收，頸項稍後突。

要點：頸項放鬆，百會穴朝天。

功效：頭爲諸陽之首，腦居其中。腦爲元神之府，統領全身精神。懸頂弛項，有利於氣血上行，疏通位於頸部的夾脊關以補腦養神。有利於百會穴與天陽相接，使人產生頂天立地之感。

㈡眼睛

似見非見：雙眼平視前方，將神光收回，眼瞼緩慢勻速閉合，僅留一線。

垂簾閉目：雙眼平視前方，將神光收回，眼瞼緩慢勻速閉合。

要點：放鬆雙眼及其周圍區域。

功效：五臟六腑之精氣皆上注於雙眼。所以，神光內收，可使氣血內斂而不耗散。似見非見，有利於人體運動時保持身體的平衡。垂簾閉目，能夠起到閉目養神的作用，還有利於排除外界干擾，易於入靜。

㈢舌

舌抵上腭：舌尖抵於上腭齦交穴處，唇齒輕輕閉合。

要點：舌體放鬆，舌尖輕抵。

功效：舌抵上腭，有利於產生津液，咽之則易於聚津成精，有利於溝通任、督二脈，促進小周天的眞氣運行。

㈣胸背

含胸拔背：即胸部放鬆內含，大椎上領，後背上拔，脊背保持自然形態。

要點：胸部內含，大椎上領，後背上拔。

功效：含胸拔背，有利於人體的放鬆，有利於保持脊柱的四個生理彎曲，能夠促進呼吸的通暢和氣血的運行。

㈤肩、腋、肘、腕、掌、指

沉肩：即肩部自然下垂而不聳肩。

虛腋：即腋窩虛穴，似夾氣團。

墜肘：即肘關節放鬆，肘尖下墜。

坐腕：即手腕尺側微微下沉。

含掌：即手掌內含。

舒指：即十指自然屈曲，微微併攏。

要點：放鬆自然。

功效：做好沉肩、虛腋、墜肘、坐腕、含掌、舒指的動作，有利於手陰、陽經脈的暢通，促進穴位的開闔。有利於上肢關節的靈活有力，促進動作的自如。

㈥腰

鬆腰：即充分放鬆腰部，使腰不鬆軟，也不僵硬。

要點：腰部的放鬆。

功效：腰的前面爲丹田，後面爲命門，二者都是修煉的重要部位，鬆腰有利於二者的前後貫通，促進全身的眞氣運行。腰又爲腎之府，鬆腰還能夠對腎產生良性刺激，以發揮腰爲一身之主宰的作用，鬆腰還能使人的姿勢中正安舒，不偏不倚，使動作圓滑靈活，柔中帶剛。

㈦胯

鬆胯：即充分放鬆胯部，使胯微微下坐。

要點：胯微下坐。

功效：鬆胯有助於打開髖關節，啓動眞氣上行，疏通尾閭關。

㈧腹

收腹：即小腹微微內收。

要點：內收時不要用力。

功效：小腹爲下丹田所在，收腹有利於外氣內收，使丹田眞氣充足，密而不漏。

㈨尾閭

尾閭鬆垂：即長強穴處有放鬆下垂之感。

要點：尾閭放鬆下垂。

功效：尾閭鬆垂，有利於啓動眞氣通尾閭、夾脊、玉枕後三關和上、中、下前三田，促進本功的修煉層次。

㈩襠膝

屈膝圓襠：即雙膝屈曲稍下蹲，膝關節不超出腳尖，同時襠要撐圓。

要點：下蹲和外撐都要放鬆。

功效：屈膝能夠促進下盤的穩固有力，還能夠使上體姿勢保持中正。圓襠有利於眞氣密而不泄，又可促進周天運行。

(十一)足

足平鋪：即兩腳平鋪於地，身體重量均勻地放在兩腳上。十趾輕輕抓地，湧泉穴虛空。

要點：湧泉穴虛空。

功效：足平鋪，有利於足陰、陽經脈的暢通。湧泉穴虛空，有利於全身放鬆，有利於湧泉穴開闔，有利於排病氣、飲地陰，使一身上下、周身關竅的氣血得以貫通。

第七章

張式太極混元功道德的涵養

中華民族在五千年的文明史中，鑄造了優秀的民族道德傳統，這些優秀的傳統是我們民族的瑰寶，是我們民族之魂。今天，我們在挖掘和繼承祖國燦爛、寶貴的文化遺產之一氣功的同時，尤要繼承和發揚我們民族的優秀傳統和道德精神。

氣功這種獨具民族文化特色的修身養性的方法，千古至今都把修德作為練功要旨。張式太極混元功認為，德是功的基礎和練功的必要條件，修德才能功長功進，激發潛能，步入氣功的高級境界。所以，人有德才能立人，醫有德才能救人，功有德才能造福於人。

第一節　道德宗旨及規範

道德是指調整人與人之間的關係、人與社會之間的關係的行爲規範。狹義的道德受社會、時代、民族、文化、職業、歷史等因素的影響，所以不同的社會、時代、民族、職業都有其不同的道德規範。

張式太極混元功道德宗旨是以德爲本，服務於人民，奉獻於社會，造福於人類。

張式太極混元功認爲，不僅要把道德貫穿在修煉的始終，而且還應把道德融會於人的生命之中。所以，又根據道德宗旨，提出了張式太極混元功道德規範：

遵紀守法　率先垂範
尊師重道　以忠以虔
謙遜待人　修德行善
意傳心法　酌需而傳
鍥而不舍　潛心修煉
光大氣功　勇挑重擔
精誠團結　風雨如磐
兄弟功法　友而相安
造福民衆　無私奉獻

張式太極混元功，要求修煉者把道德規範默記於心，對照規範常思己過，做到言行一致、心身合一，從而發揚道德無形的威力。

第二節　道德功效

張式太極混元功提出的返本歸元的修煉途徑，其實質就是後天返先天。先天，不僅是功法修煉的高級境界，而且也是功德修養的高級境界。這種境界就是自身與自然相通的根本道德。所以，德和功有著密切的關係，練功者不僅要練功，而且要修德。

練功者，如果平時注重道德的修養，就能相對地保持心態平衡，較好地協調內在環境和外在環境的關係，使人體的神經系統、內分泌系統常處於一種很有規律的緩釋狀態。因此，人的心腦血管和其它器官受刺激的次數就會相對減少，氣血沖和則百病難生，就會進入一種生機勃勃的身心健康的狀態。

同時，人還能恢復誠實、純樸、直率、均等、少私、寡欲的先天本性，使人喜從心出、舒緩平和、泰然大度、恬淡寬宏，展現人的浩然正氣，提高人的素質和修養。表現出做事不急不慢，不躁不亂，不慌不忙，井然有序。面對外界環境的各種變化不慍不怒、不驚不懼、不暴不棄，雖遭挫折而不沮喪，雖獲成功而不狂喜。不僅反映了一個人的氣度、修養、性格和行爲方式，而且是一種符合人的心理、生理需要的有節律、和諧、健康、文明的精神狀態和生活方式。這是修德的功夫，也是道德的功效。

練功者，如果平時不注重道德的修養，或者做了違背良心的事，練功時就會出現許多干擾，攪得你無法修煉，甚至會影響到健康和生活。

機體就會出現氣血紊亂、臟腑不和的無序化狀態，功的能量就得消耗一部分去平伏浮躁之氣血、調節不和之臟腑。久之，功的能量就不足以補充消耗的能量，入不敷出，自然會功消功退。

由此可見，德在功中的位置是何等的重要。其功效的大小、著微，與德息息相關。所以，高尚的道德能夠修煉出高深的功夫，而高深的功夫又能夠促進道德水平的不斷提高，以發揮出更好的功效。

第三節 如何涵養道德

正直善良、助人爲樂

中華民族是禮義之邦，忠、孝、仁、義、禮、信、謙、恭是我國傳織的民風。《三字經》開篇即云：「人之初，性本善。」正直善良是人之本性，它所產生的積極向上的、生機勃勃的、助人爲樂的優秀品質，符合自然之元性，故稱之爲美德。

這種美德，不僅對人生極爲有益，而且對氣功修煉還有促進作用。反之，不僅不能維護人之本性，而且還能損人害己。如在日常生活中，某些人表現出的那些盛氣凌人、虛榮忌妒、搬弄是非、陽奉陰違的不良習性，就會給自己和他人帶來許多不良後果，從而導致人的內、外環境的平衡失調。

怎樣糾正這些不良習性呢？張式太極混元功要求修煉者在氣功修煉中心平氣和、不急不躁，在日常生活中自覺遵守道德規範，以美德抑制不良習性的出現。久而久之，一股浩然正氣，就會逐漸養成。使我們不僅能自覺地與人爲善、和諧相處，而且還能自覺地爲別人做好事、爲社會做好事。做好事，即做善事、做公益的事，它體現了一種人人爲我、我爲人人的互助互愛的人際關係。

這種友善的人際關係，會使人產生一種幸福感，幸福即至善，幸福是一種高級、美妙的感受，也是道德的體現，所以，每一位修煉者都應正直善良，以助人爲樂，以助人爲榮。

陶冶性情、培養情操

人生活在社會中，會遇到許多矛盾，這些矛盾如不能及時化解，往往會導致喜、怒、憂、思、悲、恐、驚等七情的太過或不及。突然、強烈或者長期持久的情志刺激，如超出了人體正常的心理、生理的調節範圍，就會導致臟腑功能紊亂，誘發疾病產生。

不良的七情變化，會對臟腑產生不良的影響。例如「怒傷肝」，過於憤怒，以至氣逆於胸，橫逆而上升，甚至血隨氣逆而頭昏目眩、上實下虛，使肝的疏泄功能失常，即所謂「怒則氣上」；「喜傷心」，過於喜樂，以至心氣緩散，精神不能集中，即所謂「喜則氣緩」；「悲傷肺」，過於悲哀，以致意志消沉，肺氣耗傷，即所謂「悲則氣消」；「思傷脾」，思慮過度，以致氣機阻滯，脾胃運化無力，即所謂「思則氣結」；「驚恐傷腎」，過於恐怖，以致腎氣不固，氣陷於下，二便失禁，即所謂「恐則氣下」。突然受驚，以致心無所依，神無所附，驚慌失措，即所謂「驚則氣亂」。

怎樣抑制這些不良的七情變化呢？

張式太極混元功提倡，練功要活學活用，也就是要針對出現的矛盾，有的放矢地通過入靜中的反思尋求解決矛盾的方法，只要不是原則問題，則宜採取息事寧人的態度，心平氣和地化解矛盾於無形之中，在此過程中也就陶冶了自己的精神，磨練了自己的性情，提高了自己的情操，淨化了自己的靈魂，七情也就處於中和的狀態中了。

胸懷坦蕩、樂觀豁達

人生活在社會中，是有一定私欲的，如若過甚而且執拗甚至刻意追求，就會成爲胸無大志、心胸狹窄之人。這樣的人，爲了滿足個人的私欲，可以不顧他人利益而損人利己、見利忘義。

若私欲得不到滿足，還會爲之焦慮、憂愁、鬱悶和煩躁。所以，私欲輕則影響人際關係，重則激化矛盾，觸犯法律，這是多麼地得不償失啊！

老子在《道德經·四十八章》中說：「爲學日益，爲道日損，損之又損，以至於無爲。無爲而無不爲。」這就是說，要想摒棄私欲，只有不斷地悟道，少私寡欲才能無爲而無不爲，反璞而歸眞。

衆多的修煉者就是這樣做的，他們能夠在艱難困苦的環境中，心安理得地保持和培養自己的坦蕩之情懷，知足常樂，樂在其中；他們能夠在逆境之中，用博大的胸懷容納天下難容之事，想得開，放得下，淡然處之，逍遙自在；他們能夠對人生充滿樂趣、充滿嚮往，清心寡欲卻精神飽滿，生活儉樸卻心安理得，正如《論語》所云：「一簞食，一瓢飲，在陋巷，人不堪其擾，回也不改其樂。」

所以，胸懷坦蕩、樂觀豁達，既是克制私欲、處事爲人的需要，又是養生長壽、涵養道德的奧秘。

大公無私、奉獻不求回報

大公無私是很高的思想境界，也是練功高層次的標準。大公無私也是對社會、對人類的一種奉獻精神，練功者應該崇尚，應該作爲座右銘去實踐。

奉獻不求回報，能夠使人眞正進入[illegible]、善、美的境界，能夠使人持續地保持自身陰陽和合的功能態。它符合道德的規範，合乎自然的規律，是眞正的大公無私。若能做到這一步，一言一行就是道德的體現，心中雖無做好事的念頭，而所作所爲都是助人爲樂之事。沒有規矩，但又切中規矩，這就是老子在《道德經·三十八章》中所說的「上德不德，是以有德」的表現。

綜上所述，涵養道德不僅是防治疾病的需要，而且是養生長壽的需要；不僅是練功入靜的需要，而且是進入高級境界的需要，不僅是待人處世的需要，而且是人類文明的需要。

加強道德的涵養，人就會心身健康，社會就會安定團結，世界就會和諧美好。所以，張式太極混元功道德的涵養有著極爲深遠的意義。

第八章

張式太極混元功一百問

第一節　練功須知

1.張式太極混元功的適應症有哪些？

答：張式太極混元功的適應症包括：

⑴呼吸系統疾病：上感，慢支，鼻炎，支氣管哮喘，肺氣腫等。

⑵消化系統疾病：慢性胃腸炎，胃與十二指腸球部潰瘍，胃下垂，便秘，膽囊炎，膽石症，脂肪肝，肝硬化等。

⑶循環系統疾病：冠心病，風心病，心肌炎，陣發性心動過速，高血壓等。

⑷泌尿系統疾病：腎炎，尿石症，遺尿症，尿瀦留等。

⑸生殖系統疾病：陽痿，早泄，遺精，性功能減退，前列腺炎等。

⑹婦科疾病：痛經，月經不調，更年期綜合症，盆腔炎，陰道炎，子宮肌瘤等。

⑺運動系統疾病：風濕性關節炎，類風濕性關節炎，頸椎病，落枕，退行性脊柱炎，腰椎小關節紊亂，腰椎間盤突出症，骶髂關節半脫位，急性腰肌扭傷，慢性腰肌勞損，梨狀肌損傷綜合徵，肩關節周圍炎，腕關節扭傷，髖關節骨關節炎，髖關節滑囊炎，膝關節滑囊炎，踝關節扭傷，足跟痛，疼痛肘，骨質增生，股骨頭無菌性壞死等。

⑻神經系統疾病：血管性偏頭痛，原發性面肌痙攣，

肋間神經痛，坐骨神經痛等。

(9)其它疾病：糖尿病，甲狀腺機能亢進症，神經衰弱，肥胖症，乳房腫塊，腫瘤等疑難雜症。

2.怎樣學練張式太極混元功？

答：學練張式太極混元功時，最好由本功法的氣功師親自教授，也可按照本書所介紹的功理、功法的內容自學成才。初學時，不要急於求成，要先理解其功理，掌握其要領，這樣才能練好本法，功到自然成。

3.為何選擇南、北方向練功？

答：根據五行歸類的理論，心居南方、腎居北方。因此，修煉站功、坐功、蹲功、跪功時，選擇面南背北的方向練功，有利於採南方之火補心，採北方之水壯腎。還有利於前後貫通、心腎相交。

修煉卧功時，選擇頭南腳北的方向練功，有利於人體場與地磁場相互感應、相互溝通，通過地磁場的作用，達到協調人體內部器官運轉的目的。

4.練功時間以多長為宜？

答：練功者可根據現代人的生活節奏以及自身的不同情況，合理安排、靈活掌握練功時間，即有時間就多練一會，沒時間就少練一會，但原則上是多練多受益，少練少受益，要留有餘興。

5.何謂本功修煉的最佳時辰？

答：本功修煉的最佳時辰是活子時和正子時。此時修煉，就可以進入小周天和大周天的修煉狀態，這種狀態是本功修煉的高級境界。

6.過度勞累、過飽或過飢時能否練功？

答：過度勞累、過飽或過飢都不利於養生。因此，初練氣功者，如遇其中一種情況時，最好不要練功。但有一定基礎的練功者，通過練功可以消除疲勞，恢復體力；通過練功可以增強胃腸蠕動，促進消化吸收；通過練功可以聚氣歸元，氣滿不思食。

第二節　功法須知

7.修煉自然功應注意什麼？

答：修煉自然功應選擇平坦、無障礙的練功場地。同時要選擇好自己的練功位置，與其他練功者保持一定的距離，避免發生碰撞，引起驚嚇。

8.自然功中的懷抱手印代表了什麼？

答：自然功中的懷抱手印，就是懷抱一個運動變化的太極，它代表了人體的陰陽二氣。所以，旋轉的手印能夠激發這種特殊能量，充盈全身，遇不適之處，即可通過動象起而攻之，達到治療目的。

9.修煉自然功能否失控？

答：自然功是一種以意為主導，針對性強的自控功。它以富有變化的動作，提高機體自我調節和自我控制的能力。所以，修煉自然功不會失控。

10.為什麼說自然功也是高級功法？

答：眾所周知，靜能入定，定能生慧，從而進入氣功修煉的高級境界。而動，能否入靜呢？張式太極混元功認爲，「動」有外動和內動之別。外動是初級的，內動是高級的。從外動到內動，是自然功「動」的規律，它所表現出的優勢，就在於比單純的「靜」更容易排除雜念而進入氣功態。這種氣功態，就是入定、忘我，就是氣功修煉能夠達到的登峰造極的高級境界。所以，自然功雖然是本功的初級功法，但也是本功的高級功法。

11.為什麼動功十法的起勢和收勢都有貫氣動作？

答：因爲動功十法的起勢和收勢的貫氣動作能夠刺激穴位開闔，有利於激發丹田，調動內氣，促進修煉；能夠把練功所產生的眞氣以及彌漫在練功場上的眞氣回收丹田；還能夠加強引氣歸元的作用，有利於收功。

12.動功十法的動作正確與否會影響療效嗎？

答：動功十法的動作是按照人體的生理特點編排的。所以，動作正確，姿勢優美，就能柔體養氣，取得良好的療效。反之，就會影響療效。

13.修煉動功十法能夠進入人在氣中、氣在人中的境界嗎？

答：動功十法的修煉，易於調動人體眞氣，不僅能使內氣充沛，而且還能產生較強的氣感，從而在自身周圍形成一個圓融的氣場。在這個氣場中，大腦皮層的無序化狀態會得到自然的調整，人體的內外之氣也能夠相互溝通和合。所以，練功者的一招一式、一動一靜，都能處於人在氣中、氣在人中的境界。

14.修煉動功十法能夠進入天人合一的境界嗎？

答：隨著練功者的功夫的不斷長進，動功十法的功效，就會越來越明顯地表現出來。由於動功十法能夠發揮人身丹田修煉精氣、神的作用，也能夠促進人身氣道的暢通，導致眞氣的充盈，所以，練功者就會進入上與天陽相接、下與地陰相連、與宇宙融會貫通、天人合一的虛無境界。

15.初練氣功時，為什麼會雜念紛生？

答：由於初練氣功時，大腦皮層呈無序化的狀態，因此大腦皮層的某些平時被壓抑的不良情緒、精神刺激、疾病折磨等不良興奮灶，就會適時而出，導致雜念紛生，影響入靜。

16.怎樣對待練功中出現的雜念？

答：練功中出現雜念，是練功的正常現象，不必過分地在意，更不可因噎廢食，應信心十足地繼續修煉。要始終保持一種情緒樂觀、精神愉快的狀態，找出導致雜念產生的具體原因，有針對性地通過正意識和排除出現的雜念。

17.怎樣對待靜功修煉中出現的幻覺？

答：在靜功修煉的入靜過程中，會出現一些變幻的圖像、景色、人物等等，這都屬於幻覺。幻覺分爲良性幻覺和惡性幻覺兩種，二者都是靜功修煉中正常的氣化反應。所以，不論是良性幻覺還是惡性幻覺，都應採取不驚不追、不加理睬、泰然處之的態度。對此，修煉者要有清醒的認識。

18.靜功修煉中，為什麼有人會出現身體酸痛之感？

答：在靜功修煉中，對於因練功者的姿勢不正確而出現的身體酸痛之感，應通過調整姿勢加以糾正；對於因氣衝病灶而出現的身體酸痛之感，則應通過加強意識和引氣運行使之通而不痛。

19.在靜功修煉中，為什麼會出現真氣上行？

答：隨著入靜的深入，眞氣就會越來越充足，從而出現上行現象，這不僅符合太極陽升陰降的運動規律，而且也是靜功修煉功夫長進的一個標誌。此時，只要意隨氣行，靜觀眞氣在氣道中的烹煉，定會獲得更好的功效。

20.修煉靜功時已經出現了胎息，為什麼還會有深呼吸的出現？

答：修煉靜功時，練功者可從腹式呼吸逐漸過渡到臍呼吸，即「胎息」。胎息具有儲能和調動眞氣的作用，也是高層次功夫的一種表現。胎息具有儲能和調動眞氣的作用，也是高層次功夫的一種表現。胎息時間持續的長短因人而異，功夫淺的可持續一分鐘，功夫較深的可持續數分鐘，功夫更深的可持續更長時間。但每次胎息後，都會有一次深呼吸的出現，爾後又能自然進入胎息，接著又會有深呼吸的出現，依次進行，胎息持續的時間也就會越來越長。所以，深呼吸是一種調整性的自然呼吸，它是胎息本身的一種需要，也是胎息層次不斷提高的一種需要。

21.修煉靜功時，忘我境界的表現有哪些？

答：修煉靜功時，隨著入靜狀態的逐漸深入，練功者就會進入氣功修煉的高級境界。在這種境界中，練功者會感覺到周圍似乎已不復存在了，而只感覺到自己的存在，有時連自己也感覺不到了，這就是忘我境界的表現。

22.盤坐靜練時，為什麼雙腿會出現酸、脹、麻、痛的感覺？

答：盤坐靜練時，由於盤坐的特殊姿勢，導致下肢的氣血出現暫時性的運行不暢，所以雙腿會出現酸、脹、麻、痛的感覺。可見，此種感覺是盤坐靜練時的正常現象。出現時繼續修煉，這些不良感覺就會逐漸消失，不僅不會給人體帶來不適的後果，反而對磨練毅力、增強功力、身心修煉大有益處。

23.修煉張式太極混元功能否起到健身美容的作用？

答：張式太極混元功是整體療法，它能促進氣血流暢地通達人身上下、內外。內可調整臟腑，疏通經絡氣道；外可鍛鍊肢體，滋潤皮毛腠理，從而起到健身美容的作用。尤其是「外氣按摩美容功」，更具有獨特的健身美容效果。它通過外氣反饋的方法，不僅對機體發揮了良好的滲透作用，加強了微循環的功能，而且還能提高排濁能力，促進細胞的新陳代謝。所以，只要堅持修煉張式太極混元功，就能夠獲得延緩衰老、健身美容、青春長在的功效。

24.婦女在生理變化期能否修煉張式太極混元功？

答：婦女在生理變化期可以修煉張式太極混元功。月經期練功，可促進血液循環，提高排濁能力，使月經正常；妊娠期練功，可促進胎兒的正常發育，提高胎兒的智力水平，減少妊娠反應；哺乳期練功，可促使乳汁增多，保持體型優美；更年期練功，可防治內分泌失調而導致的更年期綜合徵，順利渡過更年期。

25.修煉張式太極混元功能否防身自衛？

答：修煉張式太極混元功，講究內練一口氣，外練筋骨皮。所以，本功法的動作，能夠提高人的敏捷和反應力，增強人的力量和控制力。待功法中的動作修煉純熟後，經嚴格指點，就可練成靜則極柔軟、動則極剛強的防身自衛術，增加防身自衛的能力。

26.張式太極混元功為什麼重視收功？

答：因爲收功是本功法重要的組成部分，也是取得良好功效的一個重要因素。收功不好，就不能引氣歸元，還會出現許多心理或生理的不良反應。收功好，就能夠引氣歸元，安全可靠，功夫長進。所以，要對收功予以重視。

27.張式太極混元功應怎樣做到收功圓滿？

答：張式太極混元功動、靜功的收功，都要求以意領氣，息息歸根，即反覆多次地用意引導眞氣歸元，直到自我感覺把氣完全收至丹田爲止，這樣就能夠做到收功圓滿。

28.按照功法要求去練功，為什麼功效特別大？

答：因爲功法是實踐的結晶，其方法正確，所以練功不走彎路，就會出功快，功效大。

29.修煉氣功雙手合抱手印時，有強力的氣將兩手推開怎麼辦？

答：這是功夫的一種表現，也是功法的功效，說明眞氣充足。只要自己感覺舒適，順其自然地繼續修煉即可。

30.通過修煉本功法，我一直不想休息，也沒有睡意，但頭腦非常清醒，精神非常好，這是怎麼回事？

答：這是一種好的功效，一般人做不到，只有具有一定功力及根基的人才能取得這種功效。這種功效是功法的良好反應，是練功後神旺的結果，能進一步深入則更妙。

31.**在公共場合練功怎樣不被人注目？**

答：在公共場合練功，首先不要驚動別人，只要全身自然放鬆，懷抱虛印意識入靜，就可安心養神，進入氣功態。練功結束後，運用意念收功即可。

32.**通過一段時間練功後，還想繼續深造怎麼辦？**

答：我們經常開設各種高級班和研究班，可以參加培訓和交流，幫助提高功能和功力。

第三節　氣功常識

33.**什麼是氣功狀態？**

答：生活告訴我們，在有風浪或冰凍的時候，一粒石子不會使湖水發生改變，而只有在風平浪靜之時，一粒石子才會使湖水出現無數漣漪。冰凍時的湖面，如同人在睡眠時大腦皮層的抑制狀態；有風浪時的湖面，如同人在覺醒時大腦皮層的興奮狀態；而風平浪靜時的湖面，則是人既不抑制又不興奮的特殊狀態。

在這種狀態中，石子所代表的意識，才能發揮氣功的效應，使人的大腦皮層呈現出一種排列有序的功能態，這種功能態，就是氣功態。

34.**張式太極混元功應用的是何種思維？**

答：張式太極混元功應用的是直覺思維和特異思維，

意念、意守、無意就是這兩種思維在本功修煉中的具體應用。

35.張式太極混元功應用直覺思維和特異思維的基本條件是什麼？

答：「心誠則靈」和「心想事成」是張式太極混元功應用直覺思維和特異思維的基本條件。它是以虔誠的心願爲前提的，有了這種「前氣功態」，就能夠更好地應用這兩種思維，使之達到修煉的目的，取得良好的功效。

36.修煉張式太極混元功能做到心想事成嗎？

答：實踐證明，就人的生命運動而言，想像可以產生能量，想像可以作用於某種物質，使之發生變化。因此，當想像的能量大於作用對象時，心想就能事成。當想像的能量小於作用對象或與作用對象的能量相等時，要多次想像、反覆體會才能心想事成。所以，只要加強想像的能量，在修煉中是可以做到心想事成的。

37.什麼叫做開悟？

答：開悟是指練功中悟到了某些道理，也可以講是開發了智慧。

38.什麼是氣功信息？

答：氣功信息含有人的思維，具有超常的能量，是生命運動的某種特定形式的客觀反映。氣功信息不僅能袪病健身，延年益壽，而且還能開智增慧，激發潛能，揭示人和宇宙的奧秘，推進科學的發展。

39.怎樣應用自我信息？

答：中國傳統哲學相生相剋的理論告訴我們要以正剋

邪。正，就是正信息；邪，就是負信息。凡是能促進人的身心健康的、促進社會協調進步的，都稱爲正信息。反之，都稱爲負信息。應用時要選擇自己需要的正信息去剋制負信息，即按照自己的意願，應用強有力的自我信息，去調整、改變被作用對象非良性的心理、生理和病理的信息。

40.怎樣應用外來信息？

答：外來信息包括宇宙信息、萬物信息、氣功師信息。應用外來信息時，練功者只要對外來信息懷著恭恭敬敬的態度、誠心誠意的心願，就能進入接收狀態，得到無形能量的支持和補充，獲取外來信息爲己所用。

41.什麼是信息傳遞？

答：氣功師通過一定的方式和手段，將能量信息傳遞於被作用對象，以達到治病或長功的目的，稱爲信息傳遞。

42.信息傳遞有哪些方法？

答：信息傳遞包括信息物傳遞及時空信息傳遞兩種方法。

43.什麼是信息物傳遞法？

答：佩帶和服用某些帶有氣功師能量信息的物品，以達到接收良性信息爲目的的方法，稱爲信息物傳遞法。

44.信息物人人都可以製作嗎？

答：信息物能否發揮作用的關鍵，取決於氣功師的功能、功力，有功夫者才能運用特殊的方法，製作信息物。所以，信息物並不是人人都可以製作的。

45.本功法主要應用的是哪幾種信息物？

答：本功法主要應用的信息物包括信息卡、信息茶、信息水、混元眞氣袋、功帶、徽章等。

46.信息卡如何應用？

答：信息卡有練功、自我調病以及給別人調病的功效。練功時，把信息卡放在自己的面前或雙手重疊掌心向上奉卡於肚臍前，就能夠迅速進入氣功態，提高修煉層次；自我調病時，可手持信息卡，在自己的病灶前做上下、左右旋轉的運動，起到治療疾病的作用；給別人調治疾病時，可手持信息卡，在對方的病灶前，通過顫動、旋轉等方法調治疾病。

47.信息茶如何應用？

答：信息茶含有高能量的治病健身的信息，接收者應按需選擇。應用時要輕閉雙眼，在咀嚼信息茶和品味信息茶的過程中，要加強想像和體會的作用，想像得越簡單、體會得越直接，就越能夠獲得滿意的療效。

48.混元真氣袋如何應用？

答：混元眞氣袋是張式太極混元功的能量信息與部分精選的中草藥的最佳結合。它的設計新穎，前後各一佩帶於肚臍和命門處，既強壯了人的先天之本，又補益了人的後天之本，對防治多種慢性病和疑難雜症有特殊療效。

49.什麼是時空信息傳遞？

答：時空信息傳遞，是指在一定的時空範圍內，向被作用對象傳遞能量信息。時空信息傳遞包括短距離信息傳遞和遙感信息傳遞兩種方式。

50.短距離信息傳遞的內容有哪些？

答：短距離信息傳遞的內容包括對單人及多人隔距發功和帶功組場等形式。

51.帶功組場是怎樣傳遞信息的？

答：帶功組場，通過氣功師運用無形的念力傳遞能量信息，調動與會者的潛能，組成一個能量巨大的人體場，並逐漸發揮人體場的共振效應，使人達到靜的極點，產生超脫和振奮的感覺，在毫無痛苦、憂慮、忘我的境界中，獲得自在和滿足，從而發揮帶功組場的作用。

52.什麼是遙感信息傳遞？

答：遙感信息傳遞，就是氣功師運用特殊的方法，遠距離發放能量信息的一種形式。

53.怎樣接收遙感信息？

答：首先要約好接收信息傳遞的時間，接收時要放鬆入靜，輕閉雙眼，意想氣功師發功的形象，即可接收到自己需要的能量信息。

54.哪些人可以獲得遙感信息？

答：曾接受過氣功師的調治，療效顯著者，為鞏固療效，預防復發，可獲得遙感信息；學練過張式太極混元功，有一定的氣功造詣者，只要與氣功師的信息已溝通，也可獲得遙感信息。

55.獲得遙感信息的表現是怎樣的？

答：獲得遙感信息的表現是，輕鬆舒適、氣感增強。有人可聞到檀香味；有人可出現八觸現象；有人能看到氣功師的形象；有人還能激發潛能，出現特異功能等良好的功效。

56.有時氣功師沒有傳遞專門信息，而有人為什麼卻能接收到？

答：造詣深的氣功師在宇宙空間存在能量信息。所以，有人就能在過去接收過信息的同一時間或者練功的過程中接到氣功師的能量信息。

57.可以把接收宇宙信息、萬物信息稱為採氣嗎？

答：可以。採氣，即指修煉者在氣功狀態中，利用特殊的方式，攝取宇宙、萬物的精華爲己所用。採氣包括採天陽、地陰、日精、月華、山水、樹木、花草的能量信息。

58.採天陽、地陰的作用是什麼？

答：宇宙間存在著各種元素、射線、光線、電波、磁場以及數不清的未知信息，它們每時每刻都散發著巨大的能量，影響著人的心理和生理功能。採天陽、地陰就能主動地攝取這些能量和物質，補充自己的精、氣、神。

59.怎樣採天陽？

答：把自己置於宇宙之中，將眼睛輕輕閉上，全身放鬆，尤其放鬆百會穴。然後運用意識把百會空打開與天陽相接，將萬道光芒經百會穴採入中氣道，即可採天陽爲己所用。

60.怎樣採地陰？

答：把自己置於宇宙之中，將眼睛輕輕閉上，全身放鬆，尤其放鬆湧泉穴。然後運用意識把湧泉穴打開與地陰相連，將陰柔之氣經湧泉穴採入左、右氣道，即可採地陰爲己所用。

61.採日、月之氣的作用是什麼？

答：日、月是陰陽二氣之源泉，二者與地球關係密切，對人的心理、生理功能影響甚大。所以，主動而有意識地採日精月華，即可補充人體的陰陽二氣。

62.怎樣採日精之氣？

答：放鬆入靜，進入氣功態，把自己置於宇宙之中。採太陽之精華時，先目視升起的太陽，然後輕輕將眼睛閉上，意想火紅的太陽經百會進中道入丹田，即可採日精之氣爲己所用。

63.怎樣採月華之氣？

答：放鬆入靜，進入氣功態，把自己置於宇宙之中。採月亮之精華時，先目視升起的月亮，然後輕輕將眼睛閉上，意想明亮的月亮經百會進中道入丹田，即可採月華之氣爲己所用。

64.採山、水之氣的作用是什麼？

答：山和大海、湖泊佔有一定的空間，與日月星辰形成了不同的位置關係。由於日月星辰的作用、樹木花草的成長和水的流動，使山和大海、湖泊蘊藏著無限的靈氣。所以，採山、水之氣，能給予人體無限的能量。

65.怎樣採山之氣？

答：放鬆入靜，進入氣功態，把自己置於大山的懷抱之中，將眼睛輕輕閉上，就會感覺到高山的氣和光，籠罩在自己的周圍，不斷地進入體內。身體自覺魁偉高大起來，與高山同在，這樣就能獲取山的能量信息。

66.**怎樣採水之氣？**

答：放鬆入靜，進入氣功態，把自己置於大海或湖泊之中，將眼睛輕輕閉上，就會感覺到輕柔的流水，滋潤著自己的肌膚，不斷地進入心田，身體柔軟似水，與大海、湖泊同在，這樣就能獲取水的能量信息。

67.**採樹木花草之氣的作用是什麼？**

答：樹木花草不僅時刻享受著天地精華的哺育，而且也對人體有著不同的補益。例如，松樹可補肝養血，柏樹可補腎養肝，白果可養心寬胸，桂花可溫補脾腎，楊樹可清肺，牡丹可活血、涼血，蓮子可淸心、固精、止血。所以，採樹木花草之氣，可調整臟腑功能，活血化淤，補充能量，易於祛病強身。

68.**怎樣採樹木之氣？**

答：放鬆入靜，進入氣功態，把自己置於樹木叢林之中，將眼睛輕輕閉上，感覺自己所需要的樹木精華源源不斷地經全身毛孔進入體內、氣道和丹田，這樣就能採集到樹木之氣。

69.**怎樣採花草之氣？**

答：放鬆入靜，進入氣功態，把自己置於花草之中，將眼睛輕輕閉上，感覺自己所需要的花草精華源源不斷地經全身毛孔進入體內、氣道和丹田，這樣就能採集到花草之氣。

70.**什麼叫做排病氣？**

答：運用意識及其方法將淤滯體內的病邪之氣排出體外的過程，叫做排病氣。

71.怎樣排病氣？

答：放鬆入靜，輕閉雙眼，進入氣功態，意想病氣從病灶區域排出體外。

例如，肝氣淤滯的患者，先意想右脇部肝區，然後再運用想像和體會的意識，將淤滯在肝區的病邪之氣經身體右側沿右腿下行，再由右腳湧泉穴排出體外。其它疾病也可選擇相應的排病氣的方法。只要意識應用明確，排病氣路線簡短，就會取得良好的功效。

72.何謂氣衝病灶？

答：氣衝病灶，是指在練功過程中，眞氣與病邪之氣相互鬥爭而出現的一種功效反應。開始練功時，練功者的眞氣還不充足，袪邪求正的力量也比較薄弱，所以有人練功後，病灶區域就會出現疼痛和不適感等氣衝病灶的現象。隨著練功的不斷深入，眞氣就會逐漸充足起來，病灶區域的疼痛和不適感就能夠被有效地控制。但是，也有人在原有的病灶消除後，又出現新的病灶的反應。這是因爲，人體的主要疾病掩蓋著次要病症，當主要疾病得到有效的治療後，次要病症就上升爲主要疾病，由此而出現了新一輪的氣衝病灶，依次循環，直到病灶完全消失，身體完全康復爲止。

73.什麼是氣功偏差？

答：修煉氣功的主要目的是爲了防病治病，促進身心健康，進而開智增慧。但有人在練功時，沒有掌握好氣功的基本原則、要領和注意事項，而是盲目追求或急於求成，以致造成頭暈腦脹、胸悶憋氣、心慌意亂、失控大動、昏沉思睡、氣機亂竄和神志恍惚等不良反應，這些不良反應就是氣功偏差。

74.如何防止氣功偏差？

答：修煉張式太極混元功者從未發現過出偏現象，但練功者應對氣功偏差有所了解和認識。要慎重選擇適合自己的功法修煉，修煉時要放鬆入靜，順其自然，不刻意追求特異功能，堅持科學，反對迷信，就能防止偏差的出現。

應當指出，即使極個別的人因未按要求修煉而出現氣功偏差，也並不是氣功本身的問題。我們不能因爲出現這種偏差而片面否定氣功，或者從根本上懷疑氣功，這都是不可取的。

75.什麼是念力？

答：念力是思維的產物，具有超常的功能和功力，也稱爲意念力。它能夠加強人的心理和生理功能，是本功法較高層次的表現。

76.常用的念力包括哪些內容？

答：念力在本功法中應用廣泛，治病健身和開發潛能都離不開念力，常用的念力包括有形念力和無形念力。

77.什麼是有形念力？

答：應用一定的手型和步型表示念力的方法，稱爲有形念力。長期修煉張式太極混元功，當直覺思維和特異思維應用較爲純熟時，有形念力就可以應用了。

78.手型和步型是怎樣表現有形念力的？

答：手型通過一指禪、逍遙指、四指功、五行爪、太極針和混元掌等多種手法表現有形念力；步型通過弓箭步、騎馬步、四六步、開立步、丁字步等多種姿勢輔助手型，表現有形念力。

79.**如何應用手法？**

答：一指禪：帶有疏通經絡和氣道念力的一指禪（拇指翹起，其餘四指自然屈曲），通過從上而下或從外向內發功的手法，向病灶區域貫氣。

逍遙指：帶有鬆動頑疾念力的逍遙指（食指和中指自然伸直，拇指指腹壓在彎曲的無名指和小指上），通過上下震顫發功的手法，震動病灶。

四指功：帶有能量念力的四指功（拇指屈曲，其餘四指自然伸直），通過從上而下抖動發功的手法，疏送眞氣。

五行爪：帶有外抓病氣念力的五行爪（五指屈曲指尖相合成爪），通過旋轉、外拉和甩出發功的手法，排除病氣。

太極針：帶有聚氣成針念力的太極針（拇、食、中指指尖相合成持針狀，無名指、小指自然屈曲），應用進、刺、提、插、捻和顫等手法向病灶發功或向有關穴位發功。

混元掌：帶有牽拉肢體念力的混元掌（五指自然伸直，掌心內含），通過前推後拉發功的手法，牽動肢體。

80.**什麼叫做氣功點穴？**

答：用帶有念力的手指，叩打身體一定的穴位及其相關的部位，稱爲氣功點穴。

81.什麼叫做氣功按摩？

答：用帶有念力的指和掌，通過推、拿、揉、按、摩、壓和點等手法，刺激一定的穴位及其相關的部位的運氣療法，稱爲氣功按摩。

82.氣功點穴和按摩時如何選穴？

答：氣功點穴和按摩的穴位選擇要簡單實用。例如，頭項循列缺，面口合谷手，腰腿尋委中，肚腑三里留。另外，也可選擇八會穴，即臟會——章門，腑會——中脘，氣會——膻中，血會——膈俞，筋會——陽陵泉，脈會——太淵，骨會——大杼，髓會——絕骨。還可選擇相關的阿是穴及其部位，只要選穴穩妥，治療起來就能得心應手。

83.什麼是無形念力？

答：應用思維能量去改善和加強被作用對象的心理和生理功能，稱爲無形念力？無形念力要求較高，需要相當的功夫才能應用自如。

84.無形念力主要應用在哪些方面？

答：無形念力主要應用在治病健身以及定身術、催眠術、拘魂大法、手診、體診、透視、遙感和預測等方面。

85.什麼是手診和體診？

答：所謂手診和體診，就是運用無形念力，通過人體的某些敏感部位，獲取病人的病理信息，並據此做出診斷的方法。

86.無形念力與透視、遙感和預測功能有什麼關係？

答：透視、遙感和預測功能是無形念力達到一定層次的表現。隨著功夫的不斷長進，修煉者可返觀內視自己的臟腑脈絡和氣道骨骼，再進一步就可明心見性和空中生悟，激發出透視、遙感和預測的功能。而透視、遙感和預測功能的開發與應用，又能夠促進無形念力功夫層次的不斷提高。所以，二者的關係相輔相成，相互爲用。

87. **怎樣修煉透視功能？**

答：放鬆入靜，輕閉雙眼，意守上丹田片刻。然後，凝神觀察對方身體周圍的氣，健康者的氣是白色的，病患者的氣是灰色的。再進一步便可透視對方內臟，先注意被透視部位，目之神光隨之深入對方體內，開始時可看到內臟模糊的一團氣，進而可看到內臟大體的形象，日久則清晰可見，透視結束應注意收功，用意將神光收回丹田。

88. **怎樣修煉遙感功能？**

答：宇宙萬物無時無刻不在輸出和接收著各種信息，人是萬物之靈，自然也具備這種功能。只是由於種種原因，人類的某些功能已逐漸廢退了。但只要通過系統修練，主動而有意識地探測、感知和分辨信息，遙感功能就能夠得到開發。進行遙感時，要放鬆入靜，輕閉雙眼，將遠方的信息拉過來或把自己的信息放出去，爾後細細體察感應，日久便可出現圖像或直接獲得答案。隨著遙感功能的不斷提高，也可通過對方的照片及有關信息物，得知所需要的結果。遙感結束也要將氣收歸丹田。

89. **怎樣修煉預測功能？**

答：預測，即預先了解和測定事物尚未發生的後果。事物的發展都有一定的規律性，即所謂有因就有果。念力，可以使人在氣功態中預知事物的後果，這就是人的預測功能。預測時，要放鬆入靜，輕閉雙眼，意守上丹田，以激發潛能。然後用念力把所測問題，存放於「膻中」，靜候問題的結果。要不急、不躁，心安理得，聚精會神，久之便可通過圖像或答案，告之結果。預測結束也要收功。

90.堅持修煉能否激發特異功能？

答：只要持之以恆地巧練和巧悟，就一定能夠激發出特異功能。堅持修煉，不僅能鞏固已有的功能，而且還能繼續開發出新的功能。

91.運用念力給別人診病、治療、透視、遙感和預測，對自身有無不良影響？

答：能夠運用念力給別人診病、治療、透視、遙感和預測，就證明自身已具備相當的功夫了。所以，一般不會對自身產生不良影響。但應時常注意調整自己的狀態和情緒，要講究科學方法，順應氣功規律，加強自我修煉，這樣才能使念力更好地發揮作用。

第四節　闢穀技術

92.能否談一下闢穀及其意義？

答：我們現在講的闢穀，是古爲今用的一種主動接受闢穀信息或者通過練功進入闢穀狀態的修煉方法。

人們一日三餐吃進去的食物，被有效利用的只是一部分，而更多的卻被貯存起來，這不僅加重了胃腸的負擔，而且又可能成爲產生疾病的溫床。所以，闢穀既可使消化系統得到調整，起到清倉理庫的作用，又可治療多種疾病，發揮意想不到的功效。最重要的是，闢穀還能使人進入清心寡欲和清靜無爲的境界，從而激發人的潛能，增強人的靈感，悟徹世事，達到輕身健體、返老還春和益智增慧的目的。

93.能否介紹一下怎樣闢穀？

答：當主動接受闢穀信息或通過練功進入闢穀狀態，開始闢穀修煉時，可運用「意識進食」的方法，滿足人們日進三餐的習慣；也可運用古人「神離於體，遊走空間」的方法，攝取宇宙精華，使人氣滿不思食。第一種方法是有意識的闢穀修煉，即通過吃想像的食物進行闢穀。第二種方法是無意識的闢穀，即整個闢穀過程都自動進行。闢穀期間，仍可進行正常的工作和學習，並特別願意練功，有身輕體健和精力充沛的感覺。

94.能否介紹一下闢穀的時間以多長為宜？

答：短期闢穀爲1天～3天，中期闢穀爲3天～7天，長期闢穀爲8天以上。具體闢穀時間的長短，可根據個人的情況靈活掌握。首次參加闢穀修煉，時間不宜太長，可先從一天開始，待積累了一定的實踐經驗，掌握了闢穀的技術後，再逐漸延長。

95.何謂半闢、全闢？

答：半闢，是指闢穀期間，服食大棗、核桃、水果、蜂蜜和牛奶等；全闢，是指闢穀期間，什麼都不吃，但可以喝水。練功者可根據自己的具體情況，採用不同的方式進行。實踐證明，全闢的效果較好。

96.**闢穀的原則是什麼？**

答：闢穀的原則有兩條，一是尊重事實，二是順其自然。所謂尊重事實，是指接受到闢穀信息或練功中出現闢穀現象後，才可以闢穀，要實事求是。所謂順其自然，是指整個的闢穀過程要順其自然。也就是說，你感覺不想吃的時候，就可以不吃；你感覺想吃的時候，就可以吃；你想結束闢穀，就可以結束；你不想結束闢穀，還可以繼續進行，完全自己說了算。只要堅持這兩條原則，闢穀就是一種安全可行和功效顯著的修煉方法。

97.**闢穀的注意事項有哪些？**

答：闢穀進行前：深入瞭解闢穀的意義、方法和原則，同時要取得家人的理解和支持。

闢穀期間：加強練功，多進入氣功態。吃意識飯時，要心誠不疑，同時要避免七情六欲的騷擾。

闢穀結束：重新進食時，要循序漸進。先飲用流質的，再飲用半流質的，後開始正常飲食。

第五節　對氣功師的要求

98.**怎樣做一名合格的氣功師？**

答：作爲張式太極混元功的氣功師，應遵循本功法提出的「以德爲本，服務於人民，奉獻於社會，造福於人類」的宗旨，遵守本功法的道德規範，加強自身的修養，提高自身的素質，培養學者的風度，心平氣和，喜樂有節，氣怒不生，無私無畏，圓圓融融，以修煉和傳播張式太極混元功爲己任，明功理，懂功法，知醫術，講科學，以德度人，以功傳人，以理服人，以醫救人，這樣就能成爲一名合格的氣功師。

99.氣功師怎樣教授張式太極混元功？

答：要堅持科學教功，意傳身教，循循善誘。要以對學功者高度負責的精神，認眞備課，細心教功，一絲不苟。不僅要講德傳法，而且要教理授醫，從而提高學功者學練本功的水平，獲得滿意的療效。

100.氣功師傳授本功法要注意什麼？

答：嚴格按照張式太極混元功的要求傳授功法；深入細緻地瞭解患者的病情，嚴格登記，辨證施功；對學功者舉止要文明，態度要和藹，處事要留有餘地。

附 錄

以張式太極混元功在療疾祛病、益智健身等方面的顯著功效爲堅實基礎和強大支柱，幾年來，張式太極混元功這一高級功法已普及全國各地，並通過對德國、韓國、新加坡、馬來西亞、港澳台等國家和地區求診患者的顯著療效，而在國際上也產生了相當的影響。

衆多的學員或因求醫而學功，或因慕名而拜師，在修煉張式太極混元功的過程中，每個人都積澱了一定的感受和體會。由於學員的情況各不相同，因而這些感受和體會圍繞著張式太極混元功這一軸心輻射開來，所涉及的範圍非常廣泛。爲了更好地總結張式太極混元功的功效，陳麗華氣功醫師從衆多的修煉者中，對200名學員練功前後的變化進行了觀察並整理成材料。希望這些材料能在廣大讀者從多種角度瞭解張式太極混元功的過程中，起到一定的輔助作用。

在這些材料中，經常提及「青島國際啤酒節」「海之情旅遊節」和「氣功百花苑」等活動的情況，爲此，特將有關部門在這些活動中所發的部分文件及報導刊錄於後，以資參考。同時，還選錄了海軍駐青島某部編輯李郁文同志的報告文學《會當凌絕頂》，以饗讀者。

200名病患者練功前後變化的觀察報告

·陳麗華·

在修煉張式太極混元功的過程中，衆多的學員以其滿意的療效，獲得了身心健康。

我們通過對其中200名學員練功前後的變化情況進行的觀察認爲：總結氣功病案，不僅可給氣功治療慢性病和疑難雜症提供有力的佐證，而且對探索氣功奥秘和推動氣功科研等方面都具有積極的意義。

現將觀察情況報告如下：

觀察資料

一、一般資料

觀察人數：200名，其中男爲87名，女爲113名。

二、觀察方法

病患者練功和治療前後的感受，華康傳統醫學診療部病歷記錄及隨訪記錄。

三、觀察指標

㈠痊癒：症狀消失。

㈡顯效：症狀基本消失。

㈢有效：症狀好轉。

㈣症狀無明顯變化。

四、觀察結果

㈠練功前後病情變化觀察，如表1所示。

表1 練功前後病情變化觀察表

病名	例數	練功前症狀	練功後功效	例數	百分率
支氣管炎	9	咳嗽、咳痰、胸悶、氣促。	痊癒	2	22.2
			顯效	4	44.4
			有效	3	33.3
			無效	0	
哮喘	4	胸前緊迫、呼吸困難。	痊癒	1	25
			顯效	1	25
			有效	2	50
			無效	0	
高血壓	15	血壓持續超過140/90 mmHg 以上，伴頭痛、頭暈、耳鳴、失眠等症狀。	痊癒	4	26.6
			顯效	7	46.6
			有效	4	26.6
			無效	0	
冠心病	6	胸骨後絞痛或胸前有緊壓感。	痊癒	1	16.6
			顯效	2	33.3
			有效	3	50
			無效	0	
心律失常	6	心悸、心律不齊。	痊癒	3	50
			顯效	2	33.3
			有效	1	16.6
			無效	0	
先心	2	心悸、氣促。	痊癒	0	
			顯效	1	50
			有效	1	50
			無效	0	
胃炎	16	腹痛、飽脹、食慾不振、噁心、消瘦。	痊癒	10	62.5
			顯效	2	12.5
			有效	4	25
			無效	0	
胃及十二指腸潰瘍	10	以上腹痛爲主，多爲隱痛、脹痛或灼痛。	痊癒	5	50
			顯效	3	30
			有效	2	20
			無效	0	

病名	例數	練功前症狀	練功後功效	例數	百分率
肝病	8	肝區疼痛、食慾不振、噯氣、噁心、腹脹。	痊癒 顯效 有效 無效	3 2 3 0	37.5 25 37.5
膽囊炎	7	腹脹、噯氣、厭食油膩、消化不良。	痊癒 顯效 有效 無效	2 3 2 0	28.5 42.8 28.5
膽石症	5	右上腹悶脹、疼痛、有不適感。	痊癒 顯效 有效 無效	1 2 2 0	20 40 40
習慣性便秘	12	大便堅硬、難以排出，腹滿疼痛、食慾減退、睡眠不安。	痊癒 顯效 有效 無效	5 3 4 0	41.6 25 33.3
腎炎	5	浮腫、腰痛、尿濁、尿血。	痊癒 顯效 有效 無效	2 1 2 0	40 20 40
糖尿病	8	多飲、多食、多尿、消瘦。	痊癒 顯效 有效 無效	2 4 2 0	25 50 25
神經衰弱	13	疲乏、易怒、多夢、全身不適、植物神經功能紊亂。	痊癒 顯效 有效 無效	8 3 2 0	62 23 15
腦血栓後遺症	6	半身不遂，頭昏、頭暈、肢體麻木、無力。	痊癒 顯效 有效 無效	2 2 2 0	33.3 33.3 33.3

病名	例數	練功前症狀	練功後功效	例數	百分率
關節炎	10	關節腫痛、運動受限。	痊癒	5	50
			顯效	2	20
			有效	3	30
			無效	0	
頸椎病	9	頸椎病各型的症狀有不同表現，以頸項肩部疼痛不適爲主。	痊癒	4	44.4
			顯效	4	44.4
			有效	1	11.1
			無效	0	
腰椎間盤突出症	20	腰部疼痛、腿有放射痛、有活動障礙。	痊癒	16	80
			顯效	3	15
			有效	1	5
			無效	0	
股骨頭無菌性壞死	9	髖關節疼痛、活動受限、有功能障礙。	痊癒	3	33.3
			顯效	3	33.3
			有效	3	33.3
			無效	0	
腫瘤	6	身體出現腫塊或硬結，並有異常不適感。	痊癒	2	33.3
			顯效	2	33.3
			有效	2	33.3
			無效	0	
痛經	6	下腹部及腰部疼痛，甚則劇痛難忍。	痊癒	4	66.6
			顯效	2	33.3
			有效	0	
			無效	0	
月經不調	3	經期、經量、血色、血質異常。	痊癒	3	100
			顯效	0	
			有效	0	
			無效	0	
更年期綜合徵	5	眩暈、心煩、心悸、失眠、多夢、急躁、易怒、腰膝酸軟、神疲肢倦。	痊癒	5	100
			顯效	0	
			有效	0	
			無效	0	

㈡練功前後身心變化觀察，如表2所示。

表2 練功前後身心變化觀察表

	功前不正常者例數	功後恢復正常者例數	百分率
情緒	93	93	100.00
體力	120	110	91.6
飲食	87	83	95.4
睡眠	79	73	92.4
二便	66	62	93.9

體　會

200名病患者通過修煉張式太極混元功，達到了祛病、健身、長功的目的。

練功前後病情變化觀察表顯示：200名患有各類疾病的學員中，痊癒者93人，佔總人數的46.5%；顯效者58人，佔總人數的29%；有效者49人，佔總人數的24.5%。總有效率達100%。

練功前後身心變化觀察表顯示：五項指標的總正常率達到95%。

以上說明，張式太極混元功對多種疾病的治療效果是滿意的，這是由於太極混元功具有特殊的優勢。第一，太極混元功注重道德的修養，提倡修心養性。通過調整人的心理狀態，進而調整人的生理功能，抑制人的病理過程，使人趨於陰陽平衡的狀態而健康延年。第二，太極混元功具有針對性強，一步到位直達病灶的修煉特點，修煉者易學易練易掌握。所以療效滿意，見效快。第三，太極混元功的整體調整和辨證施功，能提高人的免疫力，增強人的正氣，所以能做到治病求本、扶正祛邪。

張式太極混元功治病健身的療效，離不開持之以恆的修煉，所以堅持練功，就能自然獲得更好的療效。

病案簡介

張式太極混元功——獨特的療效

馬文芳，女，59歲，青島療養院主管營養師，現住武勝關路2號。

我在26歲那年，經醫院確診為「扁桃體淋巴肉瘤」，後行手術切除，為防止轉移，又做過放療。手術和放療使我留下了後遺症，一是頸部發硬，不能隨意轉動；二是唾液腺遭到嚴重破壞，長期口乾，每次吃飯都得用水送，否則會噎得流涕淌淚，異常痛苦。1994年3月份自感吞咽食物與飲水時有異物感，這才發現左頜下有一核桃大的硬塊。經醫院診斷為：⑴左側扁桃體腫瘤術後後遺症。⑵頸部鈣化灶（左）。這真是舊病未去，又添新病。連十多年前患過的類風濕性關節炎，這時也發作了。關節疼痛難忍，雙腿行走困難。痛苦使我長夜難眠。

就在我萬般無奈時，得知張醫師將在第四屆國際啤酒節期間於人民會堂舉辦帶功調病報告會的消息，我抱著有病亂求醫的心情參加了報告會。報告會上，當張醫師發功時，我聞到了一股淡淡的檀香味，同時一股暖流從我的頭頂慢慢地貫入頸部，暖流微微發熱，自感非常舒服，我試著轉動頸椎，竟然可以自如運動了。暖流又逐漸流入全身，我感到雙手十指微微發脹發麻，手指關節咚咚作響，腫脹變形的手能伸開收攏了。繼而我的雙膝關節也開始發熱發脹，我下意識地把雙膝盡量收攏又伸開，只聽膝關節也咚咚作響，非常舒服，竟一點也不痛了。走出會場時，我的雙腿輕鬆自如，和進會場時判若兩人。眞想不到一場報告會就使我收到了立竿見影的效果。

於是，報告會後我就毫不猶豫地參加了張式太極混元功學習班。練功半個月後，唾液分泌增多，嘴唇開始濕潤，進食也逐漸不噎了。特別使我驚奇的是，左頜下的硬塊也在變軟變小，同時異物感也消失了。這諸多變化使我進一步增強了練功的信心。

堅持練功數月後，我的健康狀況發生了根本的變化：頜下硬塊已不復存在，飲食不必用水幫助吞咽，頸椎也活動自如，全身關節無痛感，雙腿有勁，全身輕鬆，心情愉快，睡眠很香，這是我患病以來從未有過的精力旺盛的狀態。老年節時我們單位組織遊嶗山，我爬上爬下，一點也不覺得累，這情景博得了許多老同志的羨慕，說我眞有點返老還童呢！張式太極混元功的獨特療效，使我解除了病痛的折磨，找回了失去的健康，恢復了青春的活力。我由衷感謝張醫師創編的好功法。

現在，我更加努力地修煉太極混元功，功能和功力都有了很大的提高。練自然功時，功帶的音樂會繞身而行，逐漸進入丹田。繼而全身發熱，像有一股熱浪撲身而來，自後背、雙肩、前胸至丹田循環不已，周流不息地內動。只要懷抱手印，兩手指間就有微熱電流通過，很快就能進入飄飄然的入靜狀態，與大自然融爲一體。這諸多舒適和美好的境界，恍如夢中，但又是現實。

今後，我一定要永不間斷地修煉，爲張式太極混元功的發揚光大盡微薄之力。

隨訪：馬文芳女士現已退休在家，練功時間有充分保證，身心健康狀況很好。

我受益於張式太極混元功

唐愛民，女，45歲，青島滄口營子辦事處辦事員，現住青島市廣東路6號5户。

我15歲時被醫院診斷爲先天性心臟病（房間隔缺損），因當時家庭條件不允許，錯失手術治療時機。隨著年齡的增長，尤其是結婚生育後，病情逐日加重，經常心慌、氣短、胸悶，渾身乏力，睡眠欠佳，飲食不振，心煩意亂，無所適從，且時有心絞痛出現，眞是痛苦不堪。特別是自1985年以來，每月都要到醫院看病數次，每年都要住院治療1次～2次。1989年時，情況更壞，又因下部流血不止而住院，醫院檢查診斷爲卵巢囊腫。這眞是雪上加霜，我覺得生命之路似乎走到了盡頭。

就在呼天天不應、求地地不靈時，一個偶然的機會出現了。一位熟人告訴我，聽說張式太極混元功創始人張春銘醫師能治療疑難雜症，囑我去試試看。得到這個消息，我在家人的幫助下拜見了張醫師。他熱情和藹地接待了我們，並當場發功爲我調治，我感覺效果很好。隨後我就參加了學習班。如今我已跟隨張醫師練功六年，疾病得到了滿意的療效。幾年來再未出現過心慌、氣短、胸悶以及心絞痛的症狀，其它不適感也消失了，自我感覺渾身有力，輕鬆愉快。將近六年來再沒有住過醫院，爲國家節省了爲數可觀的治療費。是張醫師所創立的張式太極混元功給了我健康的身體。所以，幾年來我除了刻苦修煉功法以外，每天還到觀象山氣功輔導站教授張式太極混元功，爲病患者服務，使更多的人獲得了新生。

隨訪：現在的唐愛民女士面色紅潤，談笑風生，聲音宏亮，精力充沛，看上去是一位只有三十多歲的健康人。她刻苦練功，教功的精神受到氣功愛好者和病患者的普遍讚賞。她表示要繼續兢兢業業地工作，認認真真地教功，爲提高人們的健康水平，爲把張式太極混元功發揚光大而努力奮鬥。

張式太極混元功給了我第二次生命

孫善鳳，女，40歲，青島永成製傘公司員工，現住登州路24號9樓13户。

1980年10月，由於生氣，導致嚴重月經不調，半年未來例假。後來發展到血尿、腰痛、全身浮腫，經醫院檢查化驗：蛋白（＋＋＋），紅細胞（＋＋＋＋），膿細胞（＋＋），管形（＋＋）。被診斷爲慢性腎功能衰竭。我曾在醫院住院治療過，還在療養院療養過，但病情仍反覆無常。後來又患上了類風濕性關節炎、胃炎、頸椎病等。疾病折磨得我渾身疼痛難忍，經常打針服藥並未減輕我的痛苦，反而病情越來越重，手指脹痛，僵直和變形，不敢沾涼水，後來連抹布都握不住了。腳也不敢落地，走路就像走在刀尖上一樣。到後來，連上下床、大小便等都困難了。當時我痛苦異常，整天以淚洗面。我想，我只有三十幾歲，就要癱在床上，讓丈夫來照顧，心裡越想越不是滋味，一氣之下，我把所有的病歷全部燒了，再也不想治了，同時也產生了輕生的念頭。

就在這時，有位朋友介紹我到張春銘醫師那裡去治病，我抱著一線希望來到張醫師的診療部。在他的精心治療下，我全身出現了從未有過的舒暢，我感到一股熱從百會穴貫入，流注全身，直達湧泉穴。經張醫師一次治療，我便渾身輕鬆，痛苦減輕。

由此我確信張醫師能治好我的病，我有了活下去的信心和勇氣。經張醫師十次治療，我的病便一天天地好轉起來，身體的不適感一掃而光，變形的手恢復了正常，腳也能下地走路了，睡覺也敢屈伸腿了。同志們都說我像變了一個人似的。在治療過程中，張醫師又向我傳授了張式太極混元功功法。經過練功實踐，我體會到張式太極混元功是上乘功法。它簡單易學、得氣快、療效好、不出偏差，能加快人體經絡氣道的疏通和穴位的開闔，還能激發人體潛能。在練功過程中，我每次都能感到有一股熱流經過全身，進入一種人在氣中、氣在人中的境界，一招一式都在強大的氣場中運動。

練完後，全身輕鬆愉快、剛勁有力。張式太極混元功使我嘗到了練功的甜頭，重獲生活的幸福。

我衷心感謝張醫師，感謝他創編了這麼好的功法，使我獲得了第二次生命。今後我要以傳播張式太極混元功爲己任，以此更好地爲人民服務，爲弘揚氣功事業多作貢獻。

隨訪：孫善鳳女士係患十多年疾病的老病號，經修煉張式太極混元功，身體已完全恢復了健康。現在她除了正常工作外，還是氣功活動的積極分子，張式太極混元功的氣功師。

張式太極混元功令我折服

杜芹蘭，女，46歲，青島第四織布廠職工，現住莘縣路112號4樓1户。

兩年前，我曾因過渡勞累而引起腰腿痛，經多方治療不僅無效，而且越來越重。後經醫院診斷爲「腰$_4$～$_5$椎間盤膨出」「腰$_5$～骶$_1$椎間盤突出」。

我拿著診斷書，曾經去過數家專門治療腰椎間盤突出症的門診部，進行過多種復位，如「牽引復位」「斜搬復位」「旋轉復位」等等，還進行過封閉治療、藥物治療等等。爲了治病，我還在療養院住院治療過，然而都無濟於事，我的病情不見絲毫好轉。

當時，我的病情已經到了很嚴重的地步，不能自如行走，就連到衛生間都有很大的障礙，只能整天躺在床上，腰腿疼得不知放到哪裡是好，同時左腿肌肉明顯萎縮了，晚上更是難以入睡。病痛的折磨，使我喪失了治療的信心和生活的勇氣，給我的家庭也造成了極大的痛苦和壓力。

就在這萬般無奈的情況下，我愛人在《青島日報》上看到青島舉辦「首屆氣功百花苑」的消息，於是我拖著病痛的身體，在衆人的幫助下，來到了工人文化宮。說起來我的確非常幸運，一進門就看到了張醫師正在給患者調病，並聽到被治療過的病人都連聲稱讚他功夫非凡。於是我決定請他給我治療。當時，離「氣功百花苑」閉幕只有兩天時間了，工作人員安排我先去參加張醫師在人民會堂舉辦的組場報告會，報告會上許多神奇的療效，使我更爲震驚，求他給我治病的願望更強烈了。會後我帶著在會場上獲得的氣感和信息，進一步接受張醫師的治療，並參加了張式太極混元功學習班。幾天下來，我就有了明顯療效，不到兩個療程，折磨我兩年之久的頑疾便奇跡般地痊癒了，我從心裡感激張醫師的恩德。在這裡，我代表我的全家祝福他「好人一生平安」。

同時，我患有的胃腸病、肩周炎、婦科病等疾病也不治而癒，身心都有了很大的改變，恢復了健康的體魄、青春的活力，這就是張式太極混元功的功效。張式太極混元功使我折服了。尤其是我親眼目睹的衆多患者頑症的消失，使我對張醫師，對張式太極混元功更加深信不疑。於是，我全身心地投入到修煉之中。在張醫師的幫助下，我進一步系統地學習了張式太極混元功的德、功、理，逐步掌握了給別人調病的本領，同時還出現了一些特異功能。在這個基礎上，我經過嚴格考核，已正式成爲張式太極混元功的氣功師。

我真誠地熱愛和支持張醫師創編的張式太極混元功。我將刻苦修煉，認眞教功，爲張式太極混元功的普及和提高貢獻自己的力量。

隨訪：杜芹蘭女士的腰椎間盤突出症已痊癒，左腿肌肉恢復正常。原來患有的胃腸病、婦科病及肩周炎也已康復。現在她正在教功第一線，爲廣大群衆服務。

疾病使我與張式太極混元功結緣

張高松，男，47歲，青島公交三公司書記，現住淮陽路18號內77户。

自1978年起，我因患嚴重的胃腸功能紊亂、腸炎、神經衰弱等疾病，先後在五所醫院治療達八次之多，雖經多方治療，病情仍未見好轉。長期的疾病折磨使我食慾不振、頭痛頭暈、時常感冒發燒，久而久之，身體素質越來越差，眞是吃盡了疾病折磨的苦頭。

1994年8月的一天，一個偶然的機會，我參加了張醫師的帶功調病報告會。在報告會現場，我親身感受到他的神奇功力，目睹了他表演的氣功絕技「定身術」，從而引起了我對張式太極混元功的極大興趣。以前，我對氣功的認識不夠，更談不上研究。我是從事政工的，認識氣功需要思想上的轉彎，特別是氣功受到某些人非議時，更需要對中華民族傳統文化的瑰寶——氣功能治病健身、延年益壽之說，有個正確的認識。因此，報告會後我就積極報名參加了張式太極混元功學習班。

自從患病以來，我幾乎天天服藥，如果天氣有變化，身體就有不良反應，曾一度被人稱爲「天氣預報」。練功以來，我雖然停用了所有的藥物，但身體的不適感卻逐漸消失了，遇到天氣變化，身體也無不良反應，而且自感身體一天比一天好起來。我的練功實踐證明，張式太極混元功眞能起到治病健身的作用，確實能做到氣到病除。同時我也充分認識到氣功是一種獨具特色的修心養性的好方法。其內涵深奧，是探索人體生命科學的金鑰匙，要不斷地學習，實踐，使之更好地發揚光大。

疾病使我與張式太極混元功結下了不解之緣，學習班後，我又參加了張醫師主持的弟子班，使我學到了許多平生難得的知識，眞是受益匪淺。經過半年的學習和修煉，不僅治好了我十幾年的慢性病，而且還掌握了爲別人調治疾病的本領，今年我就曾經與其他學員一起，先後在海雲庵、水清溝輔導站等處爲衆多病患者調治疾病，均取得了良好療效。

今後，我要更加刻苦地修煉太極混元功，注重功德修養，爲使張式太極混元功更好地爲人民的健康服務，作出自己積極的貢獻。

隨訪：兩年來，張高松先生一直練功不輟，真正感覺到身體健康、精力充沛的幸福。

張式太極混元功給了我爲人民服務的本領

宋翠萍，女，39歲，青島自來水公司會計，現住四方區淮陽路18號內85户。

1994年8月10日，當我乘公交車回家時，由於緊急剎車，致使我的腰部受傷。第二天，已疼得不能下樓梯，取暖瓶蓋都疼痛難忍。到醫院先後經 X 光、CT 檢查，診斷爲「腰$_4$～$_5$椎間盤突出症」「腰椎管狹窄」。拿著診斷書，我非常著急，而且醫生告訴我只收留手術病人住院治療，我只能看門診。這使我涼了半截。經過打聽得知療養院採用機械牽引復位法可以治療，但時間長，花錢多不說，單是機械牽引造成的痛苦便使我恐懼。可日趨加重的疼痛又使我無法忍受。就在這時，我和我愛人想到了在第二屆國際啤酒節上曾做過帶功報告的張醫師。

第一天，我在坐不能坐、站不能站的疼痛難忍中來到華康診療部。張醫師一看，便指出我患的什麼病，並開始爲我治療。當他發放外氣爲我復位時，我俯臥在治療床上，只覺得腰部熱脹酸麻，雙腳心像透風似地往外出涼氣，張式太極混元功即刻在我身上顯效了。治療結束後，張醫師叫我立即下床走走看。說來也怪，腰部的痛感已全然消失，像正常人一樣。

第二天我就可以自己乘公共汽車從水清溝趕到華康傳統醫學診療部了。在張醫師發放外氣時，我能自由自在地彎腰踢腿，翩翩起舞，並且聞到了沁人心脾的幽幽香氣。經他短短的三次治療，我的腰痛便無影無蹤。當第四天我到單位上班時，同事們都驚奇地說我遇到「神醫」了。

幾天後，在第四屆國際青島啤酒節上，我有幸參加了張醫師的氣功調病演示會，進一步感受到張式太極混元功強大深厚的功力，於是我下定決心跟他學功，積極報名參加了功法學習班。我雖家住滄口，但風雨無阻，每天跋涉二十公里，準時趕到學功地點。

張醫師每天給學員治病，親自教授功法，並在學習班上傳授了太極混元功特異的診病方法。經過幾天的學習，不僅學員的疾患有了明顯的療效，而且有的人還開發了特異功能，看到了光和氣。實踐證明，張式太極混元功確實是一門簡單易學、得氣快、療效高、極易入門的高級功法。於是我產生了不僅自己要全心身地去修煉，還要帶動周圍的人來學習張醫師的功法，讓更多的群衆受益張式太極混元功的想法。是他給了我信心和勇氣，是他給了我功力和功能，在他的熱誠鼓勵下，我擔任了水清溝輔導站的氣功師。

我克服了孩子小、家務重等多種困難，每天早晨6點準時來到輔導站，耐心細緻地教授太極混元功的基本功法，有時還給學員們診病調病。我把每一位學員都當成自己的親人，把張醫師教給我的本領用在他們身上，盡力爲他們解除痛苦。我一邊學習一邊實踐，有疑難問題及時向張醫師請教。尤其在參加了他親自主持的高師班學習後，從理論到實踐都產生了質的飛躍，功能功力也大有長進。我深知張式太極混元功有著取之不盡、用之不竭的知識和能量，是張醫師和張式太極混元功給了我爲人民服務的本領。今後，我一定要更加努力地修煉，在實踐中不斷增強自己的才幹，運用學到的本領，更好地爲人民群衆的健康服務。

隨訪：宋翠萍女士在疾病康復後，除正常工作外，已全身心地投入張式太極混元功的教功中。現在她身體健康，精力旺盛，是張式太極混元功的氣功師。

張式太極混元功給我帶來了生命的春天

李順美，女，43歲，海軍青島土山幹休所軍需辦會計師，現住湛山大路26號。

1979年5月的一天，我騎自行車上班時不愼摔倒，出現腰痛並持續多年。後來腰痛逐漸加重，直到影響了工作和生活時，我才到醫院進行檢查，被診斷爲「腰外傷後」「腰肌勞損」「骨質增生」「椎管狹窄」。1991年又被診斷爲「腰$_4$～$_5$椎間盤突出症」。患病期間，我曾先後在幾個醫院治療過，經吃藥、打針、理療、牽引、復位等方法的調治，但療效時好時壞，以致發展到不能站立、不能行走、生活不能自理、累月臥床不起的地步。

在這種情況下，醫院建議我手術治療。開始時，我覺得手術可怕，不敢接受。但病情愈來愈重，疼痛折磨得我吃不下飯、睡不著覺，身體異常虛弱。無奈，我決定接受手術治療。誰知住院時，已聯繫好的床位被急症病人佔用了，只得回家等候。就在這痛苦不堪的等候中，有朋友介紹說張式太極混元功創始人張春銘醫師用氣功治療疑難雜症很拿手，建議我用氣功治療。

我過去根本不相信氣功，對氣功能治好這類病也不以爲然。然而當時實在遭不了罪，就抱著試試看但又以不存在任何幻想的心態在我愛人及同事們的幫助下，於1992年6月28日來到華康傳統醫學診療部接受張醫師的治療。眞想不到他的第一次治療便能使我下地走動了；第二次治療，我就能自己行走幾百米了；第三次治療，我就可以不需要任何人的陪伴，從住處走到診療部了。神速的療效，簡直就像做夢一樣。

想到自己一年來卧床不起的痛苦情景，禁不住激動的淚水流淌下來，內心充滿著對張醫師的無限感激之情。一個療程的治療，折磨我達數年之久的痛苦症狀就全部消失了。隨後，我又系統地學習了張式太極混元功，刻苦的修煉使我的身體越來越好，原有的胃腸病、便秘、神經性頭痛等疾病也不治而癒。1992年9月我完全恢復了健康，又回到了工作崗位。

張式太極混元功給我帶來了生命的春天，從此，我與張式太極混元功結下了不解之緣。幾年來，我不僅繼續刻苦修煉和虛心求教，而且又先後數十次參加了他舉辦的帶功組場報告會和學習班。這些活動對我的功德、功能、功力的提高，都起到了不可估量的促進作用。現在，我除了能運用張式太極混元功的一些特殊方法給別人診病、治病之外，還逐漸開發出透視、遙視、信息追蹤等特異功能。

隨訪：見到李順美女士時，可以看到她面色紅潤光滑、身輕體健、精力充沛，是一位特別健康的人。

張式太極混元功把我從病痛中解救出來

王玉愛，女，45歲，青島照相機總廠職工，現住即墨路51號。

我於四年前因「痛經」，被醫院檢查診斷爲「子宮肌腺病」。曾在多家醫院求治，但收效甚微。1992年開始服用進口藥「三苯氧胺」，腹痛有所緩解，可是一停藥，腹痛又開始加重。只好接受醫生建議手術治療。但多次住院均因「心肌缺血」而未能實施。

病痛折磨得我無法忍受，以前痛經時服用消炎片、元胡片、阿托品等藥物即有所好轉，以後機體有了抗藥性，藥物不管用了，經期疼痛便越來越重，小腹由陣痛到持續地劇痛；由痛一天到痛三天三夜；由小腹痛到大腿內側痛，腰痛得像斷了似的，最後整個下半身痛得不敢觸動，連打兩針「強痛定」也沒有用，就是用「杜冷丁」也只能止痛幾小時。半夜痛得受不了，爬起來到醫院急診室去打「杜冷丁」。後來痛怕了，每次月經來之前，先到醫院住院。

1994年5月底，經好友介紹認識了張春銘醫師，當天下午便參加了張式太極混元功學習班，親眼看到了他的絕頂功夫和精湛醫術。他第一次給我發功治療，就有一股熱流自頭頂、面部直達軀幹與四肢，隨即感觸到從未有過的舒服。治療三次，我就覺得原先冰冷的小腹已經熱呼呼的了。同時他又囑我認眞修煉「自然功」，以配合他的治療。一個療程後，「痛經」明顯好轉，腹部只有隱約的疼痛，肚臍周圍咕嚕作響，小腹部卻輕鬆了許多。「痛經」也從三天三夜減少到一天。

當時，因爲採取的是「經前」請張醫師治療的方法，所以造成治療時斷時續。即使這樣，經過他的精心調治，傳授功法和自己的刻苦練功，竟然也改變了自己傳統的呼吸習慣，一口氣就能直達小腹，使小腹有了無比的通暢之感。久之，通則不痛，前後共三個療程，我的「痛經」症狀已完全消失。是張式太極混元功把我從病痛中解救出來，使我恢復了往日的健康，青春的活力。

隨訪：王玉愛女士的痛經史已經結束，現在她面色紅潤，渾身有勁，充滿著健康的活力，在經期中也能正常地工作和生活了。

張式太極混元功給了我新生

呂貞昭，女，61歲，青島第一住宅公司保健站主治醫師，現住湛山大路26號。

1989年我患上糖尿病，幾年來藥沒少吃，錢沒少花，罪沒少遭。雖經中西醫治療，但效果均不理想。血糖一直14 mmol/l，尿糖（＋＋＋＋）。合併症也不少，如肩周炎、腦動脈硬化、白內障、脂肪肝、骨質增生、手足痛麻、口乾易飢、失眠、夜尿、易怒等等。

1994年9月18日，我們全家五口都參加了張春銘醫師在海軍療養院禮堂舉辦的帶功組場調病報告會。會上，張醫師發功組場，並演示了氣功特異診病、群體發功調病、信息物治療、氣功針、定身術、遙控點穴、擊掌傳功等氣功絕技，使我親身感受到張式太極混元功的神奇功效，一場報告會，就使我輕鬆舒適了許多。於是報告會後，我就報名參加了張式太極混元功學習班，由張醫師和他的夫人親臨現場調病，並傳授自然功。

想不到，兩次練功就調整了我每晚需口服三、四片安定也無法入睡的、長達五、六年病史的失眠症，使我每晚無需服藥也睡得很香。身體的變化，更加增強了我練功的決心。由於不間斷地修煉，使我的身體發生了很大的變化，後來到醫院檢查，血糖已降至6.47 mmol/l，尿糖㈠；原有的一些慢性病也都明顯好轉或消失，自感全身輕鬆有力，去嶗山練功，一直登上山頂，氣不短，腿不累。1994年12月底，還在張醫師指導下「闢穀」三天，一切均感覺良好，是張式太極混元功給了我力量，給了我新生。

隨訪：呂貞昭女士正在繼續修煉太極混元功，她的言談思路敏捷，舉止得體有力。她說：「現在一天不吃飯可以，一天不練功不行。」

張式太極混元功治癒了頑症

王冬垠，男，8歲，青島市朝城路小學學生。

患兒於1990年5月不愼跌倒，導致右側髖關節損傷，後病情不斷加重，出現右下肢跛行、肌肉萎縮、外展活動受限的情況。1990年6月經醫院 X 光片檢查：右側股骨頭略扁平，有囊狀透光區，骨密度增高，邊緣模糊，有缺損，診斷爲「右股骨頭無菌性壞死」。建議：1.制動、臥床。2.用石膏或手術治療。由於患兒父母不同意此處理意見，所以只服用專治股骨頭無菌性壞死的藥物「正骨紫金膏」等。經半年治療，患兒療效不明顯，且跛行加重，右腿發涼，明顯變細。

患兒父母焦急萬分，到處求醫問藥。1991年3月經人介紹到張春銘的診療部求治。經檢查：髖關節屈曲90°，過伸25°，外旋30°，內旋25°，內收15°，外展10°。經他第一次治療後，患兒的患肢有了熱的感覺。第二次治療後，患側髖關節功能有了好轉。第三次治療後，患肢疼痛明顯減輕，力量增加。第四次治療後，患兒自感患肢被拉長，同健肢等長。第五次治療後，患肢疼痛消失。第六次治療後，患肢肌肉開始逐漸豐滿。第七次治療後，患兒可以較正確地邁步行走了。第八次治療後，患肢已無涼感，溫度同健肢。第九次治療後，患肢肌肉無萎縮，同健肢。第十次治療後，患兒可以正常地邁步行走了。通過三個療程的精心治療，患兒的患側髖關節功能有了很大的改變，經檢查：髖關節屈曲145°，過伸40°，外旋40°，內旋40°，內收25°，外展25°。X 光片顯示：骨密度均勻，邊緣清晰，缺損部分已修復，右側股骨頭正常。

三個療程後，王冬垠與其母劉文（青島朝城路小學教師）共同學習了張式太極混元功的動、靜功，現在一直堅持練功以鞏固療效。

原來折磨他及其家人的頑疾——股骨頭無菌性壞死，已被治癒。王冬垠小朋友又能像他的小伙伴們一樣，過著正常的學習生活。

隨訪：王冬垠小朋友患的「右股骨頭無菌性壞死」的疾病，已痊癒。現在右腿功能、溫度、發育等完全正常。

外氣治療股骨頭無菌壞死一例

張春銘

（摘自《中國康復》，1990年6月，第5卷，第2期）

股骨頭無菌性壞死的保守療法，目前尚無良方。尤其是較嚴重的無菌性壞死，現多採用手術置換人工股骨頭。本人試用外氣治療一例雙側股骨頭無菌性壞死，獲得顯著療效，現報告如下：

病例介紹：劉××，女，23歲，護士。因患病長期應用激素後，雙側髖關節疼痛，X線示：雙側股骨頭骨質疏鬆，骨小梁消失，呈蜂窩狀改變。股骨頭邊緣蟲蝕狀。診斷爲「雙側股骨頭無菌性壞死」。經用中西醫藥及理療等方法治療無效而求治。檢查：呈鴨步（雙髖關節疼痛步態），髖關節屈曲左0°～30°，右0°～35°；外展左15°，右10°；伸展左0°，右5°；髖關節活動疼痛，不能久立，雙側臀肌攣縮。外氣探測：患者雙側臀部有病理信息釋放（麻涼），並有氣阻滯感。辨證：由於血運失調，經絡受阻，關節失養致氣血兩虛。治則：補陽壯氣，溫通經絡，行氣舒筋，改善血運。治法：患者取俯臥位，術者右手沿患者督脈發氣數次。再用雙手沿勞宮穴發氣於患者居髎穴、環跳穴及雙側臀部，並沿雙腿發氣至湧泉穴。

每日一次，每次30分鐘。治療後患者自覺全身發熱，疼痛減輕。經5次治療後，自覺症狀減輕，步態有了改善。10次治療後，患者站樁接受外氣治療，在術者外氣的作用下患者肢體被引動，治療後患者雙下肢活動範圍加大，疼痛消失，步態有了較大改善。三個療程（45次）後，停止治療，囑患者自練氣功，鞏固療效。10個月後隨訪，X線示：骨質密度增加，股骨頭處有骨小梁出現，股骨頭邊緣破壞明顯好轉，正常步態。髖關節屈曲左100°，右105°；外展左30°，右35°；伸展左10°，右10°；髖關節活動無疼痛，可長距離行走，目前已正常工作。

體會：用外氣治療股骨頭無菌性壞死，獲得顯效，說明外氣可使失養關節血運恢復，經絡疏通，陰陽平衡，從而使壞死的股骨頭，部分或全部恢復正常。

1.治療初期，囑病人少負重，以免發生骨折。

2.股骨頭無菌性壞死造成機體氣血兩虛，陰陽失調。治療時，先補患者督脈之氣，可壯其陽而溫通督脈。再向居髎、環跳穴及臀部並沿雙腿至湧泉穴發氣，使淤滯氣血從湧泉穴排出。這樣就可通經活絡，通則不痛，通過外氣上下調整，使被破壞後的股骨頭處的血運恢復，或使股骨頭處重建新的血運通道。

3.術者外氣引動患肢，可逐漸增加髖關節活動範圍，再輔以患者本人的練功及患肢的主動運動，以求得更好的療效。

張春銘「氣到病除」

王連海

（摘自1989年12月19日《青島日報》）

有個在醫院上班的人得了雙側股骨頭無菌性壞死症，不能久立，雙側臀肌攣縮，行走呈鴨步。病人自然痛苦萬分。但醫院名師皆看過，打了許多針，吃了許多藥，總不能奏效。她聽說國家物資儲備局青島療養院氣功門診部有位氣功師，妙手回春，治癒不少疑難病症，便抱著試一試的心情前往就診。

這裡的氣功醫師張春銘以電療輔助氣功治療，幾個療程下來，當她再見到張春銘時，已行走自如了。驚喜之餘，送來了一面錦旗，上寫：「妙手回春，功德無量。」

於是，氣功醫師張春銘的診室裡，便出現了一排錦旗。有文言文的，白話文的，內容不過都一致，讚頌氣功師的高超醫術。

氣功能治病，這已不是秘聞了，但並不是所有的氣功師都能治病。除了氣功師自身的功能之外，苦苦鑽研病症，「對症下藥」亦是關鍵。自幼習武並鑽研氣功的張春銘多年來潛心研究氣功與中醫的關係，查閱了大量中醫典籍，並多次參加全國高級氣功師研習班和體療醫師進修班，博採眾長，他創編的太極棍、肩周炎防治棍操、胃下垂治療操、腰背痛防治操，簡便易學，深受療養員的歡迎。張春銘集武術、氣功、中醫於一身，逐漸自成一家，形成了包括站、坐、臥式採氣練功法和氣功按摩、氣功點穴、發放外氣的張式氣功療法。經他手已治癒的疑難病症有腰椎間盤突出症、肌肉拉傷、嬰兒癱、胃下垂等。

我去採訪他時，不巧手關節扭傷，肌肉腫起。張春銘讓我手握一個電棒，不斷在患處發功；只覺得手背發熱，全身貫「氣」，茅塞頓開。療畢，他問我感覺如何，我活動關節，竟疼痛全消，腫處也無悶氣之感。張春銘告訴我，這是經絡通開的感覺，過兩日腫處自會消去。兩日後，果然如此。

由張春銘的不懈實踐，我看到了中國醫學寶庫又一朵盛開的鮮花。

張式太極混元功活動簡介

關於舉辦第二屆1992青島國際啤酒節張春銘醫師帶功組場報告的通知

本屆啤酒節期間（1992年9月20日～10月2日）在人民會堂舉辦太極混元氣功創始人張春銘醫師的帶功組場報告。張春銘醫師祖籍泰安，自幼習武。曾獲省武術五項全能冠軍，後經名人指教，悉心鑽研，創立太極混元氣功。他發放外氣爲患者治療，已治癒包括德國、台灣等國家和地區在內的近千名國內外病人，充分證明張式「太極混元氣功」不愧爲中國傳統中醫學寶庫中的一塊瑰寶。

歡迎各單位參加。

第二屆青島國際啤酒節組織委員會辦公室（章）

1992年9月1日

太極混元功舉辦帶功組場報告

（摘自1992年9月17日《青島日報》）

本報訊：1992年9月20日至10月2日，第二屆青島國際啤酒節將於人民會堂舉辦太極混元功組場報告。

張式太極混元功的創始人張春銘醫師祖籍山東泰安。幼時，父親將家傳「太極混元手印」傳授給他，經過數十年刻苦修煉，又從武術名家——島上形意拳研究會會長孫玉君先生習武術、練擒拿和點穴功等，始得眞傳，曾於1978年榮獲第十一屆省武術個人全能冠軍。又經數年潛心研究祖國傳統氣功及醫學理念，以「太極混元手印」爲核心，博採衆長，以中國傳統醫師理論爲依據，創編了張式太極混元功。

此功法通過採天地之氣，充人之精神的練習，可用於防病治病，開智增慧，養生保健，延年益壽。它立足於氣功療法的基本原則，講求實效；經臨床驗證，此功法簡單易學，不出偏差，得氣快，療效高，是極易入門的高級功法。

多年來，張春銘氣功醫師運用太極混元功治癒了患有呼吸系統、消化系統、循環系統、泌尿系統、神經系統等近千名患者，深得國內外人士的好評。

本屆國際啤酒節期間，張春銘醫師願將太極混元功功法介紹給衆多的氣功愛好者與病人，從而使中國傳統醫學的奇葩——張式太極混元功造福人類。

關於首屆海之情旅遊節
舉行張春銘醫師帶功組場報告的通知

「張式太極混元功」創始人張春銘醫師自幼習武，曾獲省武術個人全能冠軍。後以家傳氣功爲核心，博採衆長，潛心鑽研，創立了以醫療健身爲主旨的「張式太極混元功」。此功法簡單易學，得氣快，深受廣大氣功愛好者的喜愛和讚譽。目前該功法已有輔導員近百人，學員近萬人。多年來，以張春銘醫師為主開辦的華康傳統醫學診療部，已治癒包括韓國、德國和港、台等國家和地區在內的國內外患者三千餘人。「張式太極混元功」是中國傳統中醫學寶庫中的一塊瑰寶。

本屆旅遊節定於7月25日上午，在海軍青島療養院禮堂舉辦張春銘醫師的帶功報告及對常見病、多發病、疑難雜症的組場治療。

歡迎各單位積極參加。

青島（市南）首屆海之情旅遊節組委會辦公室（章）

1993年7月8日

關於第三屆青島國際啤酒節期間舉行張春銘醫師帶功組場的通知

「張式太極混元功」創始人張春銘醫師自幼習武，曾獲省武術個人全能冠軍。後以家傳氣功為核心，博採衆長，潛心鑽研，創立了以醫療健身為主旨的「張式太極混元功」。此功法簡單易學，得氣快，深受廣大氣功愛好者和病患者的喜愛。目前該功法已有輔導員近百人，學員近萬人。多年來，以張春銘醫師為主開辦的華康傳統醫學診療部，已治癒了包括韓國、德國和港、台等國家和地區在內的國內外患者三千餘人。「張式太極混元功」是中國傳統中醫學寶庫中的一塊瑰寶。

本屆啤酒節期間，青島市氣功研究會太極混元氣功籌委會，將在海軍青島療養院禮堂舉辦張春銘醫師的帶功報告暨對常見病、多發病、疑難雜症的組場治療。

歡迎各單位積極參加。

第三屆青島國際啤酒節組委會辦公室
青島市氣功研究會太極混元功籌委會
1993年7月27日

關於同意第四屆青島國際啤酒節期間舉行張春銘醫師帶功報告會的批復

青島市氣功科研會太極混元功委員會：

你會報告收悉。

爲了活躍啤酒節期間的群衆性文化體育活動，進一步弘揚中國傳統文化的瑰寶——氣功，使之更好地爲人民群衆的健康長壽、開智增慧服務，第四屆青島國際啤酒節組委會辦公室，同意你會舉辦第四屆青島國際啤酒節中國太極混元功張春銘醫師的帶功報告會，作爲一項公益性的群衆活動。

特此批復。

第四屆青島國際啤酒節
組織委員會辦公室
1994年8月7日

會當凌絕頂

——記張式太極混元功創始人張春銘

·海軍駐青島某部編輯 李郁文·1993年6月10日

三十六年前，當張老先生將祖傳的「太極混元手印」傳授給五歲的兒子時，無論如何也沒有想到，這套祖傳的養生秘術會被兒子大張旗鼓地公布於世；當時的張老先生大概也不會想到，自己的兒子在氣功的修煉上竟具如此慧根——不僅把「太極混元手印」光大成了「張式太極混元功」，而且成了在國內外頗具影響的氣功醫師。

這位醫師，這位張老先生的兒子，就是張式太極混元功的創始人——張春銘。

1992年9月至1993年9月這整整一年的時間，是張春銘醫師氣功事業飛速發展的時期。首先，在「1992青島國際啤酒節」上，「張式太極混元功」作爲唯一入選的氣功項目參加了國際交流，張春銘應邀在青島市人民會堂成功地舉辦了帶功組場報告。之後，「1993首屆海之情國際旅遊節」「1993青島國際啤酒節」及「青島首屆氣功百花苑」又先後向他發出邀請，僅一個多月的時間，他爲兩個國際性節日，一個全國性氣功盛會，連續做了五場帶功報告。頓時，青島刮起了一股「張式太極混元功」的旋風。

現任張式太混元功總會理事長、青島華康傳統醫學診療部主任的張春銘醫師，祖籍山東泰安。從幼年時代起，泰山那磅礴的氣勢，變幻的雲氣，古老的文化，優美的傳說，便無一不在充盈著他那意欲直衝宇宙的靈魂。

9歲那年，張春銘已能讓丹田內的眞氣沿任督二脈自如地流轉，並且，在父親的督導下，開始通讀了《易經》《道德經》《抱朴子》等多種典籍。當父親感到兒子對氣功的迷戀已無法逆轉的時候，便第一次專門領兒子去登泰山。舉目上眺，雲封霧罩，雲霧盡處，那輝煌偉麗的便是南天門。半山的道路平坦處，兩個遊人坐地長嘆。父親說，這是登山力竭者，上不去，下不來，才無奈嘆息。此時，9歲的張春銘本已雙腿酸軟，內氣不接，聽了這話，陡覺一股力量從心中湧起。他把有些散亂的眞氣聚回丹田，默默地說道：「我一定要登上山頂！」嘆氣的二人彷彿從孩子身上受到了鼓舞，他們起身隨張春銘艱難地向上攀去。孩子身後，久久凝聚著父親深沉的目光。

台下，千餘名聽衆按張春銘醫師的要求閉目靜坐。隨著帶功報告的進行，漸漸地，有的人身體前後擺動，有的人雙手淩空虛抓，有的人不自覺地拍打穴位，而那些靜坐不動者，則更多地進入了美妙的超然境界。駐青部隊某部王軍醫說，他感到氣源源進入體內而周身膨脹，最後，竟有了體大似佛的感覺。張春銘醫師如一位運籌帷幄的統帥，從容地控制著會場的每個角落。

隨著聽衆入靜程度的不斷加深，他所釋放的能量也不斷加強。一位嚴重失眠十幾年、多方醫治無效的女士，竟在這強大的氣場下沉沉睡去；另一位長期便秘的患者急不可待地跑向了衛生間……

張醫師說：「氣功之『氣』古代寫爲『炁』屬形聲字，兼有會意傾向。『旡』（ji），可引申爲塞痺；「炁」是火的變體，此處表示能量。中醫認爲，『不通則痛』。以人體的能量打通人體的塞痺以求祛病延年，這大概就是古人對「『炁』之功能的基本認識。」他認爲，就科學發展而言，古人因有限而偉大，現代人因無限而偉大。因此，我們旣要尊重古人又不能拘泥於古人。人類對「炁」的認識遠遠沒有達到盡頭，作爲氣功師，有責任爲運用現代科技揭開氣功這一人體能量之謎作出貢獻。

擔任帶功報告錄影任務的三位攝影師相繼通報：攝影機發生故障。修理技師傅××將機器拆開的時候，發出了一聲驚呼。他說，三台機器的故障出現在同一部位，而照常理，這個部位是無論如何也不該發生故障的。傅技師否認這是一種巧合，而堅持認爲故障的發生是外力所致。而當時唯一的外力，就是張醫師發放的氣場。

這一事例說明了什麼呢？假如氣功之氣作爲一種能量，不僅可以打通人體的塞痺，而且還可以作用於外物的話，那麼，它就證實了張醫師的這一觀點：人類對「炁」的認識遠遠沒有達到盡頭，還應上下求索。

那次隨父親登泰山後，9歲的張春銘便開始了拜師求學的生涯。父親說：「太極混元手印的奧秘已盡數傳給了你。師父領進門，修行在個人。」此後，張春銘把父親的教誨不折不扣地應用到了對「太極混元手印」的繼續修煉及時新知識的牢固掌握上。短短幾年，不僅在形意、太極、點穴等諸般武技上盡得名師眞傳，而且通過對《溫病論》《傷寒論》《黃帝內經》等典籍的學習，已初步邁進了祖國傳統醫學的殿堂。

張春銘16歲的時候，十年浩劫到了甚囂塵上的地步。他無意於各種「文攻武衛」，激流勇退，回到了別離多年的故鄉。此時的泰安，既不「泰」，也不「安」，爲防止家中的古籍被造反派抄走，幾經周折，張春銘終於把重要的經典轉移到了泰山的一個人跡罕至的小小岩洞中。此後，風雨無阻，張春銘每天都到那裡去練功、讀書。也許是清幽的環境極易使人入靜，也許是泰山那獨具的靈氣時時開啓著他的智慧之門，這段時間，張春銘覺得功力突飛猛進，對於各種典籍的領悟也更加深入、透徹。

台下沸騰得像一鍋開水。帶功報告告一段落。張醫師已經精心爲首批患者進行了現場治療。千人會場掌聲雷動，上百人爭先恐後地擁向演示台，渴望成爲接受他現場治療的第二批幸運者。兩位自述是氣功愛好者的女士堅請與他會面，她們激動地說，看到了張醫師頭上強大的紫色光柱直指雲天。上百人在登台的階梯旁申請著、企盼著，更多的人卻從長長的台口不斷地爬到台上。張醫師的數十名親隨弟子雖竭盡全力也無法控制登台的人數，他們同時向張醫師投去愧疚的目光。

此時，台上站滿了要求現場治療的患者，剛才沸沸揚揚的觀衆席一下子沒有了一點聲音。張醫師宣布的治療人數爲十名，而此刻台上至少有四十人。所有的觀衆似乎都在詢問：同時治療這麼多患者，能行嗎？

治療開始了，只見張醫師穩扎馬步如龍蟠虎踞；舒展雙臂似力挽千鈞；開聲吐氣若春雷初綻；氣布六合若天降甘霖，剎那間，四十餘位患者蹦跳的、彎腰的、揮臂的、叫喊的……每個人都出現了強烈的氣感反應。從南京來的患肩周炎的于女士說：「開始我想控制自己不要動，但就是控制不了。張醫師發氣時，我感到有病氣從肩部排出。本來我的胳膊抬不起來，現在已經活動自如了。」

有幾位對氣功特別敏感的患者，收功後仍在不停地搖擺蹦跳，張醫師轉移腳步，劍指淩空，一聲「停」字剛出口，他們便即刻靜立不動了、這高妙的定身術又一次贏得了觀衆席裡經久不息的掌聲。

《易》曰：陰陽不測之謂神。張式太極混元功認爲：氣分陰陽，其母太極，太極返源回歸混元。混元是後天返先天的最高境界，達此境界者，對陰陽之氣控縱若神。氣之開，八荒四野盡情籠罩；氣之聚，直指穴道細如銀針。用以強身增慧，治病救人，其能量之強，效果之彰，令人讚嘆。三年前，張春銘曾用外氣對一名患嬰兒癱二十餘載的病人進行治療。神功到處，患者那原來癱瘓的雙腿竟然似活了起來，隨著張醫師雙手的引導大幅度地上抬、下落、側移……一位正在對他採訪的記者將這治療場面拍成了錄影，電視播放時，觀衆無不嘆服。

演示台上，正在進行「氣功針」表演。只見張醫師斂氣凝神，馬步微蹲，手指合攏，如持針狀，一式雙蛟出海向端坐椅中的兩名受針者淩空刺出。所刺部位，乃下肢要穴「足三里」。

人有穴脈，一個民族也有穴脈。只有民族的穴脈暢通了，個人的前途才能更光明，更遠大。隨著「文革」的結束，1978年，張春銘榮登山東省第十一屆運動會武術比賽男子五項全能冠軍的寶座。之後，又通過嚴格的考試，獲得了國家頒發的醫師職稱證書。再以後，豐富的醫療實踐與自幼多方所學相結合，一套既博大精深又簡便易學，既得氣迅速又療效顯著的「張式太極混元功」終於奉獻在了世人面前。

張醫師雙手微動，如進針、撚針之狀，受針者腿部開始顫抖。他運「針」幅度逐漸加強，受針者腿部的顫抖也越來越劇烈。同時，觀衆席裡的許多人足三里穴也有了酸、麻、脹、熱等受針感應，台下譁然了。觀衆遞上紙條，請張醫師講解一下「氣功針」的原理。他朗然說道：「既然朋友們感興趣，我現在就把『氣功針』的運用方法傳授給大家！」

……

這就是張春銘醫師。坦蕩平易，以誠待人，治療時不遺餘力，傳功時毫無保留。「張式太極混元功」問世十幾年來，僅張醫師親自教授的學員便達數萬人之衆。經他親手治癒的，包括韓國、德國、台灣、香港等國家或地區在內的國內外患者，亦達四千多人。許多患者接受治療之後仍願意在他的診療部多呆一會兒，一方面，診療部內的「氣場」使他們通體舒泰；另一方面，他們認爲張醫師的言談舉止亦是對心靈最好的淨化與熏陶。

講學、調病、傳功、咨詢，張醫師在時間的安排上已近飽和狀態。他的夫人、氣功醫師陳麗華女士說：「有時候，我眞想讓他休息兩天。」張醫師則說：「患者，學員來自全國乃至世界各地，出門一趟不容易，咱不能辜負了人家。」同時，他始終記著隨父親登泰山的情景，已經在攀登了，就一定要達到山頂。

國家圖書館出版品預行編目資料

張式太極混元功/張春銘著
——初版，——臺北市，大展，民88
287面；21公分，——（養生保健；28）
ISBN 957-557-908-9（平裝）

1.氣功
411.12 88001807

行政院新聞局局版臺陸字第100983號核准
北京人民體育出版社授權中文繁體字版

張式太極混元功 ISBN 957-557-908-9

編著者/張 春 銘
發行人/蔡 森 明
出版者/大展出版社有限公司
社 址/台北市北投區（石牌）致遠一路2段12巷1號
電 話/（02）28236031・28236033
傳 真/（02）28272069
郵政劃撥/0166955-1
登記證/局版臺業字第2171號
承印者/國順圖書印刷公司
裝 訂/嶸興裝訂有限公司
排版者/弘益電腦排版有限公司
電 話/（02）27112792
初 版/1999年（民88年） 3月
初版1刷/1999年（民88年） 6月

定 價/250元

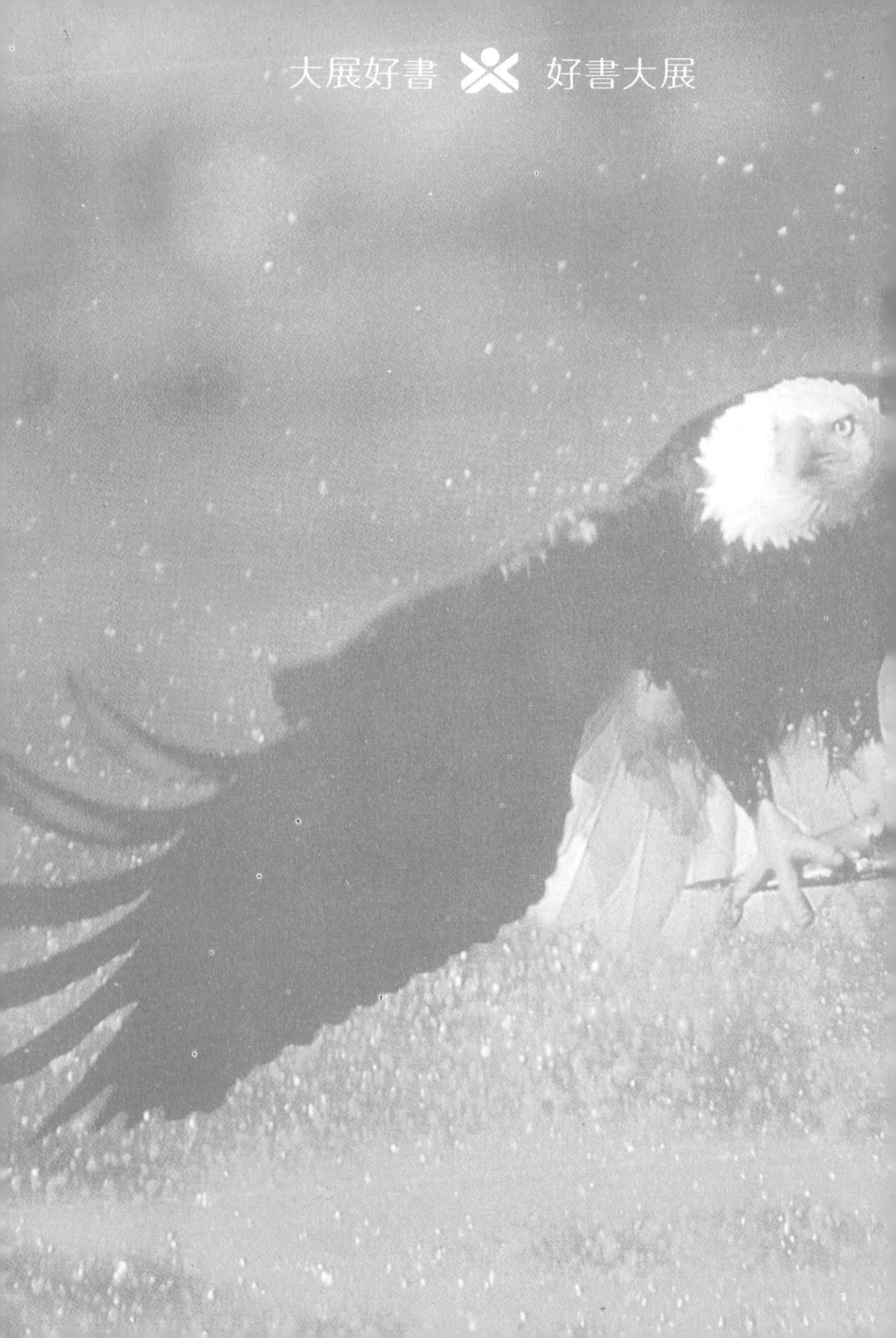
大展好書 好書大展

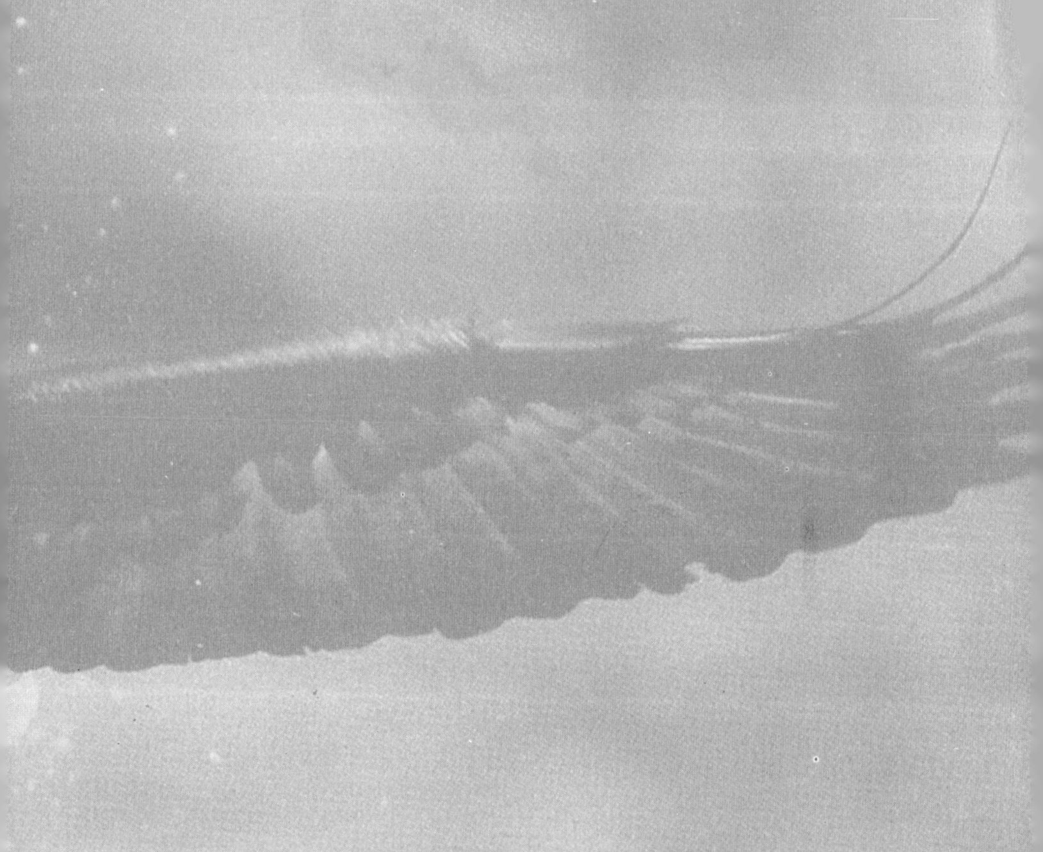